임증맥학

임 증 맥 학

임상으로
증명하는
맥진 이론

야오메이링 편저

오현정 옮김

르네상스

맥진은 중의中醫의 중요한 진단 방법의 하나로서, 실제 역할은 증후를 변별하여 치료의 원칙을 세우기[辨證論治] 위한 단서를 제공하는 데 있으며, 이것은 중의 이론 체계와 임상에서 매우 중요한 의의가 있다. 그러나 '맥의 이치가 오묘하고, 실제 맥상을 구분하기가 어려워' 역대 의가들이 끊임없이 문제 제기를 했음에도 불구하고, 임상에서는 여전히 '머리로는 이해하나 손끝에서 분명하게 알기는 힘든' 경우가 많아서 학습과 응용에 상당한 어려움이 있다.

나는 그동안 현대 맥학의 몰락을 안타까워하며, 맥학 이론을 널리 알려 맥진 기술을 향상하고 맥학을 실용화하여 중의의 임상적 효과를 높이는 데 주력해 왔다. 2010년과 2011년에는 '중국 중의약 평생교육 프로젝트國家極中醫藥繼續教育項目 중의맥진교실中醫脈診培訓班'을 주관하였으며, 책임 지도 교수로서 대부분의 강의와 임상 실습을 주관하였다. 2006년 중국 선전深圳에서 개최한 '국제맥학교실國際脈學學習班'에서는 단독으로 강의하였는데, 당시 강의 내용을 토대로 『임증맥학』을 16강으로 정리하였다.

이 책은 중의 경전의 이론을 토대로 본인 집안 삼대에 걸친 임상 맥진 경험을 정리하고, 변증논치辨證論治상의 맥진 응용 규칙을 주요하게 다루었다. 상편 맥진 총론, 중편 맥진 각론, 하편 특수한 병맥病脉의 변화, 이렇게 세 부분으로 구성하여 심도 깊은 이론과 함께 아직 검증이 부족한 개인적 경험에 이르기까지 객관적으로 서술하고 임상과 결부하였다.

본 강의의 특징은 다음과 같다.

첫째, '맥상脈象의 상象'으로써 전통적인 맥형脈形을 대체하였으며, 여섯 가지 기준(맥률脈率, 맥률脈律, 맥위脈位, 맥체脈體, 맥력脈力, 맥세脈勢)을 토대로 맥상 분류의 객관적 근거와 감각적 특징의 구성 요소를 결부해 쉽게 응용할 수 있도록 하였다.

둘째, 실제 임상을 통해 흔히 나타나거나 진단적 의의가 뚜렷한 43종의 촌구맥 상(중편 맥진 각론 참조)을 정리하여 상당히 실용적이다.

셋째, 엄격하게 표준화한 맥진 조작 규범과 맥상 기록 방법을 정리하고, 이를 토대로 맥상에 대한 정량적定量的 등급을 나누었다.

넷째, 맥상의 형성 원리로써 전통 맥학서의 맥상과 병증을 대응하는 [脈象主病] 논법을 대체하고, 이들을 임상에서 관찰한 빈도에 따라 정리하여 의사가 보편성에서부터 특수성을 아우르는 합리적 진단을 할 수 있도록 유도한다. 그뿐만 아니라 맥진 각론에서 치험례를 들어 맥상의 진단 의의診斷意義를 생동감 있게 해석하였다. 예를 들어, 삽맥澁脈의 진단 의의는 임상에서 나타나는 빈도에 근거해 습사가 기기를 막음[濕滯氣機], 음사가 기기를 막음[飮鬱氣機], 어혈瘀血, 음의 고갈[陰枯] 등의 순서로 정리함으로써 진단 시 누락하거나 삽맥을 보고 바로 어혈로만 진단하는 착오를 범하지 않도록 하였다.

다섯째, 각종 맥상은 상이한 병인病因, 병기病機의 병증에서 나타날 수 있으므로, 맥상 자체와 수반되는 증상을 통해 각종 병증을 감별하고 그 내용을 정리하였다.

여섯째, 임상에서 나타나는 특수한 병맥病脈 전환의 진단 의의를 정리하였으며, 위급증危急症과 위중증危重症의 진단과 치료에 중요한 지침을 제공한다.

한편 이 책에서 인용한 『상한론傷寒論』의 조문條文은 『상한론천주傷寒論淺注』(청淸 광서光緒 30년, 상해상무인서관上海商務印書館 연인본鉛印本)를 따랐으며, 『금궤요략金匱要略』의 조문은 중국 인민위생출판사人民衛生出版社에서 2005년 8월에 출판한 판본(허런何任 외 정리)을 따랐다.

이 책의 맥상 분류와 각종 병맥의 진단 의의 등 학술적 내용은 대부분 중의 경전과 야오귀메이姚國美, 야오허성姚荷生을 이은 야오메이링

姚梅齡, 야오춘링姚椿齡, 야오즈링姚芷齡 남매의 임상 경험에 근거한 것이다. 또한 '맥학의 원류 개론' 부분은 스창石强 교수가 집필하고 본인이 수정한 것이다.

『임증맥학』은 선현들의 맥학을 정리하는 기초 위에 새로운 내용이 더해져 학술적 가치와 함께 실용성이 있어, 중의사와 중의 입문자들이 참고할 만하다. 이 책을 정리, 출판하는 데 큰 도움을 준 주위칭朱宇清, 장샹쿤姜向坤, 차이안허蔡安和에게 감사의 뜻을 표한다.

야오메이링姚梅齡

2012년 7월 1일

중편 _맥진 각론

下 **하편 _특수한 병맥의 변화**

上篇 脈診總論

상편 _맥진 총론

제1강

맥학의 역사

맥진脈診은 중의의 가장 특징적인 진단법이다. 세 손가락을 이용한 맥진은 중의사의 상징으로 인식되어 왔다. 맥진법은 경락 이론에 근거해 몇 세기를 거치며 신체 각 부위의 맥을 진단하는 방법[全身遍診法]에서 촌구맥寸口脈만을 취하는 방법으로 발전하였다. 증후를 변별하여 치료 원칙[辨證論治]을 세울 때 질병에 대해 '맥으로 증후를 변별해야 하는[平脈辨證]' 객관적 필요에 따라 진맥 방법을 점차 보완하고 맥 이름과 맥 형태에 관한 견해도 통일하였다. 이는 맥진이 다양함 속에서 정련되고 체계화되었음을 의미한다.

수많은 의가들이 각종 맥상의 진단 의의를 오랜 세월 동안 제고하였으며 임상적 관찰과 사유를 통해 맥상의 분류, 선별, 명칭, 진단 의의 통일 등 맥학의 학술적 측면을 점차 객관화하였다. 그러나 전통 맥학과 맥진 기술에 대한 재고와 정리는 여전히 필요하며 충분히 가능하다.

맥진의 표준화에서 재고와 정리는 가장 중요한 문제로서, 계승과 창조의 두 가지 측면에서 표준이 없이는 보편화할 수도, 발전할 수도 없다. 맥학이 새로운 단계로 발전할 때마다 새로운 표준을 필요로 하였는데, 이는 시대적 요구에 부응한 것이며 맥학의 발전을 촉진하였다.

1. 『맥경』 이전의 맥진

맥진의 기원

중국 진한秦漢 이전의 고대 문헌 자료에 이미 맥진에 대한 기록이 보이며, 많은 의가醫家들의 저술에서도 그 흔적이 보인다. 『사기史記』 「편작창공열전扁鵲倉公列傳」에 이르기를, "지금까지 천하에 맥을 거론하는 것은 편작으로부터 시작되었다[至今天下言脈者, 由扁鵲也]"라고 하였으니, 편작이 활동하던 시대에 이미 맥진이 사용되었음을 알 수 있다. 『좌전左傳』 「소서원년昭西元年」에는 진공秦公이 의사인 완緩과 화和를 보내 진晉나라 제후의 질병을 진료하는 모습이 기재되어 있는데 그에 따르면, 화는 색을 살피고[色診] 맥을 진찰하여[脈診] 질병을 파악하였다. 『주례주소周禮注疏』에 이르기를, "맥의 주요한 특징은 양명맥과 촌구맥에 나타나는데, 이 방면의 전문가가 바로 진나라의 화가 아니겠는가?[脈之大候, 要在陽明寸口, 能專者是, 其為秦和乎]"라고 하였다. 이는 당시 맥진이 이미 보편화되었음을 의미한다. 마왕퇴馬王堆에서 출토된 저자 미상의 『맥법脈法』, 『음양맥사후陰陽脈死候』, 『족비십일맥구경足臂十一脈灸經』은 저술 시기가 『내경內經』보다 빠르다. 『맥법』은 침구針灸와 경맥經脈의 관계를 다뤘으며, 『음양맥사후』와 『족비십일맥구경』은 맥이 생사를 판단하는 기준임을 언급하였다.

많은 역사적 문헌 자료는 맥진이 고대의 혈맥과 경락에 대한 검사에서 기원함을 증명한다. 경락에 대한 검사라고 일컫는 것은 전신의 경락에 대한 검사 방법을 의미하며, 경맥經脈, 낙맥絡脈, 경근經筋과 피부 등에 이르는 전체적인 검사와 분석을 모두 포함한다. 이것은 단순히 맥의 움직임만을 살피는 것이 아니며, 오늘날의 촌구맥만을 진찰하는 방법[獨取寸口法]은 더욱 아니다. 맥의 움직임을 살피는 것뿐만 아니라 색진色診과도 밀접하게 연관된다.

맥학 관련 자료들이 기재된 저술들을 살펴보면, 초기의 맥진은 다양한 방법을 운용하였으며 경맥의 움직임이나 낙맥의 색깔과 광택을 관찰하는 것까지도 포함하였다. 단순히 맥의 움직임만을 관찰하던 방법이 몇 세기 동안 다양한 방법을 거쳐 현재 사용하는 촌구맥만을 취하는 진맥법인 독취촌구맥법獨取寸口診法으로 발전하였다.

『황제내경』의 맥진

『황제내경黃帝內經』은 중국에서 현존하는 의학 문헌 중 가장 오래된 문헌 중 하나이며, 흔히 『내경』이라 줄여 부른다. 『내경』은 고대의 의론醫論을 수집하고 정리하는 과정에서 맥진에 대해서도 통합 정리하여 맥진 이론의 원칙과 다양한 진맥 방법을 수록하였다.

『내경』은 몸 주요 부위의 맥을 짚는 방법[遍診法]을 주로 수록하였으며, 십이진법十二診法, 삼부구후진법三部九候診法, 인영촌구진법人迎寸口診法, 척촌진법尺寸診法 등을 언급하였다. 한편 독취촌구맥법에 대한 기록은 없으며, 『내경』에서 언급한 맥진법은 현재 거의 쓰지 않지만, 독취촌구맥법의 이론적 원칙과 사상을 이미 제시했다는 데 의의가 있다.

『내경』에서 맥의 이름과 형태가 많이 언급된다. 비교적 정확한 명칭을 쓴 경우도 있고 간단히 맥의 형태를 기술하는 문자에 불과한 경우도 있으며, 긴 세월을 지나면서 그 명칭이 의미하는 바가 모호해진 경우도 있다. 『내경』에 언급된 맥의 명칭은 후세에 기술된 것보다 많다.

『소문素問』과 『영추靈樞』에 언급된 맥상脈象을 살펴보면, 부맥浮脈, 침맥沉脈, 대맥大脈, 소맥小脈, 활맥滑脈, 삽맥澀脈, 세맥細脈, 질맥疾脈, 지맥遲脈, 대맥代脈, 구맥鉤脈, 성맥盛脈, 조맥躁脈, 천맥喘脈, 삭맥數脈, 현맥弦脈, 유맥濡脈, 연맥軟脈, 약맥弱脈, 경맥輕脈, 허맥虛脈, 장맥長脈, 실맥實脈, 강맥強脈, 미맥微脈, 쇠맥衰脈, 급맥急脈, 산맥散脈, 모맥毛脈, 견맥堅脈, 영맥營脈, 석맥石脈, 박맥搏脈, 정맥靜脈, 긴맥緊脈, 결맥結脈, 동맥動脈, 단맥短脈, 완맥緩脈, 절맥絕脈, 횡맥橫脈, 수맥瘦脈, 서맥徐脈, 소맥少脈, 평맥平脈, 추맥揣脈, 고맥鼓脈, 혁맥革脈, 촉맥促脈, 경맥勁脈, 홍맥洪脈, 만맥滿脈 등이 있다. 한 가지 맥상이 다른 명칭으로 표기되기도 하고, 상이한 맥상이 하나의 명칭으로 기록되기도 한다. 또한 부분적 개념이 동일한 다른 두 맥상이 혼용되거나 동일한 맥상이 다르게 해석되는 경우도 있다. 그 밖에 『내경』의 어떤 맥상들은 후세에 전혀 언급되지 않거나 그 의미가 달라지기도 하였다. 특히 진맥 기술과 맥상을 구체적으로 표기하는 것이 표준화되지 않아, 당시로서는 새로운 기술이 여전히 발명과 발견 단계에 머무르면서 정형화되지 못했음을 보여 준다. 이렇듯 『내경』의 맥법에 대한 기록은 비록 간결하지만 후세 맥학 정립에 주요한 기초를 제공하였다.

『난경』의 맥진

『난경難經』은 대략 동한東漢 이전에 쓰였으며, 『내경』에 대한 계승과 재해석을 시도하였다. 『난경』에서 서술한 맥진에 관한 내용은 매우 풍부하며, 전문적으로 맥학을 다룬 부분이 22난難에 이른다. 『난경』에서 처음 촌구맥만을 취하는 진맥법[獨取寸口法]을 시도하여, 『난경』「일난一難」에서 "촌구맥은 (12경맥의: 옮긴이 보충) 맥이 모두 모이는 곳으로 수태음경맥의 박동이 드러나는 자리이다[寸口者, 脈之大會, 手太陰之動脈也]", "오장육부 경맥의 시작과 끝이므로 촌구맥을 취한다[五臟六腑之所終始, 故法取於寸口也]"라고 하였다. 진맥하는 부위에 대해 「이난二難」에서 '촌寸, 관關, 척尺'의 개념을 확실하게 언급하였다. 『난경』의 '관'은 '촌'과 '척'의 경계를 가리켜 『내경』의 '척'자를 그대로 썼지만 그 의미는 이미 변화하여 관부關部 이하 척부尺部의 맥동脈動을 모두 포함한다. 『난경』에서 최초로 독취촌구법을 제시하고 정형화하였는데, 이는 『내경』의 바탕 위에서 매우 발전한 것이다.

2. 『상한잡병론』의 맥진

동한東漢 말기, 장중경張仲景은 맥진을 변증辨證의 중요한 객관적 근거로 삼아 증후를 변별하여 치료의 원칙을 세우는[辨證論治] 모범을 보였다. 맥진에 있어 비록 촌구맥진법寸口脈診法을 위주로 하나 '부양맥趺陽脈'이나 '태계맥太溪脈'까지도 결합하여 위기胃氣와 신기腎氣의 성쇠를 판단하였다.

『상한잡병론傷寒雜病論』은 삭맥數脈, 급맥急脈, 질맥疾脈, 지맥遲脈, 약맥弱脈, 긴맥緊脈, 활맥滑脈, 삽맥澀脈, 완맥緩脈, 촉맥促脈, 결맥結脈, 대맥代脈, 대맥大脈, 홍맥洪脈, 부맥浮脈, 세맥細脈, 허맥虛脈, 규맥芤脈, 동맥動脈, 미맥微脈, 침맥沉脈, 현맥弦脈, 실맥實脈, 소맥小脈, 복맥伏脈, 혁맥革脈, 장맥長脈, 단맥短脈뿐만 아니라 곡맥曲脈("맥이 뱀과 같다[其脈如蛇]"라고 묘사한다), 정맥靜脈, 맥박 정지[脈停], 무맥無脈, 맥이 끊김[脈絶], 맥이 오지 않음[脈不至] 등 35종의 맥상을 기록하였다. 여기서는 『내경』에서 언급한 일부 맥의 명칭을 취하지 않았는데, 이것은 큰 발전이라고 볼 수 있다.

장중경은 임상에서 자세히 관찰하여 맥에 근거해 변증하고, 치료 효과와 그 변화 모습 또한 맥상을 통해 반영하여 이후 왕숙화王叔和의 『맥경脈經』에 주요한 이론적 근거가 되었다. 장중경의 노력을 토대로 고대 맥학은 점차 정리되고 객관화, 실용화되었다.

3.『맥경』과 그 이후의 맥진

『맥경』의 맥진

『맥경』이전에 기재된 맥상의 명칭이 80여 종에 이르나, 맥진 시 손끝에 닿는 느낌에 대한 정확한 묘사가 없었다. 그리하여 왕숙화王叔和는 『내경』을 토대로 장중경의 맥법에 근거해 자신의 체험을 결부하여 세계 최초로 맥진 전문서인 『맥경』을 저술하였다.

『맥경』은 맥상의 명칭과 손끝에 느껴지는 맥의 형태를 체계적으로 정리하여, 부맥浮脈, 규맥芤脈, 홍맥洪脈, 삭맥數脈, 활맥滑脈, 촉맥促脈, 현맥弦脈, 긴맥緊脈, 침맥沉脈, 복맥伏脈, 혁맥革脈, 실맥實脈, 미맥微脈, 삽맥澁脈, 세맥細脈, 연맥軟脈, 약맥弱脈, 허맥虛脈, 산맥散脈, 완맥緩脈, 지맥遲脈, 결맥結脈, 대맥代脈, 동맥動脈 등 24종으로 분류하였다. 『상한론』의 급맥急脈, 소맥小脈, 대맥大脈은 삭맥數脈, 세맥細脈, 홍맥洪脈과 쉽게 구분되지 않으므로 합하였다. 그뿐만 아니라 『맥경』은 촌구맥만을 취하는 맥진법[獨取寸口法]을 체계화하여, 최초로 손목의 척골경상돌기[腕後高骨]를 '관關'으로 삼아 그 앞을 촌寸으로 뒤를 척尺으로 하여 삼부三部를 정하는 방법을 제시하였다. 그리고 『난경』에서 규정한 촌구맥의 일촌구분一寸九分을 관부 6분, 촌부 6분, 척부 7분으로 길이를 세분화하여 삼지맥진법三指脈診法이라는 조작법을 표준화하였다. 『맥경』은 기존 맥학의 기초 위에서 '촌구寸口'와 장부臟腑의 대응 관계를 확실히 했다. 『맥경』은 중의학 사상 맥진을 최초로 표준화함으로써 맥학의 새로운 장을 열었다.

송원명청 시기의 맥진

송대宋代 이후 중국의 맥진은 주로 통속화通俗化, 도해화圖解化, 강령화綱領化하는 추세를 보이며, 이론과 임상 경험 또한 풍부해져 맥진 표준화의 관점에서 발전을 보였다.

1) 맥진의 통속화:『왕숙화맥결王叔和脈訣』은 간략하게『맥결』이라고 불리며, 육조六朝의 고양생高陽生이 왕숙화의 이름을 빌려 저술한 것으로 전해진다. 이 책은 왕숙화의『맥경』을 따르면서 사언가결四言歌訣 형식을 취해 맥리脈理와 맥법을 간략히 서술하였다. 24종류의 맥상을 7표表(부浮, 규芤, 활滑, 실實, 현弦, 긴緊, 홍洪), 8리裏(미微, 침沉, 완緩, 삽澁, 지遲, 복伏, 유濡, 약弱), 9도道(장長, 단短, 허虛, 촉促, 결結, 대代, 뇌牢, 동動, 세細)의 세 유형으로 분류하였다.

『최가언맥결崔嘉彦脈訣』에서는 맥리가 매우 방대하나 부浮, 침沉, 지遲, 삭數을 강령으로 삼아 분류한다고 보았다. 장도중張道中은 초학자가 쉽게 배우고 기억하도록 최가언의 맥학 내용을 사언가결로 만들어 널리 알렸다. 이 책은 기본적으로『맥경』의 주요 내용을 모두 포함한다. 그러나 글이 천박하고 오류가 많아 후세에 많은 비판을 받았다.

비록『맥결』에 부족함이 있긴 하나 노래 형식으로 맥리를 요약하면서 강령을 제시하였고 쉬운 글자로 쓰여 한때 널리 알려졌다.

2) 맥상의 도해화: 남송南宋의 시발施發은『찰병지남察病指南』에 33폭의 맥상시의도脈象示意圖를 실어 맥상을 최초로 그림으로 표현하였다. 명대明代에 장세현張世賢은『도주맥결圖注脈訣』에 22폭의 그림을 실었으며, 후에 침제비沈際飛는『인원맥영귀지도설人元脈影歸指圖說』에 21폭의 그림을 실었다. 청대淸代 하승평賀升平은『맥요도주脈要圖注』를 저술하였으며 약간의 삽화를 실었다.

3) 맥상 인식의 강령화: 명대明代 이시진李時珍은 '부浮, 침沉, 지遲, 삭數'에 유력有力, 무력無力을 더해 맥상을 분류하였으며, 장태소張太素는 청淸, 탁濁을 총강령으로 삼았다. 또 주동륭朱棟隆은 부浮, 침沉,

지遲, 삭數, 허虛, 실實의 6맥을 24맥의 강령으로 보았으며, 이중재李中
梓는 최가언崔嘉彦과 동일하게 부浮, 침沉, 지遲, 삭數의 4맥을 강령으
로 삼았다. 청대淸代 이연강李延罡은 자신의 경험을 결합해 부浮, 침沉,
지遲, 삭數, 허虛, 실實의 6맥을 강령으로 삼았으며, 주학정周學霆은 완
緩을 맥을 변별하는 총강령으로 삼고 다시 그 아래 '부浮, 침沉, 지遲,
삭數'을 4대 강령으로 삼았다. 또 하몽요何夢瑤는 장단長短, 대소大小,
허실虛實, 완긴緩緊을 강령으로 삼았다.

송원명청의 맥진은 모두 『맥경』을 받들었으며, 후인들은 여기에 약
간 보충만 하였다. 위찬僞撰된 『맥결』을 비판하고 『맥경』을 고수하며
맥법을 보급하는 정도의 수준에 머물렀을 따름이다. 비록 각가各家들
이 자신의 특색을 주장하였으나, 대동소이할 뿐 제각기 장단점이 있어
맥학상 두드러진 진전을 보이지는 못했다.

4. 근현대의 맥진

근현대 맥진의 연구는 주로 고대와 현대의 맥학 관련 문헌 정리와
현대 과학 기술을 이용한 맥진의 연구에 집중되었다.

중의 맥진 문헌의 발굴과 정리

맥진의 발전 과정에서 역대 의가들은 많은 맥학 관련 문헌을 저술하
였다. 그러나 그 문헌들은 연대가 오래되고 의가의 수준과 경험이 다
르며, 맥상의 묘사에 대한 문학적 색채가 짙어 개념이 불확실하고 내
용이 중첩되거나 곡해되면서 중의 발전에 장애가 되었다. 이러한 문제

를 해결하려면 맥진을 한층 더 깊이 연구하고 그 진수를 탐색하여, 고대의 맥진 경험을 전승하고 맥학 이론을 발전시켜야 한다.

맥상 종류는 매우 많으며, 역대 의가들이 한 분류는 각양각색이어서 후세 학자들은 막상 누구를 따라야 할지 당황스럽다. 맥의 명칭에도 많은 문제가 있어 흔히 한 종류의 맥이 다른 명칭으로 불리기도 하고, 다른 맥이 동일한 명칭으로 불리기도 한다.

『맥경』 이후 맥학 관련 저작은 대부분 24맥을 기본으로 하며 일부 더하고 빼기는 하나 큰 변화는 없다. 중의에서 맥상 구별은 대부분 손가락 느낌에 의존하며, 맥박의 부위, 횟수, 세기와 형태 등을 구분한다. 맥상의 종류는 다양하며, 문헌에서는 일반적으로 위치[位], 횟수[數], 형태[形], 움직임[勢], 리듬[律] 등에 따라 분류한다.

근대 맥학 관련 문헌 정리와 실험 연구 자료에 따르면 맥상은 시간, 부위, 횟수, 움직임에 따라 변화한다. 구체적으로 맥동 부위의 깊이[부浮, 침沉], 맥박의 빠르기[지遲, 삭數], 리듬의 이상[결結, 대代, 촉促], 맥박 세기의 정도[강强, 약弱], 맥박 감응의 범위[장長, 단短; 조粗, 세細], 맥박 움직임의 매끄러운 정도[활滑, 삽澁]와 긴장도[현弦, 유濡] 등에 따라 변화하며 각기 다른 맥상을 보인다. 이러한 맥상은 신체의 각기 다른 상태와 질병의 성질을 반영하므로, 맥진을 중의 진찰의 주요한 방법으로 삼아야 하며, 질병의 성질(병인病因, 병기病機, 병소病所)과 추세, 예후를 판단하는 중요한 객관적 근거로 삼아야 한다.

이미 정리된 문헌으로 보건대, 전통적 맥법은 아직 체계적으로 정리되지 않아 맥진의 기본적 술어와 정의, 각종 맥상 감각의 기준, 맥상 요인의 기술 등에 대한 정확한 정리가 부족하다. 그뿐만 아니라, 각종 맥상의 진단 의의에 대해서도 전면적인 수집 및 정리와 분석이 부족하다. 우리가 맥학 교실을 개설하여 이 책의 내용을 강의하는 것 또한 역대 선현의 맥학 관련 저술을 참고하여 요점을 정리하고, 우리의 임상적 경험을 토대로 맥학 이론과 맥진 지식을 결부하여 이러한 문제들에 대해 총체적으로 대응하려는 노력의 일부이다.

현대 과학 기술을 이용한 맥진 연구

1960년대 이후 현대 과학(현대 생물학, 생물물리학, 생리학, 해부학, 수학, 전자공학)과 기술(기계공학, 전기학, 화상 분석, 정밀기계, 생체공학, 전자공학 등)을 이용하여 맥진에 대한 연구를 진행해 왔다. 이러한 연구는 연구자들이 분석한 맥상의 형성 원리를 근거로 현대 과학 이론을 대입하여, 이에 상응하는 기술을 접목하는 것으로, 연구의 중점은 각 맥상 정보의 특징을 수집, 분석하여 맥상 감지기를 개발하고 맥상의 화상 분석을 진행하는 데 있다.

이러한 움직임은 연구 방향이 확실하며, 연구 방법과 기술면에서 실행 가능성도 있어 반세기 사이 많은 발견과 발명을 통한 발전을 거듭해 왔다. 심지어 어떤 맥상의 형성 원리는 이미 대부분 현대 과학을 통해 해석하였으며, 몇몇 맥상의 화상 분석 결과는 중의사들이 직접 진맥한 결론과 유사해 이러한 연구의 타당성을 보여 주었다. 그러나 전통적인 중의의 맥상 형성 원리에 대한 연구가 체계적이지 못하며, 센서가 생체공학적 관점에서 아직 인체의 촉각을 완전히 모방하지 못해 중의의 진맥 기술을 십분 표현해 내지 못하고 있다. 맥진의 조작 순서에 따라 엄격하게 맥진기의 조작 원칙을 규정할 수도 없으며, 설계와 분석 방법에서 불합리한 단축이나 비약, 심지어 연구자의 진맥 자체가 정확하지 않은 경우조차 있다.

이러한 문제들 때문에 맥진 연구는 실험 탐색 단계에 머물러, 맥진 원리를 설명하고 중의 맥학 이론을 발전시키며 진단 기술의 객관화, 현대화를 향한 목표를 달성하기에는 아직 요원하다.

이러한 문제가 존재하는 주요한 원인은 현대 과학 수준이 낮거나 기술에 문제가 있어서라기보다는 중의 맥상 분석의 객관적 근거에 대한 인식 부족과 맥진 기술의 미숙, 심지어 중의의 각종 전통적 맥상 개념에 대한 이해 부족으로 인해 센서의 설계가 아직까지도 중의의 맥진 기술을 십분 모방하지 못하기 때문이다. 만약 이런 문제가 해결된다면 (모두 해결될 것이라고 확신한다), 연구는 성공할 것이고, 그 미래도 매우 밝을 것이다.

이러한 문제의 해결을 위해 이 책을 쓰면서 '맥상 분류의 객관적 근거'와 '맥진의 조작 과정'을 강조하였으며, 맥상을 설명하면서 손끝의 감각으로 각 맥상의 개념을 분명히 파악하여 잘못된 인식을 바로잡고자 하였다. 그리고 각 맥상의 형성 원리를 서술하면서 부분적으로 현대적 이론과 접목을 시도하였다. 그 밖에 다년간 중국 전역에 '맥진 강좌 및 실습 교실[脈診培訓班]'을 만들어 중의사와 중의학 종사자들이 전통적 중의 맥학 이론에 대한 지식을 넓히고, 맥진 기술을 확실히 익힐 수 있도록 함으로써 중의의 맥진 수준을 향상시켜 왔다.

제2강

맥진의 가치

1. 맥진은 변증 진단의 주요한 진찰 방법이다

맥진은 중의의 주요 진찰 방법이다

맥진은 사진四診의 하나이며, 중의 진단은 망진望診, 문진聞診, 문진問診, 절진切診을 포함한 사진의 종합적 분석을 매우 강조한다. 현대 의학의 관점에서 중의를 살펴보면, 진찰 수단이나 임상 지표의 정확도에서 모두 뒤떨어진다. 그러나 중의는 본연의 학과적 특성에 근거해 질병을 구분하고, 일련의 수단으로 질병을 인식하면서 질병관을 형성하여, 각 질병의 본질을 인식해 왔으며 그 내용이 현재까지도 남아 있다. 이러한 내용들은 현대 의학보다 더욱 객관적이고 체계적이며 과학적이기 때문에, 고대로부터 지금까지 이어져 왔다.

중의에서 질병의 본질을 인식하는 수단 중 맥진을 포함하는 '사진'에는 매우 중요한 의미가 있다. 사진의 하나인 절진切診을 하는 부위는 피부, 가슴, 복부, 림프 결절, 국부의 뭉쳐진 부위 등을 모두 포함하지만, 이는 보통 맥진을 가리킨다.

중의에서 질병을 진찰하는 수단은 매우 낙후되어서 실험실의 수치로 나타낼 수 없는 것들이 대부분이며, 각 표면적 현상으로부터 질병을 인식해야만 한다. 따라서 의사가 수집한 자료가 매우 총체적이어야 하므로 사진을 강조하는 것이다.

중의는 오로지 의사 본인의 눈, 코, 입, 귀와 피부 감각 등을 통해 환자의 증상과 체증體征을 수집하는데, 만약 수집한 자료가 불충분하면 환자의 상태를 정확하게 판단할 수 없다. 내 임상 경험에 비춰 보면, 맥상의 자료는 보통 환자 상태의 70~80퍼센트를 반영하는데, 병인病因 외에도 특히 병기病機 및 병소病所나 체질을 반영한다. 그 밖에 맥진은 변이적 반향성[變異性反向]으로 질병을 반영하기도 하는데, '맥과 증상이 상이한 경우 무엇을 따르고 무엇을 버릴 것인가[脈症從捨]' 하는 관점에서 거론되는 이른바 '가맥假脈'은 바로 이러한 변이적인 반향의 각도에서 질병의 성질을 반영한다. 그러므로 나는 맥진을 못하는 사람은 중의사로 자리매김할 수 없으며, 능숙하게 진맥을 못한다면 수준 높은 중의사가 되는 것은 불가능하다고 본다.

한편 상반된 중의사도 현실적으로 존재한다. 자신의 풍부한 맥진 경험을 자부하며 맥을 짚고 나서 곧바로 환자의 병을 술술 읊는다. 그중 70~80퍼센트는 맞출 수도 있지만, 반드시 예외는 있는 법이어서 맥으로만 환자의 병을 이해하려는 것은 결코 정확한 방법이 아니다. 어떤 의사들은 환자의 환심을 사려고 마치 맥으로 모든 병을 다 아는 것처럼 말하며, 맥진이 매우 신기하고 자신의 의술이 대단한 것처럼 뽐낸다. 올바른 중의사가 되려면 이런 나쁜 습관이 있어서는 절대 안된다. 맥을 짚고 바로 처방을 내리는 의사를 대부분 사람들은 매우 존경하며 따르나, 이런 의사는 뛰어난 의사라고 보기 힘들다. 한편 어떤 환자들은 의사를 시험하기도 한다. '이 의사는 수준이 어떨까?'라고 생각하면서, 맥을 짚어 보라며 팔을 들이대고, "제가 무슨 병인가요?"라고 묻는데, 이런 것은 모두 맥진에 대한 오해에서 비롯된 것이다.

맥진은 사진四診 중에 하나일 뿐이며, 맥진 뒤에 의사는 환자나 그 가족들로부터 질병에 관한 자료를 보충하고 수집해야 한다. 다시 말해, 중의 임상에서 반드시 사진을 동시에 고려해 서로 검증해야 한다. 맥진만으로는 질병의 성질을 정확하게 판단하기 힘들기 때문이다.

보통 임상적으로 한 가지 맥이 여러 질병에서 나타나는데, 어떻게 어떤 맥을 짚으면 무슨 병이라고 단언할 수 있겠는가? 대부분 그런 병증일 수도 있으나, 언젠가는 틀릴 가능성이 다분하다. 임상에서는 한 종류의 맥상이 여러 질병에서 나타나거나[一脈多病] 혹은 한 질병이 여러 종류의 맥상으로 나타나기도[一病多脈] 하는 등 상호 교차되기도 해서 매우 복잡하다. 이러하니 맥진만으로 질병의 성질을 판단하는 것이 과연 가능하겠는가.

맥진은 중의의 중요한 진찰 수단이지만, 결국 하나의 방법일 뿐이다. 특히 맥진으로 확진確診을 하는데, 이것은 매우 중요하지만 사실 교재에서는 그다지 강조하지 않는다. 비록 망진望診, 문진聞診, 문진問診에서 질병에 관한 자료를 수집해 기본적인 내용을 파악할 수 있지만, 질병의 종합적인 본질과는 아직 거리가 있다. 바로 이때 진맥을 해서 얻어 낸 맥상과 망진望診, 문진聞診, 문진問診에서 얻은 내용을 결부하여 이로부터 얻은 결론의 타당성 여부를 검증하고, 질병의 주요한 원인과 원리 및 질병의 추이를 종합할 수 있다. 그뿐만 아니라 사진의 맨 끝인 맥진은 망진望診, 문진聞診, 문진問診에서 빠뜨린 것을 보완해 더 상세한 문진을 유도함으로써 오진誤診을 막는다.

임상에서 맥진을 통해 확진하는 실례를 살펴보자.

1) 급성으로 나타난 위중한 증상의 병리적 본질을 판단하여 오진을 피한다: 실제 병례와 결부하여 이러한 맥진의 역할을 살펴보자.

노인 환자 티엔田 씨는 평소 약간 기가 허한[氣虛] 체질로 맥이 약한 편이었으며, 중초中焦에 담습痰濕이 약간 있어 자주 위胃가 불편했고, 혀의 중앙에 덩어리진 두텁고 끈적끈적한[厚膩] 흰 설태가 있어 향사육군자탕香砂六君子湯과 같은 처방을 자주 써 왔다.

1995년 어느 날 이 환자에게서 왕진 요청이 왔다. 당시 환자는 반나절 정도 머리가 약간 어지러우며 가슴이 좀 답답하면서 두근거리는 증상[心悸]이 있었는데, 5층에 살고 있어서 내려오기가 겁난다 했다. 나는 반복해서 물었지만 환자는 별다른 불편함은 없다고 대답했다. 그러나 진맥을 해보니 맥이 부대浮大하고 약간 현하며[略弦] 약간 탄지맥[略彈指脈]이었다. 그래서 바로 입원 치료를 권유했다. 순식간에 그런 결정을 내릴 수 있었던 것은 바로 맥상 때문이었다.

장중경은 『금궤요략』「혈비허로병맥증병치血痹虛勞病脈證並治」에서 "무릇 건강한 남자의 맥이 크다면 허로이다[夫男子平人, 脈大為勞]"라고 하였다. 만약 정상인의 맥이 크다면 허로병虛勞病일 가능성이 크다. 이 환자는 평소 체력이 달리고 맥이 약했는데, 발병한 지 반나절 만에 맥이 갑자기 커졌다는 것은 환자의 한 장부 또는 여러 장부에 허로虛勞한 기세가 이미 심한 상태라는 것을 의미한다. 맥이 큰 데다 손가락을 튕기는 듯하면[彈指脈], 심할 경우 몇 시간 안에 사망할 수도 있다. 겉으로 보기에 다 괜찮고, 혈압, 호흡, 심장 청진聽診까지 모두 정상이어도, 반드시 침대에 눕히고 다량의 보약을 써서 응급 처치를 해야 한다. 그렇지 않고, 병세가 갑자기 악화되면 양방으로도 구해 내기 힘들다. 이때 대맥大脈은 병세가 아주 위급하며 빠르게 병세가 악화될 가능성을 암시하는 것이다. 이렇게 맥상은 중요한 확진 수단이 되어 오진을 막을 수 있다.

장중경은 『상한론』 제135조에서 "결흉증에서 그 맥이 부대하면 하법을 쓸 수 없으며, 하법을 쓰면 사망한다[結胸證, 其脈浮大者, 不可下, 下之則死]"라고 하였다. 이것은 결흉증結胸證이 수水와 화火 혹은 수水와 열熱이 가슴이나 배에 뭉친 것으로, 어떤 병증은 양의에서 말하는 급성 복통증에 속하며, 이때 감별진단에서 중요한 것은 명치 끝[心下]에서 아랫배 양옆[少腹]이 단단히 막혀 있고[硬滿] 압통壓痛이 있어 심지어 손도 대지 못할 정도의 통증이 있느냐는 것이다. 다시 말해, 복통 시 복부가 심하게 부풀어 올라[脹滿] 일단 누르면 복근이 긴장되어 견디기 힘들도록 통증이 심하다. 결흉증은 이결증裏結證에 속해 일반적으로 맥이 침沉하고 대부분 실實하다. 속이 뭉쳐서[裏結] 기기氣機를 막는 경우 심하면 지맥遲脈으로 바뀌기도 하는데, 그렇다면 왜 맥이 부대浮大해질까? 그것은 사기邪氣가 속에 갇히고[閉], 정기正氣는 밖으로 달아나려[脫] 하기 때문이다. 바로 급성 복통증에서 중독성 쇼크로 넘어가는 위험 단계로, 사기는 여전히 속에 갇혀 있으나 정기가 이미 밖으로 떠올라 맥이 부대한 것이다. 장중경은 이때 비록 환자가 명치 끝[心下]에서 아랫배 양 옆[少腹]이 단단히 막혀 있고[硬滿] 아프며, 심지어 손도 대지 못할 정도여도 절대 대함흉탕大陷胸湯이나 감수甘遂, 대황大黃, 망초芒硝 등과 같이 사기를 쫓는 약이나 정기를 크게 손상시키는 방약으로 치료할 수 없다고 경고한다.

이 환자가 맥이 부대한 것은 정기가 충만하거나 단순한 대함흉탕증류大陷胸湯證類에서 나타나는 순수한 실증實證이 아니라, 정기가 탈진하기 전에 나타나는 일종의 반강反強 증상이기 때문이다. 이러한 '결흉증'에서 맥이 '부대浮大'한 경우, 급성 복통이 아니라 관상동맥경화증인 경우도 있으며, 종종 답답한 통증[悶痛]에서 심장이 터질 듯 아픈 진심통[真心痛]으로 발전한다. 이러한 통증은 습담濕痰이나 사혈死血(혹은 축혈蓄血) 등의 병사病邪가 상초上焦의 초막焦膜에서 나와 심장이나 심포로 들어가는 과정에서 사기가 속에 갇혀 나타난다. 이때 맥이 현삽弦澀하거나 침긴沉緊하지 않고 부대浮大하다면, 사기가 속에 갇혀 장부의 정기가 저장되지 못하고 밖으로 빠져나오는 것으로 대함흉환大陷胸丸, 괄루해백백주탕栝樓薤白白酒湯, 소합향환蘇合香丸 등이 모두 부적합하며, 다량의 생맥산生脈散이나 삼부탕蔘附湯을 급히 써서 만일에 대비해야 한다. 그래서 위에 언급한 노인 티엔田 씨에게 한국 홍삼[朝紅蔘] 24그램, 포부자炮附子(혹부편黑附片으로 대신함) 6그램을 급히 썼다. 홍삼으로 원기元氣를 보해 심기心氣를 북돋웠으며, 환자가 비록 수족냉증은 없으나 가슴이 답답하므로 부자를 가미해 속에 파고든 음사음邪를 없애고 양기陽氣를 북돋워 가슴의 기운을 열었다[開胸]. 한 시간 뒤 구급차로 환자를 입원 병동으로 옮긴 뒤, 심전도 검사를 하니 환자는 급성 후벽 심근경색이었다. 얼마 후 환자의 가족들이 병실로 달려와서 금방 달인 삼부탕을 복용하게 했다. 약 40분 후 환자의 가슴 답답함[胸悶]과 어지러움[眩暈]은 점차 사라졌으며, 입술은 점차 붉어 졌고 대맥代脈도 점차 줄어들고 탄지맥彈指脈도 부드러워져 양약을 쓸 필요가 없을 정도였다. 나중에 심전도에 나타난 ST분절의 하강과 T파 의 역위는 빨리 정상을 되찾아, 두 첩(이틀 분)을 복용하고 입원한 지 나 흘 만에 퇴원하였으며 2009년까지 재발하지 않았다.

돌이켜 보면, 당시 환자는 머리가 약간 무겁고 가슴이 좀 답답했기 때문에 나는 경미하게 담습이 가슴에 막혀[痰濕痹胸] 나타난 청양불승 증淸陽不升證으로 판단해 반하백출천마탕半夏白朮天麻湯을 쓰려고 하 던 참이었다. 그러나 진맥을 한 후 마음이 바로 바뀌었다. 위중한 병증 을 치료할 때 맥진을 통해 질병 기전[病機]의 주요한 특징과 위중한 정도를 파악해 치료의 기회를 잡을 수 있는데 위 사례가 바로 그 실례 이다.

2) 맥진은 질병의 기본적 성질과 예후를 판단하는 데 결정적 역할을 한다: 맥상을 통해 질병의 경중을 기본적으로 판단할 수 있으며, 이러 한 기초 위에서 질병의 예후를 가늠할 수 있다. 병증이 치유되는지 아 니면 악화되는지 판단하는 것은 물론이고, 심지어 생사와 사망 시간까 지 예측하기도 한다. 맥상에 따른 이러한 판단은 대부분 상당히 믿을 만하다. 실제 병례를 통해 살펴보자.

동董○○, 여, 54세. 2006년 2월 18일 초진.

주요 경과: 2005년 10월 시야가 흐려져 안과 검진 결과 혈당 수치가 360.54mg/dl. II형 당뇨병성 망막증으로 진단받고 인슐린 피하주사를 투여해 왔다. 그리고 2005년 11월 말부터 하지 부종이 생겼고 당뇨병성 신장병으로 진단받아 소염 치료와 수혈을 받기 시작했다. 일주일이 지나도 하지 부종에 차도가 없어 알부민을 투여하자 잠시 사라졌다가 다시 재발했다. 발병 전 외사에 의한 병증〔外感病史〕이나 요로가 감염된 적〔尿路感染史〕은 없었다.

현재 증상: 하지 부종, 식욕 부진, 전신 무력감, 소변이 짧고 맑으며 거품이 많고, 야뇨는 없다. 요통이나 복부 팽만은〔腹脹〕 없으며, 대변은 늘 무르고 퍼져 설사를 하루 열 번 넘게 하기도 한다. 밤에 대여섯 번 설사하기도 하는데, 배변 전 복통은 없고, 대변은 청황색을 띠며 매번 양은 적다. 때때로 대변을 참기 힘들어 실금한다. 추위를 많이 타고, 복부는 따뜻한 것을 좋아하며, 손의 차가움은 손목 위까지 달하고 발가락 끝이 약간 차며 발이 저리다. 현재 머리가 무겁지만 두통이나 이명耳鳴은 없다. 종아리와 발이 모두 부었으며 누르면 움푹 파인다. 발 앞쪽과 발가락 두 번째 관절 부위 피부색이 검으며 약간 짓물러 수포가 생겨 가렵다. 입에서 신 악취가 나고〔酸臭〕, 설태는 희고 거칠며〔白粗〕 두터운 편이고 금이 가 있다. 맥은 빠르고 긴장되어 있으며〔弦數〕 흐름이 거칠고〔澀〕 약간 가늘며〔略細〕, 양쪽 척맥尺脈은 가라앉은 편이다〔偏沉〕.[1] 좌맥左脈은 단단한 편이며

---

1 옮긴이 주_ 이 부분은 맥상에 대한 구체적 서술이 책 전체에서 처음 나오는 부분이므로 일반인의 이해를 돕기 위해 한글로 풀어 썼다. 제5강에서 맥상 기재 방법에 대한 구체적인 설명이 나온 이후에는 고유명사로 처리하였다.

〔偏硬〕. 척맥尺脈은 침沉하여 손끝에 닿는 느낌이 없다〔不應指〕.

혈압: 200/90mmHg.

이 환자의 양의적 진단은 이미 매우 확실한데, 중의적으로는 어떻게 변증하고 치료해야 할까? 우선 환자의 맥상을 분석해 보자.

환자는 현재 현맥弦脈을 보이니 풍風이 위주이거나 기가 울체되거나[氣鬱], 기가 뭉쳤을[氣結] 수도 있으며 한사寒邪나 음사飮邪가 주요한 병인일 수도 있다. 현삭맥弦數脈은 대부분 울체되어 생긴 열[鬱熱] 또는 속의 열[內熱]이 있음을 의미한다. 삽맥澁脈은 주요하게 음사飮邪나 습사濕邪, 어혈을 반영하며, 음陰이 고갈되거나 심하게 손상될 경우 나타나기도 한다. 맥은 약세略細한데 혈허血虛가 아니라 음허陰虛나 양허陽虛로 보인다.

이러한 맥상은 어떤 병인과 병기를 반영할까? 전체적인 맥상과 임상의 증상을 종합하여 판단해야 한다. 그 밖에도 좌맥左脈이 단단한 편이며 척맥尺脈이 침沉하고 손끝에 닿는 느낌이 없다[不應指]. 맥에 신神이 있느냐 위기胃氣가 있느냐가 가장 중요한데, 위기가 있는 맥은 맥상이 비교적 부드러우며, 반면에 단단하다면 위기가 없거나 사라져 간다는 말이다. 내풍內風이 심하고 양기가 항진되어[陽亢] 조절이 되지 않는 중증 환자는 맥이 현대弦大하고 단단하다. 이는 하초의 음이 고갈되어 음양의 기운이 서로 조화롭지 못해 양이 떠 있는 것[下竭上厥]으로 양은 있되 음이 고갈되어 정기가 거의 다 소실된 상태임을 반영한다. 경맥硬脈은 위기胃氣가 없는 맥으로서, 일반적으로 사증死證에서 나타난다. 다행히도 이 환자의 맥상은 완전히 단단한 것이 아니라, 좌맥左脈만 단단한 편이었다[偏硬]. 좌측 척맥은 침하고 손끝에 닿는 느낌이 없었는데, 이 또한 뿌리가 없는 맥상[無根脈]으로서 신기腎氣가 심하게 손상된 것을 뜻한다. 따라서 환자의 위기胃氣와 신기腎氣가 모두 심하게 손상되어 선천지기先天之氣과 후천지기後天之氣가 모두 심각하게 부족하므로 예후가 좋지 않다.

진단의 결론은 다음과 같다. 비신의 양기가 심하게 손상되었고[脾腎陽氣大虧], 습탁濕濁과 수사水邪가 속에 머물다가 밖으로 넘쳐나[內停外溢] 혈비血痺로 발전하는 추세이다. 환자에게 양약의 복용을 중단하도록 당부하고, 실비음實脾飮을 더해 처방했다.

현삭맥弦數脈은 일반적으로 간화肝火 또는 울체되어 생긴 열[鬱熱]을 의미하는데 왜 양기가 심하게 손상된 것으로 판단할까? 『상한론』 137조에 이르기를, "삭맥이면 열이 있고, 동맥이면 통증이 있으며, 삭맥은 허증을 뜻한다[數則爲熱, 動則爲痛, 數則爲虛]"라고 하였으며, 삭맥數脈의 주요한 병인 병기에 열뿐만 아니라 허증도 있다고 말한다. 정기가 허해 생긴 삭맥에서, 가장 흔히 볼 수 있는 것이 기허이며, 다음이 음허, 그 다음이 양허. '삭맥은 허증을 뜻한다[數則爲虛]' 같은 경우는 심기가 부족하여 매회 심장의 박출량이 부족하므로, 심장이 단위시간당 박동 수를 늘려 가까스로 전신에 혈액을 공급하는 과정에서 맥박수가 늘어난 것이다. 임상에서 양허나 양기가 매우 손상된[陽氣大虧] 환자들은 '삭맥數脈'뿐만 아니라 '질맥疾脈'이 나타나기도 해서, 병이 위중하여 체력이 많이 소모된 사람들은 맥이 허삭虛數하면서도 박동이 불규칙적일 수도 있다. 반드시 알아 둘 것은, 삭맥數脈에만 근거하여 환자의 양기가 크게 소모된 것[陽氣大虧]으로 판단해서는 안 되며,

혀의 상태[舌象] 등 구체적 증상과 결부하여 판단해야 한다는 것이다. 이 환자의 설태는 희고 거칠며 약간 두껍고 중간에 균열이 있다. 만약 흰 설태가 가루가 쌓인 듯하다면 습탁濕濁의 정도가 심하거나, 습탁이 뭉치게 된 병기가 있다는 뜻이다.

이론적으로나 약을 처방하는 관점에서 습과 탁이 매우 밀접할지라도, 완전히 같지는 않다. 스스로 모여 쌓이는 습사濕邪일 때만 탁사濁邪로 변화한다. 그리고 탁은 독을 만들어 탁독濁毒을 형성한다. 이 환자의 습탁은 아직 혀에 백태가 쌓일 정도는 아니고, 단지 설태가 두꺼우며 균열이 있는 정도이다. 이것은 탁사가 있으나 그다지 심하지 않음을 뜻한다. 탁사는 일종의 부패하는 기운이라서, 입에서 신 악취가 난다[酸臭]. 대천장戴天章은 『광온역론廣瘟疫論』에서 습탁이 심한 환자의 몸에서 '시체 냄새[屍氣]'나 '썩은 냄새[腐氣]'가 날 수 있다고 언급하였는데, 이는 임상의 실제와 완전히 부합한다.

"습사가 심하면 설사한다(『소문』「육원정기대론六元政紀大論」)"고 하였듯 비脾²가 수액水液을 운화運化하지 못하면 설사를 하는데, 이 환자 역시 설사를 하였다[溏泄]. 또한, 환자의 식욕이 없는 것[不欲食]은 비기脾氣가 허해 운화할 수 없기[脾虛失運] 때문이며, 대변을 참지 못하는 것은 신기가 매우 허해져 빠져나가는[腎虛滑脫] 것이다.

임상에서 항문이 쪼이지 않는 것[肛門失約]은 대부분 신기가 견고하지 못하거나[腎氣不固] 급성 설사로 인해 대변을 조절하지 못하기 때문이다. 이 환자의 항문실약肛門失約 원인은 전자에 해당한다. 환자의

---

2 옮긴이 주_ 비脾는 양의의 '지라'와 상응하는 개념이 아니다. 비는 해부학적인 지라를 포함하는 동시에 오행 중 토를 의미하는, 장기로서의 기능적 개념이 더욱 강조된 것이다. 그리고 비와 비장脾臟을 혼용해서도 안 된다. 비는 비경脾經과 비장을 아우르는 개념으로, 비의 기능적 개념과 비장에서부터 비의 경락 곳곳에 이르는 통로까지 모두 포함한다.

몸은 추위를 많이 타고[怯寒] 복부는 따듯한 것을 좋아하며[喜溫], 손시림[手冷]은 손목 위까지 달하고 발가락 끝이 약간 찬 것까지 모두 한상寒象이다. 환자가 요통腰痛, 배가 더부룩함[腹脹], 복통 등이 없는 것을 감안하면 이러한 한상은 실증實證의 한사로 인한 것이 아님을 알 수 있다.

보통 '허증인 경우 별로 고통이 없다[虛證無所苦]'하여, 허증 환자들은 뚜렷이 아픈 곳이 없다. 따라서 이 환자의 병증은 허한虛寒으로서, 새벽 설사[五更泄]와 결부해 명문의 화가 비토를 상생하지 않는 것[命火不生脾土]이다. 한편, 소변이 맑은 것[小便清]은 신양이 허쇠하여[腎陽虛衰] 방광의 기화가 잘 안 됨[膀胱氣化不利]을 의미한다.

이러한 분석을 종합하여, 이 환자는 비신의 양기가 많이 소모되고[脾腎陽氣大虧], 습탁과 수사水邪가 안에서 머물고 바깥으로 넘치는[內停外溢] 증후로 판단할 수 있다. 그 밖에도 '혈비血痺'의 병기가 존재한다. 습탁이 막혀[濕濁阻滯] 혈행이 원활하지 못한 데다 양기의 허손虛損으로 인해 혈비血痺(즉, 혈이 허한 데다 막힘)가 나타났다. 발 앞[足前]과 발가락 둘째 마디[足趾第二節]가 암홍暗紅색을 띠며, 표피가 짓무르고 수포가 생겼는데, 이는 바로 습탁의 독으로 인한 것이다.

비신의 양기가 많이 소모된[脾腎陽氣大虧] 경우, 일반적으로 삼부탕蔘附湯을 쓰는데 실비음實脾飲을 쓴 것은 잘못된 처방일까? 사실상, 실비음을 쓴 것은 한시적 방법에 불과하다. 환자가 습탁이 풀리지 않고[濕濁不化], 기기가 원활하지 못한데[氣機不利] 홍삼으로 보해 봐야 막힌 원인이 제거되지 않는 이상 환자는 배가 팽만해질[腹脹] 것이며 심하면 배가 북처럼 부풀어 오를[腹脹大如鼓] 것이다. 게다가 환자의 설사[下利]는 양기가 견고하지 못해[陽氣不固] 생긴 활탈하리滑脫下利인데다 습탁이 풀리지 못한[濕濁不化] 원인도 동시에 존재하므로, 실비음의 초과草果 향으로 탁기를 풀었다[芳香化濁]. 그러나 실비음의 온보溫補 효과는 좀 약하므로, 당삼黨蔘과 부자편[附片]을 더해 처방하였다. 환자의 혈압이 200/90mmHg까지 오른 상태였지만, 부자편 9그램을 더했다.

여기서 덧붙여 설명할 것은, 중의에서 쇼크를 치료할 때 부자편을 많이 쓴다는 점이다. 혈압이 낮을 때 부자편은 혈압을 올리는 작용을 하지만, 혈압이 높을 때는 어떻게 써야 할까? 내 생각에는, 변증이 정확하고, 양기허陽氣虛에 한寒이 있는 증후라면 혈압이 높든 낮든 상관없이 반드시 부자附子를 써야 한다. 중의 치료의 첫째 원칙은 흐름에 따라 유리한 쪽으로 이끄는[因勢利導] 것으로서, 여기서 '흐름[勢]'은 발병 원리, 즉 신체와 병인病因이 서로 싸우는 총체적 원리를 가리킨다.

환자는 복약 후 사흘째 재진을 왔고, 설사 횟수가 확실히 줄었다. 식욕이 회복되고 식사가 가능해졌으며, 하지 부종도 사라졌고 수축압도 20mmHg 내려갔다. 혈압이 높은 환자는 부자를 신중히 써야 하나, 이 환자는 양허하여 쓰지 않을 수 없는 상황이었다. 당시 양약을 모두 끊었기 때문에 반드시 처방을 확실하게 해야 했다. 어떤 사람들은 당뇨병의 주요한 병기가 음허이므로 부자를 쓰는 것이 부적합하다고 하지만, 사실 후기로 가면 대부분 음양이 모두 허해지므로[陰陽兩虛] 부자와 육계肉桂 모두 써야만 한다. 이 환자는 실비음을 두 첩[3] 정도 복용

---

3 옮긴이 주_ 한국에서는 하루에 두 첩을 복용하는 경우도 있지만 여기에서 '두 첩'은 이틀 분을 말한다.

한 다음, 바로 처방을 바꿔야만 한다. 빨리 금궤신기환金匱腎氣丸으로 바꿔 온양보음溫陽補陰하면서 이수利水해야 한다. 금궤신기환이 비록 음양을 모두 보한다[陰陽兩補] 해도, 주로 양을 보하기 때문이다. 이튿날 바로 환자를 불렀다. 약재상을 하는 환자가 내게 좋은 육계인 진짜 베트남산 청화계淸化桂를 보내왔기 때문이다.

우리는 약에 대한 지식이 좀 필요하다. 좋은 육계로 기변계企邊桂나 청화계를 꼽는다. 현재 어떤 제약 회사들은 돈을 버는 데 눈이 멀어 양심은 아랑곳없다. 진짜 베트남산 관계官桂는 타인호아Thanh Hóa에 있으며, 그중 가장 좋은 것이 기변계로서 비교적 두꺼우며 긁으면 기름도 많이 나온다. 그보다 약간 질이 떨어지지만 청화계도 상당히 좋은 것으로, 당시 내게 이 두 가지가 다 있었다. 그러나 기변계는 약재상을 하는 그 환자가 잘 보관하지 않아 4, 5년 사이에 기름이 모두 날아가 버렸다. 그래서 잘 보관해 두었던 청화계를 사용하였다.

요즘은 얼마나 엉망인지, 어떤 제약 회사에서는 금궤신기환에 육계 대신 계지桂枝를 쓴다. 정신을 바짝 차려야 한다. 현재 시장에서 판매되는 육계는 대부분 계피桂皮다. 계피는 계수나뭇과 식물의 껍질이며, 육계는 녹나뭇과 식물의 껍질이므로 완전히 다른 종류다. 홍콩에서든 중국에서든 시장 육계의 대부분은 계피이며, 계피는 결코 육계가 아니다. 나는 환자에게 종종 육계는 계피가 아니라고 말해 준다. 다행히 지금은 좋은 친구 덕분에 환자의 목숨을 구할 수 있는 희망이 보인다.

다급히 육계를 갈아서 무명 체에 곱게 걸러, 캡슐에 담아 하루 0.6그램씩 복용하도록 하였다. 이러한 양은 고대의 하루 두세 번 나눠 삼켜 복용하는[呑服] 양을 모방한 것이다. 사실 귀한 약재가 조금 아까운 마음도 들었지만, 사람을 구하는 것이 우선이었다.

치료 후기에 가서는 어떻게 되었을까? 환자의 맥은 부드러워졌고[軟], 부기도 절반 이상 빠졌다. 손은 따뜻해지고, 발의 궤양과 검은 빛도 모두 사라졌으며, 식사도 잘하고, 기분도 매우 좋아졌으며, 혈압은 158/80mmHg까지 내려갔다. 마지막에 신양腎陽을 보하는 약으로 혈압을 내리는 조리용 처방을 내렸다. 이 처방은 반드시 변증해서 양기허에 해당하는 경우 쓸 수 있으며, 음허하여 양이 항진된[陰虛陽亢] 환자가 복용하면 뇌혈관이 파열되어 뇌출혈이 생길 수도 있다. 이 환자는 초진 시 좌맥左脈이 단단한 편[偏硬]이었으며, 좌척맥左尺脈은 손끝에 닿는 느낌이 없었다는[不應指] 것이 중요한 암시였다. 이는 비기脾氣가 무너지고 신양이 크게 소모된[脾敗腎陽大虧] 것을 뜻하므로, 진단에 결정적 단서가 되었다. 그렇지 않았다면, 어떻게 이런 큰 결심으로 부자를 9그램씩이나 쓸 수 있었겠는가? 고혈압에 당뇨병까지 있는데 말이다.

이 두 가지 병례, 앞에 언급한 심근경색 노인 환자 티엔田 씨와 당뇨병성 신장병과 고혈압이 있는 환자 둥董 씨에게서 어떻게 예후를 판단할 것인가? 실제 이들 질병의 기본적 성질과 예후는 본질적으로 모두 맥상에 의존하여 판단한다.

맥상을 통해 환자의 예후를 판단한 『상한론』의 예를 살펴보자.

상한병에서 만약 토법이나 하법을 써도 증상이 풀리지 않는다면 대변이 대엿새나 심지어 십여 일 동안 나오지 않는다. 해질 무렵 열이 오르나 오한은 없고, 마치 귀신을 본 듯 혼잣말을 중얼거리며, 심하면 발작 당시 사람을 알아보지 못하고, 옷깃이나 이부자리의 가장자리를 쓰다듬고, 무엇에 놀란 듯 불안해하며, 약간 호흡을 몰아쉬며 눈빛은 고정한 채 뚫어지게 바라보는데, 맥이 현하면 살고, 삽하면 죽는다〔傷寒,若吐,若下後,不解,不大便五六日,上至十餘日. 日晡所發潮熱,不惡寒,獨語如見鬼狀；若劇者,發則不識人,循衣摸床,惕而不安,微喘直視,脈弦者生,澀者死〕. (제215조)

'상한傷寒'이란 몸이 한사를 받아들여 발병하는 것이다. 이 환자는 의사가 토법吐法이나 하법下法을 썼으나 풀리지 않고[不解], 대변을 못 본 지 대엿새, 십여 일이 되었다. 대엿새와 십여 일이니, 이것은 각 개인의 병례일 수도 있고, 몇 개의 병례를 종합하여 진술한 조문일 수도 있다. '일포소발조열日晡所發潮熱'은 어떻게 이해해야 할까? 양명陽明은 신유시申酉時에 왕성하므로 오후 3~7시는 양명경陽明經의 왕시旺時로서, 양명의 정기가 가장 왕성한 때다. 이때 사기와 가장 극렬하게 맞서므로 열이 따라 오른다. 따라서 여기서 말하는 '일포소발조열'은 양명의 조열이 속에 뭉친 증후[燥熱內結證]를 말한다.

본 증證은 처음에 상한으로 시작해 양명으로 전해졌으며, 양기와 한사가 싸운 결과 한사는 빠졌으나 양기가 지나쳐 내열內熱로 바뀌고, 내열이 속에서 뭉쳐[內熱裏結] 양명의 열이 뭉친 증후[陽明熱結證]가 되었다. 대변을 못 보고 추위를 타지 않으며[不惡寒] '귀신을 본 듯 혼잣말을 중얼거리는 것[獨語如見鬼狀]'과 같은 정신적 증상까지 동반한다. '심한 사람[若劇者]'은 헛소리[譫語]뿐만 아니라 '발작하면 사람을 알아보지 못하고[發則不識人], 옷깃이나 이부자리의 가장자리를 쓰다듬는 듯한 동작[循衣摸床]'을 반복하기도 한다. 헛소리를 할 때는 '마치 귀신을 보는 듯 혼잣말을 중얼거리고[獨語如見鬼狀]', 정신은 혼미하지 않아 의식은 있으나 약간 혼란스럽다. 심한 경우 의식이 분명하지 않아 자신의 아들조차 알아보지 못하며, '옷깃이나 이부자리의 가장자리를 쓰다듬는 듯한[循衣摸床]'과 같은 의식이 불분명한 상태에서 행하는 증상이 나타난다. '약간 호흡을 몰아쉬며 눈빛은 고정한채 뚫어지게 바라본다[微喘直視]'는 것은 환자가 호흡할 때 호흡이 깊고도 급하며, 눈을 크게 부릅뜨고 사람이나 어떤 사물을 직시하는 것이다. 이 때 눈은 신이 나가서[無神] 깜빡거리지도 않고, 주위 사물을 바라보는 듯하나 실제로 인식하지는 못하는 상태이다.

장중경은 이에 대해 열이 극에 달해 음을 상한 것[熱極傷陰]으로 음의 고갈[陰枯]에 가깝다고 보았다. 심음이 허하면[心陰虛] 사람을 알아보지 못하고 정신이 맑지 못하다. 열이 심포를 어지럽히면[熱擾心包] 헛소리를 한다[譫語]. 간음이 허하면[肝陰虛] 허풍이 속에서 움직여[虛風內動] 팔다리와 몸이 깜짝깜짝 놀라듯 움직이며[肢體動惕], 간음이 고갈되면[肝陰枯竭] 직시直視한다. 약간 호흡을 몰아쉬는 것[微喘]은 신음이 고갈[腎陰枯竭]되어서인데, 신이 기를 당기지 못하면[腎不納氣] 호흡이 가빠져 위로 치받는다. 그뿐만 아니라 열이 극에 달해[熱極] 양명陽明의 열기熱氣와 합해져 위로 용솟음친다. 호흡까지 깊고 거치니 이런 병은 매우 위험하다. 환자가 사망할 수도 있지 않을까? 장중경은 무엇으로 판단할까? 바로 맥상으로 그것을 판가름한다. "맥이 현하면 살고 삽하면 죽는다[脈弦者生, 澀者死]", 현맥弦脈은 간경肝經에 풍열風熱이 있으나 열이 실實한 것으로, 정기가 다 소진된 것이 아니어서 살

아닐 수도 있다. 그러나 삽맥澁脈이라면 이미 음진이 고갈된[陰津枯竭] 상태여서 매우 위험하다. 이것은 위열이 (진액을 손상시켜: 옮긴이 보충) 조사와 뭉쳐[胃熱燥結] 삼음三陰으로 전해져, 소음少陰과 궐음厥陰으로 들어가 간신肝腎의 음정陰精이 고갈된 것이다. 장중경은 이러한 예를 통해 주요하게 맥상으로 예후를 판단하고 생사 여부를 판가름하는 것을 설명하였다.

여기서 '삽맥澁脈이면 죽는다[澁者死]'라고 하였는데, 삽맥은 과연 치료에 어떤 희망도 없는 상태일까? 첨단 과학 시대를 살고 있는 우리가 장중경이 살던 시대에 머물 필요는 없다. 최소한 희망을 가지고 후세 온병溫病의 치료 원칙을 참고해 다량의 음액陰液을 보하고 고한약苦寒藥이나 함한약鹹寒藥으로 통하通下하는 방법을 겸할 수 있다. 예를 들어 증액승기탕增液承氣湯, 신가황룡탕新加黃龍湯, 대정풍주大定風珠 등의 방제를 쓰거나 양의와 결합을 시도해 우선 열량을 보충하는 지지요법支持療法을 활용하는 등 최선을 다해야 한다.

3) 맥상의 결정적 작용은 소아과에서 특히 중요하다: 중의 소아과 진단은 대부분 맥상에 의존한다. 망진望診과 문진問診의 자료는 맥상만큼 풍부하지 못하다. 그러나 현재 많은 소아과 의사들이 맥진을 하지 않기 때문에 병변의 성질과 예후에 대한 판단이 정확하지 않다.

나는 일찍이 우뭇○○라는 신생아를 진료한 적이 있다. 출생 후 석 달쯤 되었을 때 부모와 함께 수영한 다음, 고열에 천식을 동반해 양의에서 항생제 치료를 받았으나 효과가 없자, 연이어 스테로이드제를 써서 해열하였다. 해열 사흘째 다시 수영한 다음, 한기寒氣가 들어 열이 나고 땀은 나지 않는데[無汗] 천식[喘]이 나타났다. 한 소아과에서 입원 치료를 한 달여 받았으나 호전되지 않았으며, 폐 양쪽에서 전체적으로 습성 수포음이 나타나면서 고열이 다시 나타났다. 양의 치료를 받았으나 병세는 점점 더 악화되었고, 결국 병원에서는 보호자에게 환자의 위급 상황 통지서를 발급하였다.

2000년 6월, 마지막 방법으로 밤 11시가 넘어 부모가 아이를 안고 우리 집으로 찾아왔다. 당시 아기의 입술 색은 검붉고[紫紺] 심박 수는 분당 220회였으며, 호흡은 110회였다. 비록 내가 5년간 중의와 양의를 결합한 소아과 입원 병동에 있었지만, 당시 아기의 병세는 매우 위중한 데다 응급 시설이나 산소 호흡기도 없었기 때문에 치료할 엄두가 나지 않았다. 그러나 가족이 모두 애원하는 바람에 결국 처방을 내릴 수밖에 없었고, 삼요탕三拗湯에 정력대조사폐탕葶藶大棗瀉肺湯을 더해 처방했다.

그런데, 이튿날 새벽 1시가 넘어서 아기의 부모가 전화를 했다. 열은 거의 내렸는데 아기가 '혼수상태'라는 것이다. 이미 열 시간도 넘게 잤는데, 깨워도 도무지 일어나지 않고 젖을 물려도 빨지 않는다고 했다. 그래서 당장 집으로 찾아가 환자를 관찰했다.

환자의 몸에서 땀이 나고[出汗] 차가웠다. 동공 반사는 정상이었으며, 맥상은 약간 현삭[略弦數]하여, 초진 때의 삭질현삽數疾弦澀한 맥보다는 훨씬 좋아졌다. 그리하여, 보호자에게 약간의 미음을 준비해 깨어나면 먹이도록 당부했다.

새벽 4~5시쯤 환자는 깨어났다. 이른바 소양의 기운[少陽之氣]이란 '일양이 갓 생겨남[一陽初生]'을 뜻하므로, 양이 음에서 나오면 깨어나는 법이고, 소양의 왕시旺時는 인시에서 진시가 되기 전까지[寅至辰上]이다. 인시寅時에 소양경少陽經의 기가 충만하므로 환자는 새벽 네댓 시에 깨어난 것이다. 당시 환자에게 왜 다른 처치를 안 해도 되었을까? 바로 맥진에 근거해, 질병 예후의 생사를 판단할 수 있기 때문이다. 맥이 안정되어[靜] 있는지 여부는 환자의 예후를 판단하는 관건이 되므로, 의사가 반드시 관찰해야 하며 소아과에서 특히 중요하다.

장중경이나 오우가吳又可, 엽천사葉天士 등이 발열성 질병을 언급할 때, 어떤 질병은 춥고 떨리다가 격렬하게 나는 땀[戰汗]으로 풀 수 있다고 하였다. 습온濕溫이나 소양少陽의 음사가 울체되어 생긴 열[飮邪鬱熱] 혹은 울화鬱火 또한 전한戰汗으로 풀릴 수 있다. 이러한 질병에 걸린 환자들은 복약 후, 전신이 추워지면서 몸을 몹시 떨다가[寒戰] 바로 고열이 나면서 몸이 불타는 숯처럼 뜨거워진다. 체온은 종종 40도를 넘는데, 전신에서 땀이 나면서 몸이 식고 잠이 든다. 이것은 환자가 반드시 허해서 (양기가) 빠져나가는[虛脫] 것이 아니라, 병이 낫고 있다는 증거일 때가 많다. 물론 꼭 그렇지 않은 경우도 있기는 하다. 전한으로 풀리는 것은 덜덜 떨면서 고열이 나다가 땀이 나는, 요즘의 링거 부작용과 유사하다.

환자가 땀이 난 후, 어떻게 그 예후를 판단할 수 있을까? 역대 의가醫家들은 모두 반드시 환자의 맥상에 근거해야 한다고 언급한다. 맥이 안정되면[靜] 치유될 것이고, 그렇지 않으면 반드시 재발한다. 맥이 안정되었다는 것은, 맥이 빠르지[數] 않고 손가락을 튕기는[彈指] 듯하지도 않음을 뜻한다. 맥이 탄지彈指하다는 것은 맥박이 뛸 때 손가락 아래 태기성抬起性 박동과 같은 충격이 느껴지는 것을 가리킨다.

맥이 안정되면[脈靜] 맥이 탄지彈指하지 않으며, 심지어 약간 약할 수도 있다. 지속적 고열 환자의 발열이 갑자기 내렸을 때 땀이 난 뒤 몸이 식고[汗出身涼] 누워 자려고만 할 때, 이것이 치유를 의미하는지 아니면 양기가 빠져나가려는지[陽氣欲脫]는 반드시 맥진으로 감별해야 한다. 맥이 안정되어 약간 가늘고 약하면[細弱] 병이 나을 조짐이다. 만약 맥이 삭질數疾하고 심지어 약간 탄지彈指하다면 양기가 빠져나가려는[陽氣欲脫] 것이다.

위에 언급한 신생아 고열 천식 환자는 땀이 나고 열이 내린 뒤 호흡이 평온해진 다음에도 잠든 혼수상태가 계속되었지만, 맥이 약간 현삭弦數하면서도 안정돼 아무런 처치도 하지 않았다. 이것은 정기와 사기가 같이 물러나서[正邪同退] 병이 나을 조짐이다. 이 환자의 전체적 경과를 살펴보면, 이미 한 달 넘게 고열이 계속 되었고 종종 링거를 맞고 밤새도록 울며 보챘다. 일단 한기가 나가고 열이 내리고 호흡이 편안해지자, 그동안 많은 정기가 소진된 탓에 극도의 피로가 몰려온 것이다. '몸이 식고 눕고 싶은' 정도가 '잠든 혼수상태'로 나타나는 것도 이상하지 않다.

고대 문헌에서 언급하는 '전한으로 풀리는[戰汗解]' 현상은 정기와 사기의 손실이 모두 매우 심한 것으로, 사기가 물러나고 정기가 허해지거나[邪退正虛] 기음이 모두 허해지거나[氣陰兩虛], 기진이 부족해진다[氣津不足]. 이것은 병이 치유되거나 몸이 완전히 회복되기 전에 나타나는 일반적인 증상으로, 이후 적절한 음식으로 조리하면 된다. 반면에 맥이 삭질數疾하거나 약간 탄지彈指하거나 이들이 모두 나타난다면, 아직 사기가 대부분 남았으나 정기가 이미 손상된 것이니 보약을 써야 한다. 대체로 온보약溫補藥을 쓰거나 생맥산生脈散을 쓰는데, 이런 상황은 소아과의 발열성 질병에서도 자주 나타난다.

맥진은 질병의 성질을 판단하는 주요한 근거가 된다

1) 질병의 구체적인 병인病因, 병기病機와 병소病所를 판단한다: 맥상으로 질병을 확진한다는 것은 맥상을 통해 질병의 병인, 병기와 병소를 살펴 이들의 종합적 성질과 추세를 판단한다는 것이다.

① 병인病因에 대한 판단: 예를 들어 부맥浮脈은 병이 표表에 있다는 근거이면서 또한 풍사가 있음을 의미하는 맥상[主風]으로서 외부 풍사[外風]의 침입으로 인한 표의 풍[表風]을 의미한다. 부맥浮脈의 병인은 풍사風邪이고, 긴맥緊脈은 한사寒邪이며, 삭맥數脈이나 활맥滑脈은 열이 위주[主熱]가 되지만 활맥滑脈은 담을 동반하기도[主痰] 한다. 이것은 맥상을 통해 병인을 판단하는 실례이다.

임상적으로 병인의 담痰과 음飮은 구분이 어려운데, 특히 담 혹은 음, 혹은 담음痰飮으로 인한 소아 천식의 병인은 구분이 어렵다. 소아 천식은 기침 소리가 긴박緊迫하고 심하면 구역질을 하기도 한다. 설태는 두껍고 끈적이며[厚膩], 목구멍에서는 가래 끓는 소리가 나며, 심하면 눕기도 힘들고, 누우면 기침이 심해지며 안거나 세우면 기침과 천식이 모두 줄어든다. 이러한 증상은 담으로 인한 것일까, 아니면 음으로 인한 것일까? 이 둘은 감별이 매우 힘든데, 바로 맥상에 의해 구분된다. 음사飮邪로 인한 천식은 90퍼센트가 삽맥澁脈이며, 담은 거의 80퍼센트가 활맥滑脈을 보이기 때문이다.

『상한론』198조를 통해, 맥상으로 병인을 감별하는 방법을 살펴보자.

양명병인데 맥이 느리고, 배불리 먹기가 힘들다. 배가 불러오면 약간 답답하고 초조하며 머리가 어지럽다. 반드시 소변이 힘든데, 이것은 곡달이 생길 조짐이다. 비록 하법을 써도 부른 배가 처지지 않는다. 이것은 맥이 느리기 때문이다[陽明病, 脈遲, 食難用飽, 飽則微煩頭眩, 必小便難, 此欲作穀疸, 雖下之, 腹滿如故, 所以然者, 脈遲故也].

일반적으로 양명병陽明病은 대부분 열증熱證과 조증燥證이다. 열증의 주요한 맥상은 삭맥數脈 혹은 홍맥洪脈이나, 이 조문에서는 '양명병인데 맥이 느리다[陽明病, 脈遲]'고 하면서, 병인을 판단하는 주요한 증거로 '맥이 느림[脈遲]'를 거론하고 '맥이 느리기 때문이다[脈遲故也]'라고 썼다. 이유가 뭘까? 대승기탕증大承氣湯證은 양명의 장부가 실하여[陽明腑實] 열사가 속에 심하게 뭉치고[邪熱內結], 기의 흐름이 뭉쳐[氣機結] 움직이기 힘들다. 그뿐만 아니라, 마른 변[燥屎]이 심하게 막혀 있어 기혈의 흐름이 원활하지 못하므로 맥이 느리다[脈遲]. 이러한 지맥遲脈은 반드시 힘이 있다. 그 밖에, 식적食積이나 수화가 서로 뭉친[水火交結] 대함흉탕증大陷胸湯證 또한 기의 흐름이 속에 뭉쳐[氣機內結] 지맥遲脈이 나타나기도 한다. '결흉증'이 나타나는 과정에서 맥이 "동삭하다 느려짐[動數變遲](『상한론』제137조)"은 기결氣結을 의미한다.

『상한론』제198조의 "식난용포食難用飽, 포즉미번두현飽則微煩頭眩"은 환자가 음식을 먹고 싶어 하지만 배불리 먹을 수 없는 상황을 표현한다. 만약 배불리 먹으면 바로 머리가 어지럽고 마음이 불안 초조해지기 때문이다. 실제로 주변에서 이런 사람들을 볼 수 있다. 밥을 배불리 먹고 나면 졸음이 쏟아지고, 사람이 무력해지는 경우가 이에 해당한다.

"필소변난必小便難"의 '필必' 자는 다른 '필必' 자와 좀 다르다. 보편적으로 소변이 힘든 증상[小便難]을 보인다는 의미로서, '소변난小便難'은 소변불리小便不利와 동일하지는 않다. 장중경은 아주 엄격하게 언어를 구사한다. '소변난'이란, 소변을 보고 싶어 화장실로 달려가지만 바로 소변이 나오는 것이 아니라 좀 기다려야 나온다는 의미다. 또한 어떤 때는 일단 소변을 보았으나, 잔뇨감이 있어 좀 기다려도 소변이 나오지 않다가, 다시 좀 더 지난 다음에야 약간 더 나오기도 한다. 소변 중간에 끊어짐이 있으며, 몇 번에 나눠 소변을 보는 경우로서 이러한 소변난은 소변이 시원하지 않다[小便不暢]라고 말하기도 한다. '소변난'은 소변불창小便不暢의 일종이며 소변이 없거나[小便無] 소변이 막힌[小便閉] 것이 아니다.

이 조문의 "차욕작곡달此欲作穀疸, 수하지雖下之, 복만여고腹滿如故"는 어떻게 해석해야 할까? 곡달穀疸은 중의의 병명으로, 수습이나 음식물[水穀濕邪]의 울체鬱滯로 인한 황달黃疸을 말한다. '이것은 곡달이 생길 조짐이다[此欲作穀疸]'라고 하는 것은 보통 소변이 잘 안 나와 황달이 생기기 때문이며, 소변이 잘 나오면 황달이 생기지 않는다. 따라서 '이것은 곡달이 생길 조짐이다'라는 말은 보통 환자 체내에 식체食滯나 습이 울체되었음[濕鬱]을 암시하며 이 말에서 '배불리 먹기가 힘들고, 배가 불러오면 약간 답답 초조하며 머리가 어지럽다[食難用飽, 飽則微煩頭眩]'는 증상의 병인이 식체임을 짐작할 수 있다. 양명陽明 위장胃腸에 이미 음식이 쌓여 있으니, 배불리 먹으면 당연히 식체가 더 심해져 불편해지기 마련이다.

황달은 대부분 습사와 같은 병인으로 인한 것이나, '이것은 곡달이 생길 조짐이다[此欲作穀疸]'라는 것의 병인과 병기는 아직 확실하지 않다. 그리하여 장중경은 "비록 하법을 써도 부른 배가 처지지 않는다. 이것은 맥이 느리기 때문이다[雖下之, 腹滿如故, 所以然者, 脈遲故也]"라고 말했다. 이 말을 어떻게 이해해야 할까? 장중경은 보통 하법으로 묵은 식체[宿食]를 치료했다. 승기탕承氣湯이 그 예이다. 병이 치유된 뒤 과로로 인해 재발하면[勞復] 지실치자시탕枳實梔子豉湯을 쓰며, 묵은 식체[宿食]가 함께 있으면 대황을 더한다. 그러나 제198조의 병증은 '비록 하법을 써도 부른 배가 처지지 않는다[雖下之, 腹滿如故]'하였으니, 환자가 이전에 배가 부른[腹滿] 증상이 더 있었음을 알 수 있다. '복만여고腹滿如故'라는 것은 사약瀉藥을 복용했지만 여전히 원래대로 배가 부른 것으로서, 실제로는 사약을 복용한 다음 증상이 다소 줄었다가 이삼 일째 다시 원래대로 돌아왔음을 뜻한다.

장중경은 왜 '그 원인'을 해석할 때 '맥이 느리기 때문이다[脈遲故也]'라고 했을까? 장중경은 여기에서 이 병의 병인은 습사와 음식으로서, 이들로 인해 위장胃腸과 중초中焦의 기기가 막힌 것이니 공법攻法을 쓸 경우 단시간에 효과를 볼 수 없음을 상기시켰다. 왜냐하면 이것은 습사가 기기를 막아서[濕邪阻滯氣機] 생긴 복만腹滿으로서 승기탕으로 공하攻下하는 것은 전혀 도움이 되지 않기 때문이다. 승기탕은 열로 뭉친 것[熱結]을 공하하지, 습체濕滯를 내릴 수는 없다. 이러한 습체는 기기에 심각한 영향을 줄 정도이므로, 위장의 통강通降에 영향을 미쳐 비기脾氣가 움직이지 못한다. 그렇지 않고는 (비장은 복부를 주관하므로[脾主大腹]) 복만腹滿과 같은 증상이 나타날 수 없으며, 하법을 쓴 후에 '여전히 배가 부름[腹滿如故]' 수도 없고 '배부르면 약간 답답 초조하며 머리가 어지러움[飽則微煩頭眩]'과 같은 증상도 있을 수 없다.

임상적으로 비脾는 주로 청양을 끌어올리므로[主升淸陽], 식食이나 습濕이 비위脾胃의 기기를 막으면 청양淸陽이 중초에서 상승하는 통로가 막혀, 청양이 뇌신腦神에 양분을 공급할 수 없어 머리가 어질해진다[頭眩]. 따라서 환자는 식후에 원래의 식체에 습사와 결합하여 중초의 기기가 더욱 막혀 생긴 울열로 인해 '약간 답답 초조해진다[微煩]'. 또한 청양이 상승할[淸陽上升] 길이 막혀 '머리가 어지럽거나[頭眩]' 증상이 심해진다. 그래서 '배부르면 약간 답답 초조하며 머리가 어지러움[飽則微煩頭眩]'이 심해지고 졸음이 온다. 이때 공하법攻下法을 쓰면, 청양을 손상시켜 기가 더욱 오르지 못한다.

이러한 분석을 통해, 위의 '지맥遲脈'은 본 증의 병인과 병기는 습사가 기의 흐름을 막은[濕邪阻滯氣機] 것으로 그 막힌 정도가 심함을 뜻한다. 따라서 치료 시 비장의 운화를 도와 울체를 풀고[運脾化滯], 기의 흐름을 다스리며[理氣], 청양을 올리고[升淸陽], 위의 탁기를 내려야[降胃濁] 한다. 증후가 허虛한 편이면 이동원李東垣의 보중익기탕補中益氣湯을 쓸 수 있으며, 실實한 편이어서 복만腹滿이 심하면 향사평위산香砂平胃散으로 주로 비장의 운화를 도와 습을 풀고[運脾化濕] 택사澤瀉나 저령豬苓을 더해 수습을 내리고[利水濕], 신곡神曲이나 산사山楂를 더해 식체를 풀며[化食滯], 다시 하경荷梗이나 만형자蔓荊子 등을 더해 청양을 끌어올린다. 위의 분석을 통해 장중경이 '맥이 느림[脈遲]'이라는 증상을 통해 이 병의 주요 원인이 습체濕滯임을 밝히려 함을 알 수 있다.

상술한 예는 장중경이 맥상을 통해 병인을 판단한 것으로 임상적 사실과 부합한다.

② 병기病機에 대한 판단: 임상적으로 모든 질병은 복잡하게 변화하는데, 이러한 현상의 주요한 원인은 병기가 다양하게 변화하여 각종의 증후證候로 나타나기 때문이다.

질병 변화의 흐름을 따라가기 위해서 반드시 일정 시간을 두고 각 환자들의 '맥과 증후를 관찰해야[觀其脈證]', 비로소 제때 '어떤 잘못을 범했는지를 알아서[知犯何逆]' '증후에 따라 치료할 수 있다[隨證治之]'. 왜냐하면 맥상은 병기의 성질과 그 변화를 즉시 반영하기 때문이다. 예를 들면, 환자의 맥이 허하면 그 정기가 이미 허한 것이므로 병기는 허에 속한다. '우측의 관맥關脈만 침沉한' 경우가 있는데, 일반적으로 비위의 기허[脾胃氣虛] 혹은 중초中焦의 양기가 음사에 의해 울체된 병기가 단독 혹은 복합적으로 나타난다. 만약 맥이 가늘다면 음허나 혈허, 혹은 양허의 병기가 존재할 수도 있고, 음陰, 혈血, 양陽, 기氣가 모두 허할 수도 있다. 만약 맥이 침실沉實하다면 속에 실사實邪가 있는 것이며, 부浮하다가 침실해졌다면 사기가 속으로 들어간 것이다. 만약 맥이 상성하허上盛下虛하다면 기기가 위에서 박궐薄厥[4]하는 것으로, 바로 『소문』「맥요정미론脈要精微論」에서 말하는 "상부의 (맥이) 성한 것은 기가 위로 오른 것이다[上盛則氣高]"라는 병기를 의미한다.

또한 『금궤요략』「혈비허로병편血痺虛勞病篇」에서 "무릇 건강한 남

---

4 『소문』「생기통천론生氣通天論」에 이르기를, "양기의 경우, 크게 화를 내면 기가 끊어져 혈이 상부에 뭉쳐 박궐이 나타난다[陽氣者, 大怒則形氣絕, 而血菀于上, 使人薄厥]"고 하였다.

자의 맥이 크면 허로한 것이며, 매우 허한 맥상 또한 허로를 뜻한다[夫
男子平人, 脈大爲勞, 極虛亦爲勞]"라고 하였는데, 이것은 대맥大脈과 허
맥虛脈을 통해 허손虛損을 판단하는 것이다. 이상은 맥상을 통해 병기
를 판단하는 실례이다.

③ 병소에病所 대한 판단: '병소'란 병이 있는 곳(병위病位)과 병이 어
디(경맥經脈, 장부臟腑, 표리表裏 등)에 속하는가를 가리킨다. 예를 들어, 맥
이 뜨면[浮] 대부분 병이 표표表에 있으며, 반면 맥이 가라앉고[沉] 약간
가늘면 양허陽虛 이증裏證에 속한다.

맥상의 삼부에 해당하는 장부臟腑의 분부分部를 결합하여 병소를
판단하면 더욱 확실하다. 예를 들어, (관맥은 침하지 않고) 양쪽 촌부나 오
른쪽 촌부만이 부맥浮脈이라면, 대부분 폐의 표표에 풍(혹은 한, 열, 습을
동반하기도 함)이 있거나 상부上部(머리, 코, 인후, 귀, 입, 치아, 뒷목, 어깨, 상초,
폐 등)에 사기가 있음을 의미한다.

만약 오른쪽 관맥만 왕성하다면 위장에 사기가 실하거나[胃腸邪實]
위장의 기가 막혔거나[胃腸氣滯] 사기가 중초에 막혔음[邪氣壅滯中焦]
를 의미하며, 좌관左關이 현현弦하면서도 삼부에 모두 힘이 있다면 대부
분 간담의 기가 울체됨[肝膽氣鬱]을 뜻한다.

양쪽 척맥이 가라앉고 약한[沉弱] 것은 대부분 신허腎虛이다. 반면,
양쪽 척맥이 뜨고 현하면[浮弦] 대부분 신腎이나 신체 하부에 사기가
실實한 경우(대부분 풍사, 혹은 습열이 뭉친[濕熱結] 것인데 신장결석이나 전립선비
대증 등)거나, 혹은 신腎이나 하반신의 기가 막히고 혈이 뭉쳐 어혈이
된[氣血瘀滯] 경우(신장이나 방광, 혹은 전립선의 종양 등)이다.

병소를 판단할 때 실용적인 맥진의 내용을 살펴보자. 예를 들어 문

헌상 부맥浮脈은 대부분 병소가 상부나 표表에 있으나, 실제 임상적으로는 두 가지 상황이 있다. 첫째, 촌맥寸脈이 부浮하면 보통 표증을 뜻하므로[主表] 폐의 표나 상부에 사기가 있음을 의미한다. 둘째, 육부六部의 맥이 모두 부浮한 것 또한 주표主表하여, 상부上部의 병을 의미한다. 그러나 '상부의 맥으로 상부의 병을 진찰[上候上]'하는 것이 임상적으로 부합할 확률이 더 높으므로, 촌맥이 부하면 일반적으로 감기가 아닌지 의심한다. 대부분 감기를 앓지만, 어떤 경우에는 부비동염이나 두통, 기타 상부의 질환을 동반하기도 한다.

내상內傷으로 인한 잡병雜病에서 육맥六脈이 모두 부浮한 경우는 일반적으로 간풍肝風을 의미한다. 계절의 변화에 따라 발생하는 병증[時病]에서는 태양표증太陽表證 외에도 많은 것을 의미한다. 만약 두 촌맥寸脈이 부浮하다면(오국통吳鞠通은 "양쪽 촌맥만 크다[兩寸獨大]", "오른쪽 촌맥만 크다[右寸獨大]"라고 언급했으나, 임상적으로 꼭 그렇지는 않다), 일반적으로 외감병外感病의 폐의 표증을 의미한다. 그러나 촌맥이 왕성하면 보통 상부의 실질적 병변 즉 뇌의 종양, 전정신경 종양 등을 의미한다. 이른바 "왕성하다[旺]"라고 하는 맥은 첫째, 위치적으로 얕아서 가볍게 누르면 바로 잡힌다. 둘째, 일반적인 부맥浮脈처럼 "들면 남음이 있고, 누르면 부족한[擧之有餘, 按之不足]"것이 아니라, 들면 남음이 있는 데다 중부中部에서 더 힘이 느껴진다. 일반적인 부맥浮脈은 경취輕取할 때 가장 확실히 느껴지고, 중취에서는 뛰는 정도나 힘이 부취浮取보다 좀 떨어지고, 침취沉取에서는 더 떨어져서 그 형태를 "들면 남음이 있고, 누르면 부족하다[擧之有餘, 按之不足]"라고 표현하였다. 상부의 실질적 병변을 판단하는 데 맥진만으로는 모자라기 때문에 다른 임상적 관찰이 같이 따라야 한다. 예를 들어 양의에서 말하는 비인두 암종은 70~80퍼센트 환자들이 코로 흡입한 가래에서 피가 섞여 나온다.

다른 예로, 우관맥右關脈만 가라앉은[沉] 경우도 임상에서 종종 관찰되며, 병소를 판단하는 데 특수한 의의가 있다. 예를 들어, 병소가 비위脾胃에 속하는 허한성虛寒性 십이지장궤양이나 심지어 어떤 위염이나 미란성 위염(중의의 위완통병胃脘痛病에 속함) 또한 우관맥右關脈만 침沉한 맥상이 나타날 수 있다. 실제 우관맥右關脈만 침沉한 맥상은 비脾, 위胃, 장腸의 기능 감퇴 혹은 중초의 정상적 기능이 사기에 억압되어 나타난 결과다. 장중경은『상한론』제131조에서 "병에 결흉이 있고[病有結胸] …… 그 상태가 어떻습니까?[其狀何如]라고 질문하자 대답하기를, 누르면 아프고[按之痛], 촌맥이 뜨고 관맥이 가라앉으면[寸脈浮關脈沉], 결흉증이라고 부른다[名曰結胸也]라고 하였다"고 전한다. 현재 임상에서 관찰되는 촌맥寸脈이 부浮하고, 관맥關脈이 침沉한 맥상은 사람들의 음식 습관에 따른 것으로 파악된다. 대부분 음담습이 중초에 막혔거나[飮痰濕鬱阻中焦] 혹은 중하초中下焦에 수화가 서로 뭉친[水火交結] 경우에 나타난다. 이러한 예는 병변이 존재하는 병소를 확인하는 데 맥진이 유용함을 보여 준다. 맥진이 질병의 병인, 병기, 병소를 파악하는 데 직접적 역할을 하므로, 맥상은 질병의 성질을 판단하는 중요한 근거가 된다.

2) 질병의 기본적 성질을 판단한다: 질병의 성질은 비록 다양하게 변하지만, 주요한 기본적 성질은 양陰, 음陽, 허虛, 실實, 표表, 리裏, 한寒, 열熱이다. 맥상 또한 이러한 질병의 성질을 객관적으로 반영한다.

예를 들어 부맥浮脈은 보통 표증에 나타나고[主表], 침맥沉脈은 보통 이증을 뜻한다[主裏]. 실맥實脈(홍맥洪脈과 활맥滑脈 포함)은 보통 사기가 실實한 기질적 병변을 의미하며, 허맥虛脈(약맥弱脈, 세맥細脈, 미맥微脈, 규맥芤脈 포함)은 보통 정기가 허한 병증을 의미한다. 삭맥數脈은 주로 열증에 나타나고[主熱] 긴맥緊脈은 주로 한증을 뜻한다[主寒]. 부실浮實하거나 부활삭浮滑數한 맥은 양경陽經의 병증을 의미하며, 침세약沉細弱한 맥은 주로 음경陰經의 병증을 의미한다.

3) 질병의 기본 추세와 예후를 판단한다: 질병의 기본적 추세와 예후에 대한 맥상의 반응은 보통 빠르게 나타나서, 맥상의 변화는 일반적으로 질병의 증상이 변화하기 전에 나타난다. 질병의 발생과 변화의 과정에서 맥상을 통해 질병이 발전하는 기본적인 추세와 예후를 파악할 수 있으며, 이것은 의사가 질병의 변화를 파악하는 주요한 수단이 된다.

『상한론』을 예로 들어 보자. 제326조에 이르기를, "궐음 중풍에서 맥이 약간 뜨면 나을 조짐이며, 뜨지 않으면 낫지 않은 것이다[厥陰中風, 脈微浮者, 爲欲愈; 不浮者, 爲未愈]"라고 하였다. 이 조문에서는 맥상을 통해 궐음중풍증厥陰中風證의 예후를 판단한다. 사기가 음경陰經으로 들어가면 대부분 이증裏證에 속해, 맥이 침지세약沉遲細弱하기 마련이다. 궐음중풍의 경우 가라앉았던 맥[沉脈]이 약간 뜨기[浮] 시작했다면, 이것은 정기가 사기를 이겨 양기가 회복되고 사기가 빠져나간 뒤 정기가 표表로 올라와 양기가 분포하는 현상이므로, 병이 나을 조짐이다. 만약 가라앉았던 맥이 일어나지 않는다면, 양기가 아직 회복되지 않은 것으로 음사陰邪가 여전히 속에 있어 나은 것이 아니다. 한편 임상에서 맥상을 통해 예후를 판단할 때 다른 증상과 종합적으로 분석해야 정확한 진단을 내릴 수 있으며 일반적으로 맥상에만 의존해 치유 여부를 판단할 수는 없다. 동시에 주의할 것은, 맥상이 약간 뜬[浮] 것이 아니라 완전히 떠 뿌리가 없는 맥[無根脈]을 보이거나 맥상이 갑자기 뜨면, 대부분 허양虛陽이 빠져나가려는 위중한 병증이니 병이 낫는 것으로 여겨서는 절대 안 된다.

다시 『상한론』 제289조를 살펴보자. "소음중풍少陰中風에서 촌맥은 약하나 척맥이 뜬다면 나을 조짐이다[少陰中風, 脈陽微陰浮者, 為欲愈]"라고 하였다. 소음중풍은 소음에 사기가 침범한 것이다. 소음은 음경陰經으로서, 소음병은 대부분 정기가 부족해서 생긴다. 따라서 소음중풍에서 척맥尺脈은 보통 가라앉아 있다[沉]. 그런데, 촌맥寸脈은 약하나[微] 오히려 척맥尺脈이 뜬다면[浮], 신양腎陽이 회복되는 것이다. 정기가 회복되고 사기가 약해지므로 '나을 것이다[為欲愈]'라고 말한 것이며, 이 또한 맥상을 통해 예후를 판단한 예이다.

질병에 대한 기본적 성질과 추세 및 예후를 판단할 때 맥상을 살피는 것은 매우 중요하다. 맥상을 통해 그것을 판가름할 수 있기 때문이다. 만약 환자가 외감표증外感表證으로 오한발열惡寒發熱하고 이증裏症도 없는데 그 맥상이 오히려 가라앉고 가늘며 약하다면[沉細弱], 이는 풍사가 침범한 부위가 소음의 표表일 가능성이 크다. 이때 이러한 침세약맥沉細弱脈은 결정적 역할을 해서, 오한발열 증상이 있으나 이증裏症이 없다고 해서 삼양표증三陽表證으로 오진하는 누를 막을 수 있다. 동시에 표사表邪를 발산하는 약만 쓰는 것이 아니라, 정기를 돕는 보익약補益藥을 첨가하거나, 심지어 투표약透表藥을 전혀 쓰지 않고 보약補藥을 써서 몸이 <u>스스로</u> 천천히 회복하도록 도와준다. 특히, 오랫동안 병을 앓은 환자가 체질이 허약虛弱하며 침약맥沉弱脈을 보이면, 콧물에 재채기가 있다 하더라도 황기黃芪나 육계를 쓸지언정 함부로 발표약發表藥을 써서는 안 된다.

이상의 내용을 통해, 맥진이 질병의 성질을 판단하는 주요한 근거이며, 중의의 변증 과정에서 주요한 진찰 수단임을 알 수 있다.

2. 맥상은 체질을 이해하는 중요한 수단이다

체질體質을 풀이하면 신체身體의 소질素質, 즉 타고난 몸의 기본적 상태와 성질, 경향성을 일컫는 말이다. 이는 주요하게 신체와 주요 장기의 조직 구조의 견실도堅實度와 크기 등(예: 간장肝臟의 크기, 방광膀胱과 주리腠理의 두께, 근골筋骨의 강도 등) 신체 각 방면 주요 기능의 상태와 경향(예: 간기肝氣가 왕성한 목형인木型人, 신기腎氣가 강한 건강인, 선천적으로 간기가 강하고 비위가 약한 사람[肝强脾弱人]), 체내 생물학적 활성 물질의 양과 비례, 상호 작용 관계의 경향성(예: 다기다혈多氣多血, 다혈소기多血少氣, 음양평조陰陽平調 등)을 포함한다. 다시 말해, 신체의 기본적 상태와 성질의 경향성은 주요하게 위 세 방면에서 결정된다.

임상과 실제 생활을 토대로 살펴보면, 신체의 상태는 비록 강약의 구분이 있을지라도 성질은 각종 다른 경향성을 가질 수 있다. 이러한 사람들은 모두 정상적인 생활을 영위하며 별다른 병변을 보이지 않으므로, 기본적으로 정상인에 속하며 체질상 다른 차이를 보인다. 그 밖에, 임상적으로 어떤 질병(특히 복잡한 난치병이나 만성병)은 치료를 통해 기본적으로 치유(양의의 각종 검사 수치는 이미 정상을 되찾고 기본적인 증상도 사라져 정상 생활을 회복함)되었으나, 여전히 경미한 사기가 장기적으로 체내에 남기도 한다. 이런 경우 중의에서는 체질적인 요인으로 파악하기도 한다.

장기간 임상 실천을 통해 중의에서는 인체가 사기를 받아들여 발병하더라도 발병 후 생긴 질병의 성질이, 사기의 강도나 성질 외에도 대부분 체질의 강약과 그 경향성에 좌우됨을 관찰해 왔다. 동시에 질병이 생긴 후 발전, 변화, 예후는 대부분 후자에 의해 결정되므로, 치료할 때 반드시 체질을 고려해야 한다. 따라서 환자의 체질 상태와 그 경향성을 이해하는 것은 질병을 진단하고 치료하는 데 빠뜨릴 수 없는 중요한 부분이다. 환자의 체질을 이해할 때 생활사, 과거의 병력과 치료에 대한 내용 외에, 맥진 또한 믿을 만한 수단이다.

맥진을 통해 환자의 체질적 경향을 이해하고 쉽게 일어날 수 있는 병증을 예측한 일례를 살펴보자.

1990년대 초반에 나는 장시성江西省에서 선전深圳으로 직장을 옮겼는데, 당시 만난 여섯 명의 회사 사장과 간부들의 맥이 모두 떠 있고 현하고 크면서[浮弦大] 탄지맥彈指脈을 보였다. 이것은 그들이 모두 양기가 왕성한 체질임을 의미했고, 당시 음허한 증상은 없었다. 건강검진상 양성적 지표는 없었으며 개개인의 느낌은 '매우 좋은' 상태여서, 공통적으로 식욕도 좋고, 잠도 잘 자고, 일도 잘하며, 성 기능도 매우 좋고, 몸도 매우 건강하고 혈색도 좋으며, 더위를 많이 타고, 평소 일에 대한 열정도 남다르며 별로 아픈 적이 없어서, 전체적으로 양기가 너무 왕성한 '생리 현상'을 보였다. 이론적으로 이러한 체질의 사람들은 병이 나면 열이 잘 나고, 평소 절제하지 않고 '과로'할 경우 위중한 병증이 돌발적으로 일어나기도 한다. 왜냐하면 부대浮大한 탄지맥彈指脈은 양기가 전혀 비장秘藏되지 못함을 뜻하기 때문이다. 게다가 양기로 일관된 일상생활은 이러한 양이 이미 음의 지배를 받기 힘든 상태까지 이르렀음을 말해 준다. 그럼에도 여전히 과로로 일관한다면 "양기는 과로하면 밖으로 뻗친다[陽氣者, 煩勞則張]"(『소문』「생기통천론生氣通天倫」)"고 했으니, 양기가 계속 항진되어 극한에 달하면 절제를 받지 못해 마지막 남은 양[厥陽]이 위로 올라가 풍風이 되어 심하면 갑자기 사망한다. 선전에 오기 전에 나는 이런 사람들을 두세 명 접한 적이 있었는데, 사전에 아무런 조짐도 없이 갑자기 사망했으며 모두 심뇌혈관 사고였다. 그리하여 선전에서 만난 이들 높으신 분들께 적당히 운동하고 음식을 절제하며 생활의 리듬을 좀 느슨하게 하길 당부했으나, 안타깝게도 그중 자신의 몸이 '아주 좋다'고 자부하던 다섯 명이 2, 3년 사이에 연이어 사망하고 말았다. 그중 두 명은 식사(술은 마시지 않음) 도중 사망했고, 한 명은 장기를 두면서 한참 흥분했을 때 사망했으며, 사전에 어떤 징조도 없었다.

　인류는 자연계의 일부로서 영원히 자연을 존중하고 따라야 한다. 중의의 치료나 양생이나 최후의 목표는 '동태적 균형에 도달하는[以平為期](『소문』「지진요대론至真要大論」)' 것이며, 기혈의 균형 잡힌 조화[平調]와 음양의 균형 잡힌 은밀함[平秘]이 모두 그 속에 포함된다. 물로써 흙을 덮는 것과 같은 득보다 실이 많은 치료 방법은 상책이 아니며, 한시적 방법에 불과하다. 질병을 치료하는 것과 양생養生은 모두 신체 정기의 흐름을 따라 유리한 방향으로 인도해야[因勢利導]하며 치우친 것을 보완하여 틀린 것을 바로 잡아야[補偏救弊] 한다. 이른바 '흐름[勢]'와 '치우침[偏]'에는 체질의 편향성도 포함되며, 의사는 반드시 그것을 살펴야 한다. 이러한 체질적 경향은 맥상을 통해 반영되기도 한다.

상술한 예의 경우 체질만의 문제는 아니며, 심지어 숨어 있는 질병의 문제까지도 아우른다. 다시 말해 불행하게 생을 마감한 위의 일고여덟 명은 맥이 떠 있고 현하고 크며[浮弦大] 탄지彈指할 때 이미 병에 걸린 것이었다. 단지 은닉성隱匿性 심뇌혈관 질환자여서 검사로는 발견이 어려웠고 병세가 어느 정도 발전한 뒤에 갑자기 발작했을 뿐이다. 그렇다면, 맥상으로 은닉성 질병을 발견할 수 있을까? 이에 관해 나는 증거 자료와 경험이 부족해 결론을 내릴 수는 없고, 향후의 관찰과 통계를 기대할 수밖에 없다.

3. 중의사는 반드시 맥진에 정통해야 한다

중의계의 맥진 수준 현황

중의대생의 경우 수업 시간의 제약으로 인해 맥진 이론을 제대로 배우지 못해 맥진에 대한 이해가 부족한 현실이다. 또한 졸업 후에도 체계적으로 맥학을 공부할 수 있는 기회가 별로 없어서, 기존의 맥진에 대한 지식과 기술로써 임상의 요구를 만족시키기가 힘들다.

제도권 교육에서는 맥진 실습 시간이 너무 짧으며, 실습 기간 중에 맥학에 조예가 깊은 교수님을 만나기도 어렵다. 그리고 일단 학교를 떠나면 맥학을 체계적으로 배울 수 있는 기회는 더 찾기 힘들다. 그래서 이미 임상 경력이 10년이 되었다 해도, 맥진 수준은 여전히 실습 당시 수준에 머물러 있을 가능성이 높다.

도제 교육을 받은 중의 전문 인력의 경우, 맥진 수준이 낮은 선생님께 수업을 받았다면 이후에 선생님의 수준을 넘어서기는 힘들다. 설령 맥진 수준이 높은 선생님에게 수업을 받았더라도, 체계적인 맥학 지식을 습득하기란 결코 쉬운 일이 아니다.

전통적 중의 맥학 연구는 최근 활성화되고 있으며, 몇 년 전 리스마오李士懋, 티엔수샤오田淑霄의 『맥학심오脈學心悟』와 쉬디화徐迪華의 『중화맥진의 심오한 비밀[中華脈診的奧秘]』이 출판되었다. 그러나 전체적으로 볼 때, 역대 맥학 문헌 정리가 체계적으로 이뤄지지 않고 있으며, 임상의 실용 가치를 크게 높이지 못하고 있어, 중의 전문가들이 맥진을 자습하여 수준을 향상시키는 데는 어려움이 있다.

맥학의 이론 학습과 실제 조작은 별개의 문제다. 기초부터 확실하게 맥진을 터득하는 것은 결코 쉽지 않다. 또한 맥진은 중의 임상의 중요한 기술로서, 책을 봤다고 해서 바로 할 수 있는 것이 아니다. 이는 실천을 통해 다져지는 것으로, 반복적 훈련을 통해 세심한 감각을 익혀야만 한다. 최소 3~6개월 동안 규범화된 엄격한 훈련 없이는 촌구맥을 진맥하는 수준에 이르기는 어렵다. 진맥도 못하는 중의사는 번번이 오진하거나 중요한 진찰을 빠뜨릴 수밖에 없으며, 진료 수준도 향상될 수 없고 중의사가 될 자격조차 없다. 맥진 기술은 여전히 구전과 반복적 훈련에 의해 전승될 수밖에 없는데, 표준화된 '맥상기'를 발명하지 않는 이상 이러한 중의의 실용적 기술이 잊혀지고 말 것이다. 설령 실용적인 '맥상기'를 발명한다고 해도, 많은 부분에서 사람이 직접 검사하고 교정하고 분석하여 발전할 수 있도록 해야 한다. 중의 전문가, 특히 임상 의사가 일단 이런 기술을 익히고 나면 진료 수준이 크게 향상되어 오진율도 줄어든다.

잘 배운 맥진은 평생 유용하다

중의 임상가는 반드시 맥진에 정통해야 한다. 왜냐하면 맥진에 대단한 임상적 진단 의의가 있기 때문이다. 맥진에 정통하지 못하면, 오진 환자가 많아 치료 효과가 별로 좋지 않다. 자신의 진료 수준을 향상시키고 치료 효과를 높이며 이미 배운 중의학적 지식을 꿰고 싶다면, 맥진을 잘 배우는 것만큼은 빼놓을 수 없다. 특히 현대적 검사 수단을 안 쓰거나 중의사들이 이러한 수단을 사용하는 것을 제한하는 곳, 예를 들면 홍콩, 중의사들은 맥진을 잘 배우지 않으면 얼마나 힘든지 모른다. 왜냐하면 홍콩 중의사들은 '순수한 중의'적 방법으로만 진료하기 때문이다.

내가 2006년 '선전 국제맥진교실深圳國際脈診班'에서 강의할 때 그중 40퍼센트가 홍콩에서 온 의사들이었는데, 그들은 모두 휴진하고 자비를 들여 수업을 들으러 왔다. 맥진을 잘 배우고 나면, 의사의 진료 수준이 최소한 두세 배는 향상되며 치료 효과도 두세 배 오르는 것은 문제없다. 심지어 치유율도 두 배로 증가한다. 믿기 어렵다면 나는 직접 해보라고 권한다. 맥진을 잘 배우고 나면 비교할 수 있다. 맥진을 잘 배우면 평생 유용하게 쓴다. 반대로 맥진을 잘 배우지 않으면, 평생 짐이 될 것이고 환자가 더 큰 피해를 입을 것이며 다른 길은 없다.

요즘은 중의의 효과가 좋지 못하면 스테로이드제를 좀 써서 어떻게 위기를 모면하거나, 진단이 힘들면 엑스선 촬영이나 컴퓨터 단층촬영을 권유할 수도 있다. 그런데, 우리에게 이러한 현대적 수단이 없다면, 아마도 많은 사람들은 중의의 대오에서 살아남기 힘들 것이다. 중의사가 모두 그 치료 효과를 향상시킨다면, 미국이나 영국의 병원이 길 건너에 개원하여도 환자의 발길을 반드시 돌려놓을 수 있을 것이다. 지금은 실력을 쌓는 것이 규모를 늘리는 것보다 더 어렵다. 실력 있는 의사는 입소문이 나서 사람들의 마음속에 깊이 새겨진다. 그렇게 입소문이 나려면 반드시 치료 효과가 좋아야 하며, 약의 품질, 탕제 방법 등 의료 서비스의 어떤 부분도 놓쳐서는 안 되며, 특히 맥진이 정확해야 한다.

제3강

맥증진가脈症眞假와 맥증종사脈症從捨

　　'맥과 증상의 참과 거짓을 논하는 것[脈症眞假]'과 '맥과 증상 중 어느 것을 선택할 것인가[脈症從捨]'의 문제는 치료 방법이나 환자의 존망과 관련하여 중의학계에서 늘 시비가 엇갈려 왔으므로, 반드시 거론하고 넘어가야 한다. '맥증진가脈症眞假'와 '맥증종사脈症從捨'라는 단어 자체의 오류와 함께 이러한 단어 혹은 관련 이론이 중의학에 가져온 문제점과 더불어, 특히 '맥증종사'는 우리가 맥진의 가치를 정확하게 이해하고 있는지와 연관되므로, 이 문제를 따로 언급하고자 한다.

1. '맥증진가'와 '맥증종사'란 무엇인가

　　현 중의약대학 교재에서 언급하는 '맥과 증상의 참과 거짓을 논하는 것[脈症眞假]'은 질병 현상, 즉 맥과 증症(환자가 느끼는 증상과 의사가 환자에게서 발견한 징후[體征]를 통틀어 말함)의 진가眞假를 가리킨다. 그러면 가증假症, 가맥假脈이란 무엇일까? 교재에서는 병증의 본질적 속성과 상반되는 증症과 맥을 가증과 가맥으로 보는 경향이 있다.

예를 들어, 허증虛證에 뜨면서 큰 맥[浮大脈]이 나타났다면, 부맥浮脈은 보통 표증을 뜻하며[主表證], 대맥大脈은 정기가 충만함[正氣充盛]을 의미하므로, 이러한 부대맥상浮大脈象 본연의 임상적 의의(속성)와 질병의 본질적 속성이 상반된다. 왜냐하면 이러한 병증은 표증도 아니고 이실증裏實證도 아니며, 이허증裏虛證이기 때문이다. 이러한 관점에서 볼 때, 이허증의 진단 분석과 판단에서 반드시 '부대맥浮大脈'과 그 진단 의의를 버리고 병증의 속성과 부합하는 증상과 징후를 따라야만 정확한 진단을 내릴 수 있다는 것이다. 이러한 관점은 정확한 듯 보이지만, 사실 틀렸다. 일단 앞에 언급한 '부대맥浮大脈'은 질병의 본질과 비교해 보면, '가상假象'이나 가상 요소를 띠는 현상으로 보는 것은 옳다. 그런데 그것을 '가증', '가맥'으로 규정한다면, 개념적으로 다른 질병의 현상과 유사하거나 질병과 무관한 '가증', '가맥' 현상과 쉽게 혼동할 수 있다. 아래에서 살펴보자.

예를 들어 운동을 심하게 한 다음 '삭맥數脈'이 나타난 경우, 이러한 맥상은 병맥病脈의 '삭맥數脈'과 완전히 동일하지만 질병과는 무관하므로 병맥이 아니다. 왜냐하면 좀 쉬면 바로 사라지기 때문이다. 따라서 이러한 삭맥은 가맥假脈으로 볼 수 있다. 또한 귤이나 망고 등을 먹거나 복약 후 나타난 염태染苔는 설태 본연의 색이 아니므로 가증假症이다. 이러한 가맥, 가증은 일단 확실하게 그 원인을 파악한 다음 진단 과정에서 배제할 수 있다. 그러나 질병 과정에서 생긴 '부대맥浮大脈' 현상은 이들 가맥, 가증의 개념과 얼버무려서는 안 되며, 절대 배제할 수 없다.

2. '가증, 가맥'은 객관적으로 존재하는 질병 현상이기에 주관적으로 배제할 수 없다

교재에서 언급하는 가증假症, 가맥假脈은 바로 앞에서 거론하였듯 본질적 속성과 부합하지 않거나 심지어 상반된 증상과 맥을 가리킨다. 맥증에서 상반된 현상이 존재한다고 해서 반드시 취사선택해야만 할까? 나는 안 된다고 본다. 왜냐하면 이들은 질병으로 인해 실제 존재하는 현상이므로, 주관적으로 배제할 수 없기 때문이다.

'맥증진가脈症真假'와 '맥증종사脈症從捨'를 거론할 때마다, 교재나 일부 의가들은 『상한론』 제11조, "환자의 몸에서 심한 열이 나는데도 불구하고 옷을 껴입으려고 하면, 열이 피부에 있고 한사가 골수에 있다"를 언급한다. 이는 진한가열真寒假熱을 가리키며, 이런 심한 열[身大熱]은 일종의 가열상假熱象이라고 본다. 이는 진한真寒의 본질적 속성과 정반대다. 같은 조문에서 장중경은 또 다른 예를 들고 있는데, "몸이 매우 찬데도 불구하고 옷을 입으려 하지 않으면, 한사가 피부에 있고 열이 골수에 있다"라고 하였다. 임상적으로 이러한 병례는 드물다. 그러나 교재에서 자주 언급하는 열궐熱厥의 예는 임상적으로 흔히 나타난다. 열궐의 경우, 몸의 열은 심하나 사지의 말단부가 차다[四肢厥冷]. 사지궐랭四肢厥冷은 소음이나 궐음 허한증虛寒證의 궐역厥逆

과 유사하나, 사실은 열사가 속에서 울체되어[熱邪內鬱] 밖으로 음을 내몰아[格陰] 진열가한真熱假寒이 생긴 것이다. '몸의 심한 열[身大熱]'과 '사지궐랭' 두 증상의 형성 원리를 분석한 다음 이들을 가증이라고 부르고 버린다면, 바로 문제가 생긴다. 무슨 문제일까?

음이 성해 양이 내몰리는[陰盛格陽] 경우나 사역탕증류四逆湯證類에 속하는 병변에서 환자의 체내가 정말 찬데 체표에서는 오히려 심하게 열이 난다면, 질병의 본질적 관점에서 볼 때 체표의 심한 열은 가열假熱이다. 이것은 일리가 있는 말이지만, 증상의 관점에서 볼 때 환자의 체표열이 실제 존재하므로 결코 가열이라고 말할 수 없다. 만져 보면 뜨겁고 체온을 재면 높으므로, 가짜로 나는 열이 아니라 실제 발열이다. 질병의 본질과 상대적으로 진한가열이라고 말하는 것은 약간의 일리는 있으나, 발열이라는 증상에서 볼 때 외부의 열상을 가증이라고 부르는 것은 전혀 논리에 부합하지 않는다. 왜냐하면 이것은 객관적으로 실제 존재하는 증상과 신체의 징후이기 때문이다.

이렇게 문제를 인식한다면, 맥증진가라는 단어에는 개념적인 모호함이 일부 존재한다. 이러한 진한가열의 '몸의 심한 열[身大热]'을 진단 과정에서 배제하여 진단의 분석 종합 과정에 포함하지 않고, 의사의 진단적 결론에도 포함하지 않은 채 '맥증진가'를 '맥증종사'의 문제로 비약한다면, 이것은 정말 황당한 일이 되고 만다. 왜 그럴까?

'가맥, 가증'을 버리고 나면, 진단의 근거가 없어져 치료의 근거 또한 없어진다. 만약 체표의 발열이 없거나, 얼굴에 대양증戴陽證의 붉은 색이 없다면 '외부에 양이 밀려 나왔다[格陽]'는 진단의 근거가 없어진다. '진한가열증真寒假热證'의 병리적 속성은 이裏가 음성양허陰盛

陽虛하여 밖(혹은 위)으로 허양을 밀어내는 것이다[格虛陽]. 이렇게 밖으로 격양하는 병기의 진단은 외부로 나타나는 '발열'과 '두 뺨이 들뜨듯 붉어짐[兩顴浮紅]'의 두 가지 '가증'을 통해 판단한다. 이러한 증후를 판단하는 데 맥이 관건이며, 보통 부대浮大하다. 만약 환자가 음식물을 그대로 설사하고[下利淸穀], 혀의 색이 옅으며[舌質淡], 설태가 엷게 희고[舌苔薄白], 누우려고만 하며[但欲寐] 몸이 이미 극도로 피곤한 상태에서 맥이 부대하다면, 확실하게 '음성격양陰盛格陽' 진단을 내릴 수 있다. 이때 얼굴이 붉지 않고 몸에 심한 열이 없어도, 이러한 진단을 내릴 수 있으며 맥이 관건이 된다. 이른바 '맥증진가'와 '맥증종사' 이론에 의하면, '부대맥浮大脈'과 같은 '가맥'은 버려야 하며 '몸의 심한 열'과 '얼굴의 붉어짐' 같은 두 가지 '가증' 또한 버려야 한다. 그러면 양이 밖으로 내몰리는[格陽] 원리는 성립할 수 없다. 이러한 가상假像을 버리면, 소음허한少陰虛寒으로 진단할 수밖에 없고 양이 밖으로 내몰리는[格陽] 것으로 진단할 수 없으므로 오진을 내릴 수밖에 없으며, 이에 따라 오치誤治할 수밖에 없다.

　음한내성陰寒內盛하면 소음의 양기가 손상되고, 이러한 기초 위에서 양이 밖으로 내몰리는[格陽] 현상이 나타난다. 이것은 소음허한증少陰虛寒證보다 한층 더 발전한 위험한 증후이다. 일단 양기가 밖으로 나오는 증상이 나타나면 생명이 위험해질 수도 있다. 격양格陽이라고 진단하지 않았다면, 생부자生附子를 쓸 이유가 없다. 생부자는 뜨거운 성질로 음을 말리고[峻溫劫陰] 한기를 쫓고 양기를 되돌리는[祛寒回陽] 작용이 있다. 회양回陽이란 부랑아를 집으로 돌아가게 하는 것처럼 양기를 원래의 견고하고 은밀한 상태[固秘]로 되돌려, "음양이 조화를 이뤄 정신이 잘 다스려지게[陰平陽秘, 精神乃治]"유도한다. 이때 양기를 숨기고[潛藏] 음사를 쫓아 회양回陽하려면 반드시 생부자를 써야 한다. 밖으로 격양格陽한다는 진단이 없다면 용골龍骨, 모려牡蠣나 삼용흑석단蔘茸黑錫丹 등의 약으로 양기를 숨길[潛陽] 필요가 없다. 용골, 모려, 흑석은 모두 잠양潛陽할 수 있기 때문이다. 따라서 맥증에서 어떤 것이 '참'이든 '거짓'이든 상관없이, 모두 다른 각도에서 질병의 실제 상황을 반영하며, 변증적 결론을 도출하는 데 빠뜨릴 수 없는 중요한 자료들이다. 맥과 증상이 상반되는 경우 특히 이들을 함께 고려해야 하며, 상반된다고 하여 임의적으로 취하거나 버려서는 안 된다.

3. '가증, 가맥'은 다른 각도에서 질병의 본질을 반영한 것으로, 절대 버릴 수 없다

다시 앞에서 언급한 열궐熱厥의 예를 살펴보자. 사지의 말단부가 차고[四肢厥冷], 몸이 타는 숯처럼[體若燔炭] 가슴과 배가 모두 뜨겁고, 마음이 매우 답답 초조하며[煩躁], 갈증[口渴]이 심하고 찬 것을 마시고 싶어 한다. 설태는 탄 듯 검고[焦黑] 혓바늘이 돋아 있다[起刺]. 소변은 노랗다 못해 붉은 빛을 띠며, 소변을 볼 때 요도가 뜨겁게 느껴진다. 심지어 변비가 심하고 변이 단단하며[大便秘結], 배변 시 항문 주위가 뜨겁게 느껴지는 등 이열裏熱의 증상이 뚜렷하다. 그러나 환자는 동시에 사지의 말단부가 찬[四肢厥冷] 데 무슨 약을 써야 할까? 만약 변비가 심하고 변이 단단하다면[大便秘結] 다량의 승기탕을 써야 한다. 만약 갈증이 심한 데다[口大渴] 맥이 빠르거나[數] 침삭沉數하다면, 다량의 청온패독음淸瘟敗毒飮이나 백호탕白虎湯을 써야 하며 심지어 황련해독탕黃連解毒湯을 쓸 수도 있다. 마치 사지의 말단부가 거꾸로 차가워지는 증상[四肢厥逆]은 고려하지 않은 듯하다. 사지궐역은 가상假象이니 버려도 되는 걸까? 그렇지 않다면, 왜 그럴까?

중의는 간접적으로 병을 진찰하나, 양의는 다량의 물리적 화학적 검사를 통해 인체의 내부로 들어간다. 이렇게 블랙박스를 열어 문제를 인식하는 방법이 틀린 건 아니지만, 의학의 인체 병변에 대한 인식은 영원히 불완전할 수밖에 없다. 우리들은 질병의 주요한 병인, 병기, 병소를 잡아낼 수 있을 뿐이다. 치료 시 우리는 관건이 되는 병소와 병기를 잡아내면 된다. 몸의 모든 변화를 확실하게 분석한다는 것은 불가능하며 또 그럴 필요도 없다. 지나치게 세밀해지면, 거꾸로 더 모호해지고 주요한 병기를 놓치기도 한다. 치료의 중심이 없이 두루 살펴 각종 약을 다 쓰면 주요한 작용이 오히려 삭감되어 효과가 떨어진다.

『소문』의 「지진요대론」에서 "반드시 (질병의) 본질을 제압해야 한다[必伏其所主]"라고 하지 않았는가? 우리는 영원히 임상에서 질병의 주요한 원인과 계기 및 주요한 병변의 장소와 성질만을 발견할 뿐이다. 방금 언급한 예와 같이 심한 열을 동반하는 사지의 말단부가 거꾸로 차가워지는 증상[四肢厥逆]의 경우, 질병의 본질은 열이 매우 심한 것임을 알아차려 속의 열을 내리면[淸裏熱] 자체의 음양이 조화되어 병이 낫는다. 마치 양의에서 수술할 때 칼로 배를 가르지만 환자의 뱃살은 스스로 봉합되는 것처럼, 폐렴에 항생제를 맞으면 세균만 억제될 뿐 염증을 없애지는 못하나 염증은 오히려 인체 스스로 흡수하므로, 염증을 다량 흡수하는 약은 보통 필요하지 않다. 실제로 대자연은 모든 사람들에게 자아 조정과 회복 능력을 부여했기 때문에, 환자의 병이 완치되는 것은 결코 의사의 노력 때문만은 아니며 의사가 그렇게 완벽해지는 것도 불가능하다. 그러므로 우리들은 진단이든 치료든 주요한 것만을 붙잡을 수 있을 뿐이라는 사실을 숙지해야 한다.

한편 진단에서 주요한 것만을 집어낸다고 해서 진찰의 과정에서도 주요한 맥증만 집어내면 될까? 심지어 질병의 상황을 기록하는 과정도 취사선택이 가능할까? '관계가 없는 증상' 즉, '가증, 가맥'은 기록하지 않아도 되는 걸까? 위의 예에 비춰 볼 때, '수족궐역手足厥逆'의 증상과 징후는 버리고 기록하지 않아도 되는 것일까? 절대 안 된다! 왜? 도대체 '주요 병인[主因]', '주요 병기[主機]', '주요 병소[主所]'란 무엇인가? 이것은 모든 맥과 증상 그리고 질병의 변화에 따른 객관적 상황을 분석한 뒤 내린 결론으로서, 망문문절望聞問切의 진찰 과정이 완성되지 않았을 때, 즉 아직 질병의 상태에 대해 전체적인 이해가 부족할 경우 무엇이 가장 중요한 것인지 절대 알 수 없으며, 어떤 맥과 증상이 주요한지 결코 임의로 판단해서는 안 된다. 따라서 환자의 증상과 징후는 반드시 상세하게 객관적으로 기록해야 하며, 의사가 임의적으로 취사선택해서는 안 된다. 보이는 대로 모두 기록해야지, 그러지 않으면 중요한 문제를 빠뜨려 누진漏診이나 오진이 될 수도 있다. 기록한 일부 증상을 당시 해석할 수 없는 것이, 이후에도 해석이 불가능한 것을 의미하지는 않는다. 학문이건 임상이건 실사구시實事求是 정신은 매우 중요하다. 이른바 '가증, 가맥'이 존재하는 경우 반드시 기록하고 분석해야 한다. '가증, 가맥'이 일반적으로 더 심층적인 발병 원리를 담고 있기 때문이다.

4. '가증, 가맥'은 때로 발병發病의 심층적인 병기를 내포한다

앞서 언급한 '손발이 끝부터 차가워지는[手足厥逆]' 증상은 절대 버릴 수 없다. 그 주요한 원인은 심층적인 발병 병기를 내포하기 때문이다. 장중경은 "무릇 궐이란 음기와 양기가 서로 이어지지 못하는 것이다[凡厥者, 陰陽氣不相順接也](『상한론』제336조)"라고 하였다. 장중경은 보통 병기에 대한 판단을 내리지 않으나, 일단 그 판단을 내린 경우 매우 심도 있고 정확하게 문제를 짚어 낸다. '사지궐역' 증상에 대해 "무릇 궐이란 음기와 양기가 서로 이어지지 못하는 것이다"라고 하였는데, 발병 병기를 매우 정확하게 분석한 것이다. 우리가 앞서 언급한 승기탕이나 백호탕이 치료하는 열궐증熱厥證의 병기는 양기가 속에 울체되어[陽氣內鬱] 밖으로 음을 내밀어[格陰] 음기와 양기가 서로 이어지지 않는[陰陽氣不相順接] 것이다.

임상의 병례를 통해 수족궐역手足厥逆이 의미하는 심층적인 발병 원리를 알아보자. 이 예는 내가 2006년에 치료한 소아과 환자로서, 환자는 초진 당시 분출성 구토에 복통과 고열이 있으나 땀은 나지 않으며, 경련을 동반하면서 아버지의 품 안에서 떨고 있었다. 눈을 감고 자는데도 떨림은 계속되었다. 손가락은 약간 궐랭厥冷하고, 맥상은 떠 있고 현하며 잦았다[浮弦數]. 태음풍습표증太陰風濕表證은 당연히 손발이 따듯한데[手足自溫], 이렇게 손가락이 찬 것[寒]을 어떻게 해석해야 할까? 『상한론』제151조에서는 '양이 약간 뭉치면[陽微結]' '손발이 찬[手足冷]' 증상이 나타날 수도 있으며, 소시호탕小柴胡湯을 쓰면 대변을 보고 풀린다[得屎則解]고 했는데 왜 소시호탕을 쓸까? 시호柴胡는 양기를 승발升發, 즉 일양一陽인 소양을 승발함과 동시에 풍사를 없애고 표의 사기를 푼다[祛風解表]. 손끝이 약간 거꾸로 차지는[厥] 경우, 경험이 있는 의사라면 소아 환자가 경궐驚厥을 일으키려 한다는 것을 안다. 바로 양의에서 말하는 열성 경련이다. 환자가 경궐하면 소리를 지르고 상당히 공포스럽다. 심지어 잠깐 의식을 잃기도 하나 바로 깨어난다. 그렇다면, 손끝이 찬 것이 어떻게 열성 경련이 일어날 지표가 되는 걸까? 열기 즉 양기가 속에 울체되어[內鬱] 음기陰氣와 이어지지 못하자[不順接] 음기가 반대로 밖으로 나와 사지의 말단에 머물기 때문이다.

음기와 양기가 서로 이어지지 못하면[陰陽氣不相順接] 쉽게 풍을 일으킨다[動風]. 왜일까? 음기와 양기가 서로 이어지지 못하면[陰陽氣不相順接] 음과 양이 서로 다툴 수[陰陽相爭] 있는데, 이때 환자는 매우 답답하고 열이 나는 듯하다[煩躁]. 음양상쟁陰陽相爭은 한층 더 음양을 어지럽히는데(전형적 증상은 차고 더움이 반복적으로 나타나는 것[厥熱往來]으로, 소아의 시병時病과 잡병에서 손발이 찼다가 갑자기 전신과 손발에 모두 열이 나며, 심지어 하루에도 몇 차례 반복된다), 이때 간풍의 증상이 나타난다. 예로 든 이 소아의 병인은 외풍外風으로 인해 생긴 내풍內風으로서, 그 병기는 외풍이 소양경으로 바로 들어온[直中] 것이다(그래서 구역질[嘔]과 발열이 동시에 나타났다). 한寒(그래서 땀이 안남[無汗])과 풍風이 울체되어 소양의 양기를 막아(그래서 손끝부터 차진다[厥]), 음기와 양기가 서로 이어지지 못하고[陰陽氣不相順接] 음양상쟁陰陽相爭(약하면 한열왕래寒熱往來, 심하면 궐열厥熱이 반복됨)하게 되면, 마침내 궐음(소양과 궐음은 표리 관계)으로 들어가서 음양이 어지럽게 들끓어[陰陽動蕩] 간풍내동肝風內動(즉 경궐驚厥, 사지의 떨림[抽搐])한 것이다. 이것은 외풍으로 인한 내풍, 외감표증外感表證으로 인한 경궐驚厥이 발생하는 주요 원리이다.

이렇게 외풍으로 인해 내풍이 나타나는 원리는 1998년 이후 임상과 이론의 학습을 통해 얻은 수확이다. 이러한 원리를 통해 많은 난치병을 치료할 수 있었다. 그러나 설명을 하자면 비교적 복잡하다. 현재의 교재나 의가들이 일반적으로 깊이 있게 다루지 않기 때문이다. 이러한 원리를 이해하려면 우선 내풍이 무엇인지를 아는 것이 관건이다. 한편 외풍으로 인해 내풍이 나타나는 원리를 알려면 표풍表風이 무엇인지도 알아야 한다. 체표體表의 풍風은, 태양중풍증太陽中風證의 계지탕증桂枝湯證이든 풍열風熱의 은교산증銀翹散證이나 풍한風寒의 마황탕증麻黃湯證이든, 몸 밖의 풍이 환자의 피부 안으로 들어간 것이 결코 아니다. 그럴 가능성은 전혀 없다. 사람의 피부는 외부의 물질이 체내로 들어가는 것을 잘 막고 있기 때문이다. 표풍은 결코 체표의 외풍이 들어간 것이 아니다. 현대 과학의 관점에서든 고대 과학의 관점에서든 그럴 가능성은 전혀 없다. 이른바 표풍이란 장중경의 언어를 빌려 말하면, "사풍이 경락을 침범하여[邪風干忤經絡](『금궤요략金匱要略』「장부경락선후병편臟腑經絡先後病篇」)"영위營衛가 불화不和하고 어지러운[動蕩] 것이라고 하였다. 왜 은교산銀翹散에 형개荊芥를 쓸까? 형개를 빼면 안 될까? 어떤 경우에 빼도 될까? 이와 같은 문제들은, 만약 여러분들이 이런 식으로 문제를 파고든다면 정면으로 해결할 수 있을 것이다.

이풍裏風은 주요하게 기혈의 역란逆亂이다. 예를 들어『소문』「생기통천론」에서 말하는 '기혈이 위에서 박궐하다[氣血薄厥於上]'와 같은 기혈의 역란은 갑자기 여기저기로 움직였다가 또 갑자기 움직이지 않는 것으로 간풍肝風의 일종이다. 기혈이 어지럽게 움직여[動蕩] 생긴 간풍은 상역上逆하여 어지러움이나 두통으로 나타나거나, 하박下迫하여 하리후중下利後重으로 나타날 수도 있다. 더 심한 간풍내동肝風內動은 음양의 교쟁交爭, 진퇴進退, 동탕動蕩으로 인해 생기는데, 발열성 질병 등에서 혼수상태를 유발하는 내풍의 대부분이 이에 해당한다.

표풍表風이 일단 형성되면 이러한 동탕動蕩의 추세는 일정 시간 지속되거나 점차 깊숙이 들어가서, 영위營衛의 조화를 무너뜨리고 기혈氣血의 역란과 음양陰陽의 동탕 등을 유발한다. 이러한 원리를 심도 깊게 이해해야만, 간풍肝風의 성질을 확실하게 파악하여 이로 인한 증후의 각종 임상 현상을 이해할 수 있으며, 더 나아가 풍사에 한이 더해지거나[夾寒] 열이 더해지는[夾熱] 착잡증錯雜證이나 한열착잡증寒熱錯雜證, 음양착잡증陰陽錯雜證의 치료에 응용할 수 있다.

앞에서 언급한 음양착잡이나 궐음풍동厥陰風動으로 인한 여러 지궐증肢厥證을 살펴보면, 지궐肢厥이 궐음병厥陰病에서 흔히 나타나는 증상이고, 궐음풍동 또한 궐음병의 주요한 병인, 병기여서, 이 둘(지궐肢厥과 동풍動風)이 별로 연관성이 없어 보이나, '음기와 양기가 서로 이어지지 못함[陰陽氣不相順接]'에 따라 '음양이 상쟁相爭, 진퇴進退, 동탕動蕩, 화풍化風'의 과정으로 발전하므로 밀접하게 연관된다. 따라서 이를 통해 지궐은 한사가 양기를 손상시키고[寒邪傷陽], 양기가 속에서 울체되고[陽氣內鬱], 담음이 양을 억누르거나[痰飮鬱陽], 수가 양기를 억누르며[水鬱陽氣], 한열착잡 등 증證의 주요한 증상이며, 진단 시에도 배제해서는 안 되는 증상임을 알 수 있다. 설사 '열이 심해짐에 따라 손발이 더욱 차지는[熱深厥深]', 이른바 '진열가한' 증의 지궐증肢厥症이라 하더라도, 진단 시 역시 버릴 수 없다. 이것 또한 앞서 언급했던 각종 지궐 증후의 일종이기 때문이며, '음기와 양기가 서로 이어지지 못하는[陰陽氣不相順接]' 병기의 중요한 근거이자 열궐증熱厥證(사실 심하면 '온몸이 차다[通體皆厥]')의 진단에서 '밖으로 음을 내보내는[格陰]' 병기를 파악하는 주요 근거이기도 하다.

열궐 치료 시, 어떤 때는 음양을 잇는[順接陰陽] 약을 반드시 첨가해야 한다. 예를 들어 양명열陽明熱이 심해지면서 궐厥도 따라 심해지는 증후의 경우, 백호탕이나 승기탕을 쓸 때 오매烏梅나 생지生地를 써서 염음斂陰, 양음養陰하며 산감미酸甘味로 화풍化風을 방지한다. 그뿐만 아니라 오국통은 『온병조변溫病條辨』「하초편下焦篇」에서 "하초의 온병에서, 열이 심해지면 궐이 심해지고, 맥이 가늘고 촉하며, 가슴이 심하게 뛴다[下焦溫病, 熱深厥甚, 脈細促, 心中憺憺大動]"와 같이 열이 심해지면 궐이 심해지고[熱深厥深] 열이 극에 달해 음을 상하게 한다[熱極傷陰]. 따라서 밖으로 음을 내보내[格陰] 풍을 일으키는[動風] 증후를 치료할 때, 자음전음滋陰塡陰하면서 중진重鎭하여 진음眞陰을 되돌리는[歸藏] 삼갑복맥탕三甲復脈湯을 썼다. 사실 하초의 온열이 음을 상하게 한 증후[溫熱傷陰證]에서 '손발이 거꾸로 차가워지는 증상이 심해지는[厥深]' '가증'이 나타날 수도 있고, '맥이 뜨고 현하며 크다[脈浮弦大]'와 같은 양경실증陽經實證의 '가맥'이 나타날 수도 있다. 만약 이러한 상황에서 진단 시 지궐肢厥, 체궐體厥, 부현대맥浮弦大脈과 같은 이른바 '가증, 가맥'을 버린다면 정확한 진단과 치료는 불가능하며, 환자의 갑작스러운 화풍으로 인한 혼절[化風昏厥]도 사전에 예방하지 못하고 '음기와 양기가 서로 이어지지 못함[陰陽氣不相順接]'이 '음양의 분리[陰陽離絕]'로 발전하여, 음양의 상쟁이 '음양이 모두 빠져나감[陰陽

兩脫]'으로 악화되어 돌연사할 수도 있다.

이상을 종합하면, 임상에서 객관적으로 존재하는 이른바 '가맥, 가증'은 절대 버릴 수 없으며 맥과 증상이 상반되는 경우에는 특히 맥과 증상을 서로 참조하여 진단해야 한다. 그 밖에 다른 어떤 특수한 상황이 있는지도 반드시 주의해야 한다.

5. 맥과 증상이 다른 경우, 인체의 생리 혹은 병리적인 특수한 변이일 수도 있다

우리는 상식적으로 세상에 어떤 일도 예외가 없이 완벽한 것은 없다는 사실을 잘 알고 있다. 인체의 변수는 특히 많아서, 정상인의 몸에서도 가끔 질병과 유사한 증상이 나타나거나 병맥 맥상이 보이기도 한다. 우선 생리적 변이로서, 예를 들면 생리적 육양맥六陽脈(맥이 뜨고 큼[脈浮大])과 육음맥六陰脈(맥이 가라앉고 가늘고 약함[脈沉細弱])이 있다. 출생 이래 무슨 병을 앓아도 맥상에 변화가 없이 육부六部의 맥이 항상 동일하다. 이것은 사실 별 게 아니다. 만약 이것을 증상을 버리고 맥을 따라 진단하는[捨症從脈] 예로 간주한다면 잘못이다. 이것은 맥상이 질병의 변화를 반영하지 못하는 특수한 상황이기 때문이다. 특수한 예는 특수하게 처리해야 한다. 어떻게 드물게 나타나는 특수한 병례로부터 보편적으로 적용되는 '맥과 증상 중 어느 것을 취사할 것인가[脈症從舍]'라는 규칙을 도출해 낼 수 있겠는가? 이것은 마치 보편적으로 적용되는 구호나 진단의 명제처럼 되어 버렸다.

육양맥六陽脈은 출생과 함께 맥상이 뜨고[浮] 약간 크나, 일반적으로 손가락을 튕기는 듯한 느낌[彈指]은 없으며, 어떤 질병에 걸리든 이러한 맥상을 보인다. 생리적 변이의 관점에서 반관맥反關脈이나 선천적 무맥증無脈證과 동일한데, 왜 이러한 생리적 변이를 병리적 진단의 관점에서 해석하려 하는가?

한편 어떤 진찰 수단도 모두 부족한 면이 있다. 어떤 경우, 맥상은 질병의 변화를 반영하지 못한다. 맥상에 맹점이 있는 것이지, 결코 맥과 증상 중 어느 것을 취사할 것인가[脈症從舍]의 문제가 아니다. 우리는 어떤 맥상들은 질병의 변화를 반영하지 못함을 확실히 인정해야 한다. 마치 어떤 질병의 경우 특이한 증상들이 나타나지 않는 것과 같다. 양의에서 말하는 무통증 담석증은 임상에서 일정한 비율로 나타나는데, 이러한 사실을 객관적으로 인정해야 하는 것이지, 어떤 환자에게는 '복통이 없는' 증상은 배제한다고 주장해서는 안 된다.

그 밖에도 많은 특수한 예들이 있다. 어떤 자연 과학이든 모두 현상을 통해 그 연구 대상의 본질을 분석한다. 예외는 없다. 실험실에서 원자의 구조를 살펴본 결과, 원자는 분자의 심층적 본질이지만, 실제 원자는 비어 있고 외부의 형상만 존재한다는 것을 발견했다. 그리하여 더욱 작은 미립자(중성자, 양성자)로부터 분자의 본질을 연구하게 되었다. 이러한 본질은 물리적 실험 중 관찰한 현상을 통해 계산하고 분석해 얻은 것이다. 병원에서 찍은 엑스선 사진은 투시를 거친 영상으로, 이 또한 현상이다. 실험실의 화학적 수치도 신체의 대사 물질과 화학 시제의 화학적 반응을 통해 일어난 현상의 결과다. 우리는 이러한 특정한 현상을 통해 질병의 본질을 분석한다. 우리는 반드시 객관적으로 존재하는 현상을 받아들여야 하며, 이들에 대해 마음대로 취사선택할 자격이 없다. 단지 낙후된 과학적 이론이 이러한 현상을 해석하지 못할 뿐이며, 마음대로 취사할 수 있는 객관적 현상이 존재하는 것은 아니다. 그래서 중의는 양의보다 더욱 합리적일 수 있다. 다시 말해, 중의의 체계적인 변증적 사고와 인체를 정체적整體的으로 이해하는 방법은 임상 의사들이 질병 과정에서 일어나는 모든 객관적 현상을 최대한 해석하도록 요구한다. 그러나 양의는 병의 종류에 따라 어떤 방면의 본질에 치중하는 반면, 임상에서 객관적으로 존재하는 많은 현상을 소홀히 한다(적어도 잠시 고려하지 않는다). 이로 인해 양의는 실제 임상에서 필요로 하는 것보다 매우 뒤떨어져 버렸다. 중의와 양의가 모두 더욱 발전해야만 많은 임상적 현상을 해석할 수 있다. 또한 과학 발전사의 각도에서 비춰 볼 때에도 객관적으로 존재하는 현상을 주관적으로 취사선택하는 관점은 적어도 과학의 발전사에 부합하지 않는다.

앞서 언급한 '맥증진가'와 '맥증종사'의 관점에서 볼 때, 맥진의 진단 의의는 매우 큼을 알 수 있다.

제4강

전통 중의 맥진과 관련된 기본 이론

이 책에서는 임상과 관련되는 맥진을 주요하게 다루므로, 이번에는 정상 해부와 생리적 각도에서 설명하는 맥학 관련 이론에 대해 간단하게 언급하겠다. 그 밖에 각종 병맥病脈을 형성하는 병리적 이론에 관해서는 '각론'에서 구체적으로 언급하겠다.

1. 중의 맥상 형성에 관한 이론

맥상의 형성과 장부 경락의 관계

1) 맥상 형성과 연관된 장부: 맥상 형성과 가장 밀접하게 연관된 장부, 기관과 조직은 심장과 맥이다. 맥박의 박동은 심장에서 나오며, 맥

박은 심장의 기능이 구현된 것이다. 일반적 상황에서 맥박의 박동과 심장 박동의 횟수와 리듬은 기본적으로 일치하나 그렇지 않은 경우도 있다. 어떤 경우 맥박이 쉬기도 하며 심하면 맥이 사라지기도[無脈] 하지만, 심장은 여전히 뛴다. 혈액이 심장에서 맥관으로 들어갈 때 맥관은 반드시 확장하게 되며, 그 후 혈관은 자신의 탄력적 수축에 의해 혈액을 앞으로 밀어 나간다. 맥관의 확장과 수축은 기혈이 쉼 없이 운행하는 데 매우 중요한 조건이며, 맥박을 일으키는 주요한 요인이 된다. 따라서 맥관의 확장, 수축 기능의 정상 여부는 맥박에 직접 영향을 주며 상응하는 변화를 일으킨다. 그 밖에 맥상의 형성은 폐肺, 비위脾胃, 신腎과 밀접하게 연관되며, 각 장부에 저장된 물질과 장부의 기능 모두 맥상을 형성하는 기초가 되고, 그 변화는 대부분 여러 맥상의 변화를 유발한다.

2) 맥상 형성과 연관된 경락: 경락經絡과 혈맥血脈은 동일한 조직이 아니나, 양자의 순행 경로상 만나기도 하고 엇갈리기도 한다. 경락에 흐르는 위衛, 기氣, 영營, 혈血은 맥박을 구성하는 중요한 기초이며, 이러한 위, 기, 영, 혈의 많고 적음과 흐름의 상태는 종종 맥상의 변화에 영향을 준다. 모든 경락 중 맥상의 형성과 가장 밀접한 것은 수태음폐경手太陰肺經이다. 촌구 부위 경락은 전신의 혈맥과 연결되는데, 이것은 맥진에서 "촌구만을 취하는[獨取寸口]" 이유 중 하나다. 그 밖에 신체 주요 부위의 맥을 진찰하는 법[遍診法]과 경락의 관계는 매우 밀접하며, 맥진의 역사를 이해하는 사람들은 맥진이 경락학설을 모태로 한다는 것을 익히 알고 있다.

맥상의 형성과 기, 혈, 음, 양, 영, 위, 진, 액, 정의 관계

기氣, 혈血, 음陰, 양陽, 영營, 위衛, 진津, 액液, 정精은 인체를 구성하며 인체의 정상적 생명 활동을 유지하는 기본적 생물 활성 물질로서, 이러한 물질이 모두 맥상의 형성 과정에 참여한다. 맥상의 형성은 이러한 물질의 상태와 기능의 종합적 작용의 결과다.

영위營衛와 경맥經脈의 운행은 밀접한 관계가 있다. 영營은 맥의 내부에서 순행하고, 위衛는 맥의 외부에서 순행하므로, 맥상은 영위의 상태를 반영한다. 또한 경맥에는 기혈이 운행하며, 기혈은 맥관을 채우고 맥관의 박동을 일으키는 주요한 물질이 된다. 양陽과 기氣는 혈맥의 운행을 가능하게 하는 주요한 물질이므로, 맥상은 인체의 기혈 상태를 반영할 수 있다. 음陰은 혈血의 기초로서, 혈관 내부의 혈은 일정 정도 이미 변화된 것이나 음혈은 서로 매우 밀접한 물질이므로 음의 허실을 반영하는 것은 당연하다. 진액津液 또한 경맥의 흐름에 의존하므로, 맥상은 음혈진액陰血津液의 상태를 동시에 반영한다.

한편 신음腎陰, 신양腎陽은 일정 정도 맥상으로 반영되며, 잡병이나 오랜 만성병의 경우 주로 척맥尺脈에 나타난다. 음양의 결합으로 인해 형성되고 보충되는 정精과 원음元陰, 원양元陽을 생성하는 원정元精의 허실 또한 맥상에 반영된다.

맥상의 형성과 병사 성질의 관계

맥상의 형성과 각종 병사病邪 성질의 관계를 살펴보면, 예를 들어 한사가 응결되어 막히면[寒邪凝閉] 많은 조직들은 일종의 긴장 상태가 되고 맥상 또한 긴장도가 올라간다[緊]. 구체적인 내용은 중편中篇의

'각종 맥상의 형성 원리'를 참조하기 바란다.

2. 중의 맥진 부위 및 맥진법 관련 이론

편진법에 관한 이론

편진법遍診法은 삼부구후진법三部九候診法으로도 불린다. 상중하 삼
부와 연관된 동맥動脈을 두루 진찰하여 질병의 상태를 판단하는 진맥
방법이다. 상부는 머리 부위의 동맥을, 중부는 손 부위의 동맥을, 하부
는 발 부위의 동맥을 가리킨다. 상중하 삼부는 다시 각각 천天, 지地,
인人의 삼후三候로 나뉘므로, 삼부구후진법三部九候診法이라 불린다.

왜 편진법을 썼을까? 고대인들은 천측두동맥, 척골동맥, 발등동맥
을 짚으면서 상중하를 천지인에 비유하였다. 국부적 맥상의 변화는 상
응하는 부위, 경락, 장부 병변의 발생 가능성을 암시한다. 후세에 와
서 촌구맥에 대한 연구가 깊어지면서 편진법은 실제 임상에서 점차
멀어졌다. 그러나 이러한 현상이 편진법의 가치가 떨어졌음을 뜻하지
는 않는다. 우리는 촌구맥을 배운 다음, 편진법을 배우거나 결합하여
임상에서의 관찰을 시도할 수 있다. 편진법에는 많은 이론이 내포되
어 있다. 예를 들어, 양기는 상부에서 응천應天하며 하부에서 응지應地
한다는 이론이라든지 많은 이론들이 인간과 자연의 관계를 언급하고
있으나 깊이 연구하려면 매우 복잡한 측면이 없지 않다. 사람이 어떻
게 생성되었는지를 설명하면서, 사람에게 우선 육경六經의 삼음삼양
三陰三陽이 있고 난 다음 인체가 형성되고……, 중의에서 말하는 이른

바 선천팔괘先天八卦와 후천팔괘後天八卦의 개념은 매우 다양하고 깊은 의미를 내포한다. 이후 임상에서 남는 시간이 생길 때 조금씩 연구하여 공유한다면 서로에게 득이 될 것이다. 편진법에 대해서는 연구를 많이 하지 않았고 경험이 부족하기 때문에 이만 생략하겠다.

독취촌구에 관한 이론

독취촌구獨取寸口의 이론은 주요하게 『소문』「오장별론五臟別論」에서 언급한 "촌구의 맥상만으로 어떻게 오장의 병변을 알 수 있습니까[氣口何以獨爲五臟主]"라는 설명에서 비롯되었으며, 『난경難經』에서는 이와 더불어 모든 혈맥이 폐로 모이는[肺朝百脈] 작용을 강조하였다. '독취촌구'의 관점은 수태음폐경手太陰肺經의 맥을 진맥함으로써 전체의 생리적, 병리적 변화를 읽어 낼 수 있다는 이론으로서, 그 근거는 다음과 같다.

첫째, 촌구맥이 수태음폐경의 원혈原穴 부위이자 팔회혈八會穴의 맥회脈會에 있다. 수태음폐경은 중초에서 시작하므로 촌구에서 위기胃氣의 강약을 관찰할 수 있다.

둘째, 장부의 기혈이 모두 백맥을 거쳐 폐로 모이므로[肺朝百脈], 장부의 생리적, 병리적 변화를 촌구 부위 맥상의 변화를 통해 읽어 낼 수 있다.

촌구를 삼부로 나누는 것에 관한 이론

촌구를 삼부로 나누는 방법은 『난경』과 『맥경』 및 후세 맥학 저작에서 많은 변화의 흔적을 살펴볼 수 있다. 일반적으로 왼손의 촌관척 삼부는 각각 심心, 간肝, 신腎과 대응하며, 오른손의 촌관척 삼부는 폐肺, 비脾, 신腎(혹은 명문命門)과 대응한다. 그러나 임상적으로 어떤 경우에는 대응이 가능하나, 그렇지 않은 경우도 많다. 따라서 실례를 통해 분석해야지, 무리하게 억지로 해석해서는 안 된다.

예를 들어, 오른쪽 관부의 안쪽을[右關之裏] 소장과 대응하는 견해도 있다. 오른쪽의 맥관 한 줄을 가지고 내측에서는 소장을 후候하고, 외측에서는 대장을 후候한다. 이것은 이론상으로는 가능할지 모르나, 실제 임상에서 쓸 수 있을까? 나는 대답을 할 수 없다. 그렇게 해본 적이 없기 때문이다. 물론 내가 세심하게 느끼지 못했을 수도 있다. 촌구맥의 관부에서 위와 대장, 소장을 후할 수는 있지만, 나는 한 손가락으로 관맥을 그렇게 세밀하게 분리할 수가 없다. 실제 내가 젊었을 때, 주의 깊게 안팎으로 밀면서 살펴보았으나 그 차이를 발견해 내지는 못했다. 물론 내 감각의 문제일 수도 있다. 나는 환자의 좌맥을 안에서 밖으로, 다시 밖에서 안으로 밀면서 관맥의 내측과 외측을 비교해 보았지만, 특수한 진단 의의를 발견해 내지 못했다. 그리하여 소장이 오른쪽 관부의 안쪽[右關之裏]과 대응하느냐와 같은 문제들을 탐구하는 것을 결국 포기했다. 따라서 나는 이러한 이론에 대해 토론할 자격이 없다.

제5강
━━━━━━━

맥진 조작 규칙

1. 맥진 조작 표준화의 필요성

맥진 조작의 비표준화로 인한 부정적 결과

중의 맥진 조작 과정의 표준화는 맥진 결과의 정확도에 직접적 영향을 미친다. 교재에서는 이에 대해 확실하게 다루고 있지만, 각종 원인으로 인해 학생들이 중시하지 않아 맥진 조작 순서를 확실하게 파악하지 못하고, 결국 진맥이 부정확한 결과를 초래한다. 심지어 평생 진맥을 할 줄 모르는 상황이 보편적으로 존재하는 현실이다.

진맥은 일종의 기술로서, 손끝의 숙련된 진찰 능력이다. 이것은 다른 모든 기술과 마찬가지로 조작 방법과 과정이 필요하다. 이러한 내용을 모른다면 정확한 조작이 불가능하며, 기술을 영원히 터득할 수도 없다. 피아노나 바이올린, 그림을 배울 때 정확한 주법이나 각종 화법을 배우지 않고 수준 높은 연주가나 훌륭한 화가가 되겠다는 것은 망상에 불과하다. 이것은 또한 외과 수술에 필요한 기술과 마찬가지로, 엄격한 순서에 따라 수술을 집도하지 못하고 수술 메스의 방향조차 분간하지 못하면서 수술을 잘하려고 욕심내는 것과 같다.

따라서 맥진 조작의 비표준화로 인한 부정적 결과는 바로 정확한 맥진 기술을 배울 수 없다는 점이다. 맥진은 중의에서 질병을 진단하는 중요한 수단이자 진단의 결론이 성립하는지 여부를 최종적으로 판단하는 기준이 되며, 진가眞假를 판별하고 병인, 병기, 병소를 감별하는 중요한 근거가 된다. 그러므로 맥진을 정확하게 배우지 못하면 변증이 부정확하고, 진단이 틀려 잘못된 치료로 이어진다.

더 어처구니없는 것은, 중의 교육 기관에서 학생들에게 엄격하게 맥진 조작을 훈련하지 않은 결과, 많은 중의사가 중년 이후 맥진을 한답시고 폼만 잡고, 일부는 임상에서 맥진을 실제 경험한 바가 부족한 탓에 거꾸로 맥진에 대해 의심하고 심지어 공개적으로 '맥은 가짜다'라고 주장하는 것이다. '내가 모르는 글자는 글이 아니다'는 식의 '영웅주의'는 반박할 가치조차 없기는 하나, 많은 사람들이 맥진에 정통하지 않아 진료 수준을 높이지 못하고 환자 회복에 지장을 초래하는 것은 문제이다. 그러므로 중의계에서는 반드시 맥진을 중시하여 이러한 상황을 바꿔야만 한다.

나는 생체 공학에 근거한 현대화된 '맥진기'를 개발하는 것 외에도, 맥학 교실이나 맥진 세미나 등이 활성화되어야 하며 우선 '맥진 조작의 표준화 내용'부터 교육해야 한다고 생각한다.

임상 중의사는 반드시 확실한 맥진 조작 습관을 가져야 한다

'맥진'은 중의의 진단 기술 중에서 유일하게 배우기가 힘든 기술이라고 말할 수도 있다. 경험상 중의를 배운 사람이 매일 15명 이상 환자를 성실하게 진맥하면서 시병時病과 위중병危重病을 자주 접함과 동시에, 맥진에 조예가 깊은 선생님께 지도를 받는다면 보통 3~5개월 이내에 맥진의 기본 기술을 배울 수 있다. 그런 다음 장기간 환자를 진료하면서 책의 이론과 결부하여 맥학과 맥진을 체험해 나간다면 보통 누구나 맥진이나 맥학의 고수가 되기 마련이며, 심지어 자신만의 새로운 발견 또한 충분히 가능하다. 그러나 이러한 경지에 오르기 위해 필수불가결한 조건이 하나 있는데, 그것이 바로 맥진 조작의 표준이다.

초학자가 맥진 조작의 표준을 익히든, 이미 배어 버린 부정확한 맥진 방법을 고치든, 처음 며칠 조작의 표준을 열심히 배우고 매번 열심히 반복하다 보면, 어느새 좋은 진맥 습관이 배게 되므로, 사실 그다지 어려운 일은 아니다. 일단 좋은 습관이 생기고 나면, 수십 종의 구체적 맥상을 익히는 시간을 줄일 수 있는 데다 맥진 기술이 숙련되어 진료 수준도 놀랄 정도로 향상된다. 이로 인해 환자에게 큰 도움을 줄 수 있으며, 자신에게도 평생 이익이 된다.

2. 맥진 조작 순서와 규칙

조작을 위한 준비

1) 진맥 전에 안정된 진료실을 선택하고 맥침脈枕을 준비한다.

2) 의사는 반드시 손톱을 깎아서, 진맥 시 환자의 피부를 긁거나 진맥 후 손톱자국이 남지 않도록 주의해야 한다.

3) 진맥하기 전에 의사는 반드시 환자가 안정된 환경에서 잠깐 휴식할 수 있도록 배려해야 한다. 그런 다음 진맥해야 맥상이 원래의 생리 혹은 병리 상태와 더욱 부합한다.

4) 진료실은 조용해야 하며, 가능한 한 1대 1 진찰 방식이 환자의 긴장을 푸는 데 더욱 유리하고 더 확실한 맥상 자료를 얻을 수 있다.

※맥침 제작 시 고려할 사항

① 맥침은 바닥의 패드와 표면의 가죽을 포함한 전체 높이 약 3.5센티미터, 길이 약 15센티미터, 폭 약 8센티미터가 적당하다.

② 부드럽고 탄성이 있어야 하며, 표면은 천이나 가죽이 적합하고 내부 충전물은 목화솜이나 스트레치 면 또는 캐시미어가 적합하다. 천은 정기적으로 세척이 용이하고, 가죽은 얇고 부드러우며 표면이 매끄러운 것이 적합하다. 가죽은 수시로 75퍼센트로 희석한 알코올로 닦아 소독해서 쓴다.

③ 맥침을 눌렀을 때 바닥의 패드와 표면의 가죽을 제외한 높이가 2센티미터를 넘지 않으며 전체 높이 최소 1.5센티미터 이상이면 일반인의 촌구맥을 짚기에 적합하다.

조작 방법

1) 환자의 자세: 진맥 시 환자는 바로 앉거나 누운 자세를 취한다. 몸을 기울이거나 돌려서는 안 되며, 손발과 팔, 몸통과 사지에 긴장을 푼

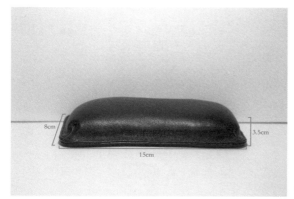

맥침

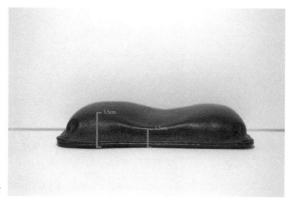

누른 후 맥침 외형 변화

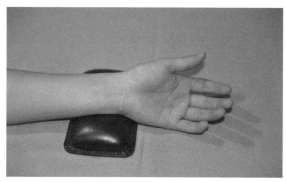

손을 맥침에 올린 상태

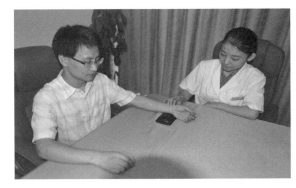

진맥 시 환자의 자세

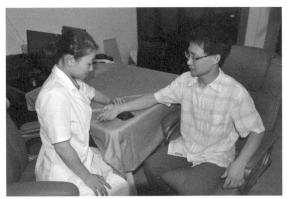

진맥 시 의사의 자세

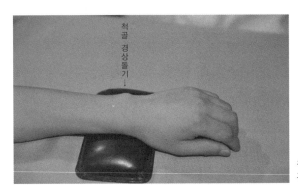

척골 경상돌기로
관부를 정한다.

편안한 상태여야 한다.

2) 의사의 자세: 의사는 환자의 옆에서 진맥한다.

3) 호흡: 의사는 진맥 시 먼저 자신의 호흡을 고르는데, 의사는 호흡을 균일하게 유지하여 심신이 안정되면 자신의 호흡에 근거해 환자의 맥박수를 세기도 한다. 그리고 호흡이 균일해야 집중력이 높아져 맥상을 자세하게 구분할 수 있다. 한편 환자 또한 호흡을 가다듬어야 한다. 특히 정서적으로 불안하거나 말이 많은 환자는 반드시 흥분이 가라앉은 다음 다시 진맥해야 한다. 진맥 시 말을 하지 않는 것이 좋다.

4) 팔의 위치: 환자는 팔을 자연스럽게 앞으로 뻗어, 안쪽으로 약 30도 정도 돌린다. 팔과 손목은 심장과 동일한 높이여야 한다. 손목을 뻗어 손바닥은 자연스럽게 위를 향하도록 하며, 손가락은 자연스럽게 힘을 뺀다. 긴장을 풀고 손목을 가볍게 맥침에 올리면, 촌구 부위가 충분히 드러나고 기혈이 원활하게 흘러 진맥에 유리하다.

5) 의사는 환자와 마주 보고 앉아 왼손으로 환자의 오른쪽 촌구맥을 짚은 다음, 오른손으로 왼쪽 촌구맥을 짚는다.

6) 의사의 지법指法
① 선지選指: 의사는 왼손 혹은 오른손의 식지, 중지, 무명지 세 손가락의 지목指目으로 진맥한다. 지목이란 손톱 맨 끝에서 지복指腹이 시

작되는 중간의 약간 편평한 부위를 가리키며, 손가락에서 촉각이 가장 민감하다. 손가락 끝을 가지런히 하고 동일한 높이로 환자의 촌구맥에 올린다. 세 손가락은 환자 맥관의 길이 방향으로 일직선상에 놓으며, 손가락은 약간 둥글게 오므리는데 환자의 체표와 약 45~60도 각도가 적당하다. 이 각도가 맥박이 박동하는 부위에 지목이 밀착하기에 유리하기 때문이다.

② 포지布指: 진맥 시 먼저 중지로 관부를 잡은 다음, 식지와 무명지를 각각 촌부와 척부에 올린다. 이른바 '중지로 관부를 정한다[中指定關]'는 말은, 사실상 각 환자의 관맥 위치를 최대한 정확하게 잡은 다음, 중지를 관맥 위에 올려 관부를 정한다는 뜻이다.

정확한 관맥의 위치는 척골 경상돌기와 평행하다. 다시 말해, 일반인의 촌구맥에서 요골동맥은 대부분 직선이어서 척골 경상돌기의 꼭짓점에서 촌구맥을 향해 직선으로 다가가면, 이 직선과 촌구맥이 만나는 피부의 교차점이 바로 관맥의 중심이 된다. 따라서 임상에서 관맥의 중심을 찾는 방법에는 '중지를 척골 경상돌기에 댄 다음 손등을 따라가서 관맥을 찾는 방법[中指循手背法]'과 '엄지를 척골 경상돌기에 대어 중지 끝으로 관맥을 정하는 방법[拇指對應三指法]'이 있다.

관맥의 중심을 찾은 다음, 의사가 자신의 중지 지목 중앙을 관맥의 중심에 대면 '중지로 관맥을 정하는[中指定關]' 것이 끝난다. 그다음 같은 손 식지의 지목을 관부 앞(손목 쪽)에 대어 촌부를 정하고, 무명지를 관부 뒤(팔꿈치 쪽)에 대어 척부를 정한다.

식지와 무명지를 댈 때, 세 손가락 사이의 간격과 환자 팔의 길이 및

※중지를 척골 경상돌기에 댄 다음 손등을 따라가서 관맥을 찾는 방법 [中指循手背法]

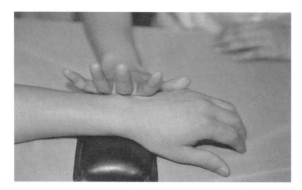

[1]

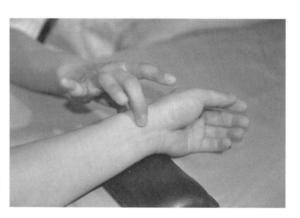

[2]

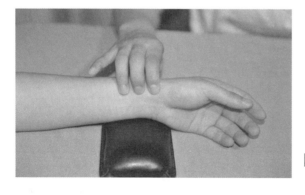

[3]

※엄지를 척골 경상돌기에 대어 중지 끝으로 관맥을 정하는 방법 [拇指對應三指法]

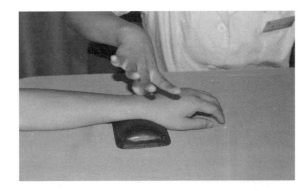

[1]

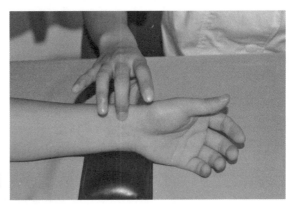

[2]

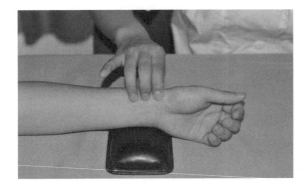

[3]

의사 손가락의 굵기가 서로 상응해야 한다. 환자의 팔이 길거나 의사의 손가락이 가는 편이라면, 손가락 사이가 좀 벌어져야 한다. 촌부를 정할 때 태연혈太淵穴의 위치(손목의 횡문)를 취할 수도 있으며, 척부를 정할 때 촌부에서 관부 사이의 간격과 동일하게 관부에서 척부를 정할 수도 있다. 따라서 촌관척 삼부는 하나의 포인트가 아니라, 맥관의 일정한 범위적 개념이다.

③ 운지運指: 임상에서 진맥 시 의사가 손가락의 힘을 운용할 때는 반드시 힘의 경중과 그 변화에 주의해야 한다. 또 어떤 때는 지목을 원위치에서 약간씩 밀면서 이동해야만 한다. 심지어 손가락이 닿은 위치를 적당히 변화시키며 각종 맥상을 관찰한다. 일반적으로 사용하는 지법에는 들기[擧], 누르기[按], 찾기[尋], 따라가기[循], 동시에 누르기[總按], 한 손가락으로 진맥하기[單診] 등이 있다. 이들을 통해 환자의 맥률脈率(단위 시간당 맥이 뛰는 횟수), 맥률脈律(균일도, 휴지의 유무), 맥위脈位(뜨거나 가라앉음), 맥체脈體(대소, 장단, 곡직 등), 맥력脈力(맥박 박동의 힘), 맥세脈勢(맥박의 원활도와 긴장도 등)와 좌우 촌관척 삼부의 상태를 주의 깊게 관찰한다.

㈎ 부취浮取: 의사가 손가락을 가볍게 대고 진맥하는 것을 가리킨다. '가볍다'라는 말은 의사가 가볍고 자연스럽게 세 손가락을 촌구맥의 촌관척 삼부에 대는 것으로, 피부에 닿을 정도의 힘으로 갖다 대는 것을 부취라고 한다. '경취輕取' 혹은 '거법擧法'이라고도 한다.

㈏ 침취沉取: 의사가 비교적 센 힘으로 진맥하는 방법이다. '센 힘'이

란 의사가 누를 때 손끝에 확실한 저항감이 느껴질 정도를 가리킨다. '중취重取' 혹은 '안법按法'이라고도 한다.

ⓒ 중취中取: 손가락의 힘이나 위치가 모두 부취와 침취의 중간인 진맥 방법이다. 일반적으로 '심법尋法'이라고도 부른다.

ⓔ 심법尋法: 정확한 '심법'은 진맥 시 손가락의 힘을 '가벼움 → 중간 → 무거움' 혹은 '무거움 → 중간 → 가벼움'으로 조절하거나, 좌우로 밀면서 반복적으로 맥동이 가장 확실한 부위를 찾은 다음, 이 부위에서 맥을 세심하게 관찰하여 어떤 맥상인지 확실하게 파악할 때까지의 전 과정을 가리킨다. 일반적으로 '심법'은 대부분 '중취'보다 약간 위쪽이나 각 힘을 주는 위치에서 행해지나, 어떤 경우에는 비교적 '무겁게 누른' 다음 더 힘을 주어 "근육을 밀고 뼈에 닿는[推筋著骨]" 느낌으로 '복맥伏脈'을 찾기도 하고, 부위를 이동해 반관맥反關脈을 찾기도 한다.

ⓜ 순법循法: 진맥 시 세 손가락으로 촌구맥寸口脈을 따라 길이 방향으로 맥을 관찰한다. 맥의 장단을 관찰하고, 촌관척 삼부 맥상의 특징을 비교한다. 이러한 방법은 일반적으로 '심법'에 사용한다.

ⓗ 총안總按: 세 손가락을 동시에 누르는 진맥법이다. 전체적으로 촌관척 삼부와 좌우의 맥상을 비교하기에 편리하다. 동시에 누를 때 일반적으로 손가락 힘이 균일하지만, 특수한 경우에 일치하지 않을 수도 있다.

ⓢ 단진單診: 한 손가락으로 촌관척 삼부 중 한 부의 맥상을 관찰하는 방법이다. 촌관척의 맥상을 구분할 때 주로 쓴다. 일반적으로 단진은 식지로 촌맥, 중지로 관맥, 무명지로 척맥을 관찰한다. 그 밖에 생후

6개월 이내 영아를 진맥할 때, 보통 한 손가락으로 촌관척 삼부의 맥을 관찰한다.

※지법의 응용 순서

부취법으로 삼부를 동시에 누른다. → 중취법으로 삼부를 동시에 누른다. → 침취법으로 삼부를 동시에 누른다. → 조정한 다음(이미 느낀 환자 맥박의 부취와 침취의 힘의 정도에 따라 중취의 힘과 위치를 조절), → 다시 중취법으로 삼부를 동시에 누른다. → 다시 부취법으로 삼부를 동시에 누른다 → 다시 중취법으로 삼부를 동시에 누른다. → 다시 침취법으로 삼부를 동시에 누른다. → (전체적인 맥상을 확실하게 판단할 때까지) 세 손가락으로 '맥을 찾는다[尋脈]'. → 식지로 부취하여 촌맥을 관찰한다. → 식지로 중취하여 촌맥을 관찰한다. → 식지로 침취하여 촌맥을 관찰한다. → (촌맥을 확실하게 판단할 때까지) 식지로 '맥을 찾는다[尋脈]'. → 중지로 앞의 식지와 동일한 방법으로 관맥을 관찰한다. → 무명지로 앞의 중지와 동일한 방법으로 척맥을 관찰한다. → 끝

7) 맥진 시간: 매번 진맥하는 시간은 한 손마다 최소한 1분 이상이어야 하며, 양손을 진맥할 때는 3분 정도가 적당하다. 단시간 내 판단하기 힘든 맥상일 때는 시간을 연장해야 한다. 진맥 시 매번 진맥하는 동안 최소한 맥박수가 50회 이상이어야 한다. 이렇게 하는 것은 맥상의 변화를 자세하게 구분하는 데 유리하며, 진맥 시 처음 눌렀을 때와 오래 누른 다음 손끝의 느낌이 다른 경우 약간 오래 눌러 나타난 느낌이

더욱 확실하고 믿을 만하기 때문이다. 따라서 진맥하는 시간을 약간 길게 잡는 것이 좋다.

하루 중 어느 시간에 맥진하는 것이 가장 좋은지에 대해, 『내경』에서는 아침이 가장 좋다고 언급하였다. 『소문』「맥요정미론脈要精微論」에 이르기를, "진맥은 보통 새벽녘이 좋은데, 음기가 아직 움직이지 않고, 양기가 흩어지지 않았으며, 음식을 아직 먹지 않아 경맥이 아직 충만하지 않고 낙맥이 조화로우며 기혈이 어지럽지 않으므로, 이상이 있는 맥을 진찰할 수 있다[診法常以平旦, 陰氣未動, 陽氣未散, 飲食未進, 經脈未盛, 絡脈調勻, 氣血未亂, 故乃可诊有過之脈]"고 하였다. 그러나 환자가 평단平旦의 시간에 진찰을 받으러 오기는 거의 불가능하다. 따라서 진맥 시간을 꼭 새벽녘으로 한정할 필요는 없다. 그렇지만 『내경』에서 언급한 원칙은 합리적이다. 왜냐하면 새벽녘에는 아직 식전이며 활동을 하지 않은 상태여서 신체 내외의 환경이 비교적 안정되어 있어, 기혈氣血과 경맥經脈이 간섭받는 요인이 가장 적으므로 환자의 실제 맥상을 쉽게 진찰할 수 있기 때문이다. 따라서 진맥 시 안정된 환경에서 환자로 하여금 잠시 쉬게 하여 호흡을 균일하게 하고 마음을 안정시킨 다음 진맥하는 것이 좋다. 그 밖에 식후 바로, 특히 폭음이나 폭식 후에는 진맥을 피하는 것이 좋다.

8) 소아 맥진법: 소아의 촌구맥 부위는 상당히 짧으며, 생후 7, 8개월 이내 영아는 일반적으로 '엄지나 식지 한 손가락으로 관부를 정하는 방법[一指定關法]'을 사용한다. 일반적인 책에서는 2, 3세 이하의 소아에게 '일지정관법一指定關法'을 적용하거나, 심지어 지문指紋만 관찰

하고, 맥은 관찰하지 않는 것이 더 낫다고 주장한다. 사실 반복적으로 훈련하기만 한다면, 적당히 세 손가락을 밀착시키거나 같이 누른 다음 식지, 중지, 무명지로 촌관척 삼부의 각 맥상을 자세히 관찰할 수 있다. 비록 소아의 식지 지문 진단법이 특별한 의의가 있지만, 내 경험으로는 소아의 맥상을 진단할 수만 있다면 맥상의 진단 의의가 지문보다 더 확실하고 진단 범위도 더욱 넓다.

　이상 언급한 맥진 조작 규범은 이해하기는 쉽지만 실제 실천하기는 어렵다. 진정 높은 수준의 맥진 기술을 터득하고 싶다면, 맥학 이론과 더불어 정확한 맥진 조작 방법을 이해해야 하며, 장기적으로 세심하게 임상에서 관찰하여 수시로 경험의 결과들을 정리하는 것이 더욱 중요하다.

제6강

맥상 분류의 객관적 근거

맥상 분류의 객관적 근거는 이 책에서 가장 중요한 내용으로서 맥진을 배우기 전 입문을 위한 강의이다. 여러분들이 이해하고 쉽게 응용할 수 있기를 바라며, 달달 외울 필요는 전혀 없다.

이 책에서는 41종의 맥상을 다루었다. 그런데 '혈관 하나가 2촌도 안 되는데, 삼부구후三部九候에서 28맥, 41맥이라니 말도 안 돼, 너무 황당해!'라고 생각하는 사람들이 적지 않다.

그렇다면 이렇게 많은 맥들을 단순히 상상해 낸 것일까? 나는 우선 '이러한 수십 종류의 맥은 어떻게 구분해 낸 것일까?'라는 문제에 답하려 한다. 그러면 이들 맥상의 존재 여부는 저절로 밝혀질 것이기 때문이다. 아래에서 맥상 분류의 기본적 근거를 살펴보자. 분류의 근거는 주요하게 병맥病脈을 대상으로 한다.

1. 맥상 분류의 객관적 근거

맥상은 크게 정상맥과 이상맥(병맥病脈)으로 구분된다.

모두 아는 바와 같이, 체표에 분포하는 맥박의 박동은 자신이나 다른 사람의 손가락으로 느낄 수 있다. 촌구맥은 인체의 체표에 분포하는 혈맥으로서 그 박동의 각종 상황, 즉 맥박의 빠르기, 리듬, 세기 등을 손가락으로 상당히 분명하게 느낄 수 있다. 최초 맥상의 분류에서 수십 가지 병맥에 이르기까지 이들은 모두 진찰자의 손끝으로 느끼는 박동의 차이에 근거한 것으로, 정상인이 시각으로 색깔을 구분하는 것처럼 객관적이고 믿을 만하다.

손끝의 감각(촉각 위주)을 통해 맥박의 박동으로부터 여섯 가지 상황, 즉 맥박의 위치와 모양, 속도 또는 횟수(빠르기), 리듬, 세기와 오가는 흐름(예: 혈류가 다가올 때의 긴장도 등)을 느낄 수 있다.

2. 정상맥을 판단하는 객관적 근거

완전한 정상맥은 아무 병도 없이 완전히 건강한 사람이 아주 드문 것처럼 매우 드물다. 나는 몇십 년 동안 임상을 거치면서 일곱 번 정상맥을 경험했는데, 아마도 항상 환자를 대하는 직업이어서 더 적었을 것이다. 정상맥이란 맥위脈位, 맥체脈體, 맥률脈率, 맥률脈律, 맥력脈力, 맥세脈勢가 모두 정상적인 맥상을 가리킨다. 촌구맥을 예로 들어 보자.

정상 맥위脈位

맥위脈位란 자신 혹은 다른 사람에 의해 손끝으로 확실하게 느낄 수 있는 맥박 박동의 위치를 가리킨다. 맥박의 위치는 주로 박동 위치의 깊이를 뜻하며 앞에서 강의한 '맥진 조작의 순서'에 따른 부취浮取, 중취中取, 침취沉取 중 어느 위치인가를 말한다.

내가 느끼기에 일반적인 정상맥의 맥위는 부취나 중취의 중간에서 부취에 가까운 위치와 중취와 침취의 중간에서 침취에 가까운 위치, 두 위치의 사이에서 확실한 박동이 느껴지는 곳이다. 동시에 부취나 침취하면 박동의 정도와 세기가 위의 위치보다 약하다. 이러한 맥위가 정상이라고 말할 수 있다. 또한 정상맥은 맥박 박동의 위치가 가운데 있으면서, 반드시 '뿌리가 있어야[有根]' 한다. 여기서 말하는 '뿌리가 있다[有根]'라는 말은 맥학의 전통적인 용어로서 침취해도 손끝에 아주 약한 맥박의 박동이 남아 있음을 의미하며, 이것은 척부에도 해당한다.

한편 극소수(구체적인 통계는 없음)의 건강인은 한평생 맥상이 부취하면 확실하고, 중취하면 약해지고, 침취하면 더욱 약해진다(병맥의 부맥浮脈과 비슷함). 심지어 부취보다 더 떠 있으나, 장기적으로 무병한 경우 전통적으로 이런 맥상을 '육양맥六陽脈'이라고 불러 왔으며, 정상맥의 특수한 경우에 해당한다. 또 극소수의 건강인은 '육양맥'과는 정반대로, 평생 침취하면 확실하고 중취하면 약해지며, 부취하면 잡히지 않는다 (병맥의 침맥沉脈과 비슷함). 그런데도 장기적으로 무병한 경우 중의에서는 '육음맥六陰脈'이라 일컬으며 이것 또한 정상맥의 특수한 경우에 해당한다. 이러한 '육양맥'과 '육음맥'은 발병 시에도 맥상 위치가 질병 성질에 따라 잘 변화하지 않는다. 이러한 현상은 매우 이상하지만, 구체적 원인은 아직 밝혀내지 못했다.

그 밖에 정상맥의 특수한 맥위에 속하는 '반관맥反關脈'과 '사비맥斜飛脈'은 각론의 '이상 맥위'에서 설명하겠다.

정상 맥체脈體

맥체脈體란 혈관이 박동하는 형태를 가리키며, 맥의 크기(대소와 굵기)와 길이, 곧은지의 여부를 포함한다.

※정상 촌구맥 맥체의 특징

① 촌관척 삼부가 일직선상에 있다.

② 촌관척 삼부에서 확실한 박동이 느껴진다.

③ 손끝 느낌의 굵기는 대략 3±0.5밀리미터이다(소아는 키와 팔의 굵기에 비례하며 성인보다 가늘다).

정상맥은 위의 표준과 약간 편차가 생기기도 하는데, 그 예로 굵기는 ±0.2밀리미터 편차가 있다. 그 밖에 맥박의 길이가 촌관맥의 삼부보다 더 길 수도 있어서, 특히 척부의 맥박이 약간 뒤(팔꿈치 방향)로 연장되기도 하는데 정상맥에 속한다.

정상 맥률脈率

맥률脈率이란 맥박이 박동하는 속도를 가리키며 의학상 분당 박동하는 횟수로 계산한다. 성인의 정상적 맥률은 일반적으로 분당 60~80회이며, 소수 운동량이 많은 사람들은 분당 50회 이하로 내려갈 수도 있다. 영유아는 분당 5~6회 정도 빠르다.

정상 맥률脈律

맥률脈律이란 맥박이 박동하는 리듬을 가리킨다. 정상맥의 맥률脈律은 규칙적이어서 박동 사이에 일정한 시간 간격을 손끝으로 느낄 수 있으며, 중간에 끊임이 없다.

정상 맥력脈力

맥력脈力이란 맥박 박동의 세기를 가리킨다. 정상맥의 맥력은 손끝에서 확실하게 맥박의 박동이 느껴지며, 그 느낌이 탄력적이면서도 부드럽다. 이것을 전통 맥학에서는 "위기胃氣가 있다"라고 표현한다. 이것은 정상맥이 반드시 갖춰야 할 특징이다.

정상 맥세脈勢

맥세脈勢란 맥박 박동의 원활도와 박동 시 혈관벽의 긴장도를 가리킨다. 맥박의 원활도란 손끝에서 느끼는 혈관 내부 혈액 흐름의 원활도 및 맥박파가 전달되는 속도를 가리킨다. 좀 더 자세히 살펴보자.

혈액 흐름의 원활도는 사실상 이해하기 쉽다. 최근 몇십 년간 혈액 유변학 연구의 발전에 힘입어 혈액의 점도 등은 이미 의약계 전문가들이 보편적으로 공인한다. 혈액의 점도가 올라가면 일반적으로 혈관 내 원활도가 떨어지며, 중의에서 말하는 혈비血痺나 어혈이 막힌 것[血瘀凝滯] 또한 혈액 원활도의 이상을 반영한다. 생리학에서는 일찍이 장간막의 미세 혈관에서 유동하는 혈액의 원활도에 현저한 차이가 있는 것을 관찰하였다. 이 증거들은 어떤 질병이 혈관 내 혈액 순환의 원활도를 변화시킬 수 있다는 사실을 증명한다. 따라서 정상맥과 이상맥은 혈류의 원활도가 다르다. 맥진을 잘 훈련하면 손끝으로 분명하게 촌구맥 혈류의 원활도를 느낄 수 있다.

동맥 혈관 맥박파의 전달 속도에 관해서는 생리학적으로 초당 0.8~1.2미터라는 연구 결과가 이미 나와 있다. 동맥의 맥박파가 0.8미터에 못 미치거나 1.2미터를 넘으면 이상맥으로 본다.

중의 맥진에서 말하는 맥의 원활도는 주요하게 맥이 다가오는 원활도를 가리키므로, 간단하게 맥세라고 부른다. 맥진 시 주의 깊게 손끝의 느낌을 관찰하면서 활맥滑脈(정상맥보다 더 원활한 맥상)이나 정상맥(원활한 맥상), 삽맥澀脈(혈류가 다가오는 것이 매우 원활하지 못한 맥상)을 수십 번 비교하다 보면, 맥이 원활한지 여부를 쉽게 발견할 수 있다.

실제 진맥하는 사람은 손끝에서 다음과 같이 느낀다. 무명지에서 척부의 박동을 느낀 다음 빠르게 중지와 식지에서 관부와 촌부의 박동을 느끼게 되면 맥이 원활한 것이며, 그렇지 않고 무명지에서 척부의 박동을 느낀 다음 '천천히' 중지에서 관부의 박동이 느껴지고, 다시 '한참 만에' 식지에서 촌부의 박동을 느낀다면 맥이 원활하지 못한 것이다(가장 원활하지 못한 병맥은 삽맥澀脈이다).

맥진에 조예가 깊은 진맥자들은 손끝에서 맥상이 원활하지 못한 환자의 촌구맥을 확실하게 느낀다. 맥박의 박동이 척부에서 촌부로 '전달되는' 속도가 원활한 맥상보다 느리며 시간이 더 걸리는데, 이것을 전통 맥학에서는 "맥이 오는 것이 힘들고 껄끄럽다[脈來艱澀]"라고 하였으며, 심지어 "날렵한 칼로 대나무를 긁는다[輕刀刮竹]"라고 표현하였다. 이러한 현상에 대해 혈관 내부 혈액의 원활한 정도와 맥박파 전달 속도의 강약으로 해석하는 것이 비교적 타당하다.

여기서 말하는 맥박이 척부에서 촌부로 전달되는 속도가 느리게 변하는 것이나 시간이 연장되는 것을 '천천히', '한참 만에'로 표현했는데, 이러한 부사어는 상대적으로 과장된 어휘이다. 왜냐하면 연장된 시간은 불과 0.2초 정도거나, 심지어 0.1초도 되지 않기 때문이다. 이렇게 미세한 시간 차이는 쉽게 느끼지 못하므로 예로부터 "삽맥澀脈은 잡기가 어렵다[澀脈難候]"라는 말이 전해 온 것이다. 그러나 누구나 훈련하고 주의 깊게 느끼다 보면, 맥상이 원활하지 못한 경우 손끝에 닿자마자 바로 알 수 있다.

원활하지 않은 맥과 반대로, 어떤 사람의 맥은 너무 원활해서 척부에서 촌부로 전달되는 시간이 매우 짧아 속도가 빠른데, 이것 또한 병맥의 하나로서 바로 활맥滑脈이다. 이른바 정상맥은 맥이 원활하게 다가오며, 심지어 부드러운 가운데 약간의 활맥滑脈상을 보이기도 한다.

한편 '맥세'는 맥박 박동 시 나타나는 혈관벽의 긴장도도 반영한다. 즉 혈관벽 상태의 긴장과 이완의 정도를 반영한다. 정상맥은 이러한 '맥세'가 비교적 이완되어 "맥이 부드럽게 조화를 이룬다[脈和軟]".

'정상맥'은 앞에서 언급한 특수한 상황을 제외하고 일반적으로 촌구맥의 맥위가 정상적이며 동시에 맥체, 맥률脈率, 맥률脈律, 맥력, 맥세가 모두 정상적이다. 그 손끝의 느낌을 살펴보면, 일반적으로 맥위가 가운데 자리하고, 맥체는 곧바르게 느껴지며 직경은 3±0.5밀리미터이며, 촌구의 삼부맥이 손가락에 가득 차고 맥률脈率은 분당 60~80회이다. 맥률脈律은 규칙적이어서 끊임이 없으며, 맥력은 확실히 탄력적이면서도 부드럽고, 맥세는 원활하고 조화롭다.

이와 달리 여섯 가지 기준 중 어느 한 방면 또는 여러 방면에서 동시에 이상이 있을 경우 '이상맥'에 속한다. 임상적으로 '병맥病脈'은 모두 '이상맥'의 범주에 속한다.

정상맥의 변이

맥상은 연령, 성별, 체형, 생활 환경, 음식, 체력의 소모 정도, 심리적 상태 등의 영향을 받으며, 내부와 외부 환경에 적응하기 위해 체내에서 수시로 조절되므로 각종 생리적 변이가 나타날 수 있다. 이러한 맥상의 변이는 일정 범위를 벗어나지 않으며 일시적이어서 '병맥病脈'으로 볼 수 없다. 관련 내용은 각론의 '정상맥의 정상적 파동과 변화'에서 자세히 살펴보기로 하자.

3. 이상맥을 판단하는 객관적 근거

이상맥異常脈은 전통적으로 수십 가지로 분류되어 왔으며, 정상맥과 마찬가지로 맥박 박동의 맥위脈位, 맥체脈體, 맥률脈率, 맥률脈律, 맥력脈力, 맥세脈勢 방면의 감각적 차이에 따라 객관적으로 분류된다. 마치 색깔이 객관적으로 구분되는 것과 흡사하다.

맥률脈率(삭맥, 질맥, 지맥, 완맥)

중의에서 맥박의 속도로 맥상을 분류할 때, 한 호흡에 5회, 분당 60~80회를 정상 속도로 본다. 임상적으로 속도에 근거하여 다음과 같이 네 가지 맥상으로 나눈다.

① 한 호흡에 5회 이상(6회, 즉 분당 80~90여 회)인 경우 '삭맥數脈'이다.

② 한 호흡에 4회인 경우 '완맥緩脈'이다.

③ 한 호흡에 4회 이하, 즉 분당 50여 회 이하인 경우 '지맥遲脈'이다 (내가 본 가장 느린 맥은 분당 30회였다).

④ 한 호흡에 7회 이상(성인), 즉 맥박이 지속적으로 분당 120회 이상인 경우 '질맥疾脈'이다.

맥률脈律(촉맥, 결맥, 대맥, 삼오불조맥, 사삭사소맥)

맥률脈律은 맥박의 리듬이다. 정상맥은 그 리듬이 규칙적이며 중간에 휴지가 없다. 그렇다면 맥박이 뛰는 리듬의 차이에 따라 어떻게 분류할 수 있을까?

1) 대맥代脈: 대맥은 손끝에 느껴지는 박동이 몇 번 뛰다가 멈추기를 반복하며 그 리듬이 규칙적이다. 예를 들면, 다섯 번 뛰다가 한 번 쉬고, 또 다섯 번 뛰다가 한 번 쉬고 이런 식으로 고정되어 있어 예로부터 "쉼이 일정한 숫자로 나타난다[止有定數]"고 하였다. 양의의 조기박동이나 탈락맥이 이에 해당한다.

2) 촉맥促脈과 결맥結脈: "빠른 가운데 한 번씩 쉬는[數中一止]" 맥상을 가리킨다. 박동이 빠른 가운데 휴지가 있으면 촉맥이고, 느린 가운데 휴지가 있으면 결맥이다. 예로부터 촉맥과 결맥은 "쉼이 일정한 숫자로 나타나지 않는다[止無定數]"라고 하였다. 어떤 때는 열 번 뛰다 한 번씩 쉬기를 일정 시간 반복하다가, 나중에는 일곱 번 뛰다 한 번씩 쉬기를 몇 차례 반복하다가 다시 다섯 번 뛰다 한 번 쉬는 등 불규칙적

인 것을 "쉼이 일정한 숫자로 나타나지 않는다[止無定數]"라고 표현하였다.

3) 삼오불조맥三五不調脈: 교재에는 없는 맥상으로 이른바 괴맥怪脈, 기맥奇脈, 작탁맥雀啄脈 등을 가리키는 것은 아니다. 이들은 위중증의 빈사 상태에서 나타나는 맥상이기 때문이다. 여기서 말하는 '삼오불조맥'은 맥박이 불규칙적이어서, 어떤 때는 '두두두' 뛰다가 한 번 쉬고, 어떤 때는 '두두두두두' 뛰다가 한 번 쉬는 등 빨랐다 느렸다 정지하기를 반복하는 맥상을 가리킨다. 어떤 경우는 양의의 심실상성 조기 수축과 유사하며, 어떤 경우는 다발성 조기 심실 수축에 해당하는데, 이러한 맥상은 자주 나타나며 '촉맥'과 '결맥'으로 표현하기 힘들어서 '삼오불조맥'이라 부르는 것이 더 적절하다.

이러한 맥상은 일정한 진단 의의를 가지고 있으며, 주요하게 기혈허氣血虛에 풍風을 겸하거나 어혈이나 담음痰飮을 겸하기도 해서, 진단 의의가 비교적 확실하므로 독립하여 거론한다. 이것은 리듬의 이상으로 인해 생긴 맥상으로, 나는 보통 야오허성姚荷生 교수의 명명법을 따라 "3회 5회 뛰는 등 고르지 못하며 때때로 휴지가 있다[三五不調, 時時歇止]"라고 표현한다.

4) 사삭사소맥乍數乍疏脈: 이 맥은 끊임이 없을 수도 있다. 반면 '삼오불조맥'은 박동 가운데 정지가 있으며 촉맥促脈, 결맥結脈, 대맥代脈도 모두 정지가 있다. '사삭사소맥'은 박동 가운데 정지하거나 탈락이 없으며, 단지 빨라졌다 느려짐이 양의의 동부정맥과 유사하다. 확실한

동부정맥은 심장 박동과 맥박이 숨을 들이마실 때 빨라지며, 내쉴 때 느려져서 '사삭사소맥'으로 나타난다. 한편 '사삭사소맥'의 빠르기 차이는 일반적인 동부정맥의 빠르기 차이보다 더 현저하며, 동부정맥에서만 나타나는 것이 아니라 심지어 양의의 기능성, 혹은 기질성 심장병에서도 나타난다.

맥위(부맥, 침맥, 복맥 ※참고: 반관맥, 사비맥)

맥위脈位는 촌구맥의 위치를 가리키며, 주요하게 위치의 깊이, 맥이 지나가는 방향의 위치 변화 등을 의미한다. 맥박이 박동하는 위치에 따라 몇 가지 맥상으로 구분할 수 있다.

앞의 '맥진 조작'에서 언급한 바와 같이, 맥진 시 부浮, 중中, 침취沉取의 손가락 힘이 다르다. 손끝에서 맥이 뛰는 느낌이 부취에서 가장 확실하며, 중취에서는 그다지 확실하지 않고 침취에서는 더 힘이 떨어지는 경우를 '부맥浮脈'이라고 한다. 이른바 "들면 남음이 있고, 누르면 부족하다[擧之有餘, 按之不足]"라는 것으로, 손끝으로 느끼는 맥박박동의 위치가 얕다.

반대로 환자의 피부에 손이 닿은 다음, 피부 두께가 확실히 느껴지는데도 환자의 맥을 느낄 수 없거나 맥이 아주 약하게 뛰어서 중취에서야 비교적 확실한 박동이 느껴지며, 침취에서 가장 확실하다면 '침맥沉脈'이다. 침맥은 일정한 힘을 더해 깊숙한 부위에서 느낄 수 있는 맥으로, 맥위가 비교적 깊은 맥상이다. '복맥伏脈'은 깊은 부위에서도 느낌이 확실하지 않고, 근육과 뼈가 손끝에 저항하는 데서 다시 힘을 줘야만 느껴지는 맥이다. 이시진李時珍은 이것을 "살을 밀고 뼈에 닿아 찾는다[推筋著骨尋]"라고 표현했는데, 맥박의 박동 위치가 '침맥'보다 더 깊다.

※참고: 반관맥反關脈, 사비맥斜飛脈
일부 사람들은 생리적으로 촌구맥의 위치가 다른데, 전통 맥학에서는 '반관맥', '사비맥'이라 부른다. 이는 생리적 범주에 속하므로 병맥이 아니다.

맥체(대맥, 세맥, 장맥, 단맥, 곡맥, 쌍맥)

'맥체脈體'란 맥의 형체를 말한다. 진맥을 해보면 어떤 사람은 굵고 어떤 사람은 가늘다. 유전자에 의해 성인의 혈관 굵기는 99퍼센트 이상 유사하다. 그러나 일단 병이 생기면 맥의 기혈의 양, 혹은 포만도가 달라지고, 또 다른 요인과 결부하여 손끝으로 느끼는 굵기가 달라지므로, 맥의 굵기를 통해 일부 질병의 성질을 판단할 수 있다.

맥상은 얼마나 굵어질 수 있을까? 맥상이 가장 굵은 경우, 손끝의 느낌은 일반적으로 나무젓가락 정도 굵기로 느껴지는데 이것이 바로 '대맥大脈'이다. 손끝의 느낌이 정상맥보다 확실히 큰데, 손끝으로 느껴지는 맥관의 지름이 0.6밀리미터이면 대맥大脈이다. 이렇게 정의하는 것은 객관적이지 않으며 비과학적이다. 왜냐하면 정상맥의 굵기와 확실하게 대조하지 않았기 때문이다. 중의가 바로 이렇게 낙후되었기 때문에, 늘 맥상기를 개발하려고 하는 것이다. 이후에 우리가 만들 맥상기에는 반드시 '대맥大脈'의 넓이를 규정해야 한다.

만약 손끝의 느낌이 한 가닥 실처럼 느껴진다면, 이것은 전형적인

'세맥細脈'이다. 세맥을 "실과 같다[如絲]"라고 언급한 것은 매우 생동적이다.

정상인의 맥상은 손끝의 느낌이 곧다. 왜냐하면 맥관은 동맥간으로서 일반적으로 곧기 때문이다. 만약 맥이 곧지 않고 장중경이 말한 바와 같이 "맥이 뱀과 같다[其脈如蛇]"면 '곡맥曲脈'이다. 맥체의 모습이 구부러진 것이 마치 양의에서 말하는 복재정맥류와 같다. 한편 촌구의 곡맥은 일반적으로 육안으로 보이지는 않지만, 손끝으로는 느낄 수 있다. 곡맥의 대부분은 풍담風痰에 속하며 일정한 임상적 진단 의의를 가지고 있지만, 교재에서는 보통 다루지 않는 것 같다.

그 밖에 촌구맥의 형태로 볼 때 '쌍맥雙脈'이 있는데 여러분들은 본 적이 있는지 모르겠다. 한 손의 촌구맥이 한 줄이 아니라 두 줄이 병행하여 동시에 박동하는 경우가 '쌍맥'이다. 내가 본 '쌍맥'을 종합해 보았으나, 이것의 진단 의의를 아직까지도 정리하지 못하고 있다. 진맥을 하면 마치 맥관이 한 줄이 아닌 것 같은 느낌만 있다. 나는 시체 해부를 해본 적이 없어서 뭐라고 확실하게 말할 수는 없다. 장중경은 『금궤요략』「담음해수병편痰飮咳嗽病篇」에서 말하기를, "맥 양쪽이 현하면 한이다[脈雙弦者, 寒也]…… 한쪽이 현하면 음이다[偏弦者, 飮也]"라고 하였다. 장중경이 말하는 "양쪽이 현하다[雙弦]"는 것은 양손의 맥이 현하다는 말일까? 아니면 한 손의 맥이 쌍맥이고, 이 쌍맥이 모두 현하다는 말일까? "하나만 현하다"는 것이 '쌍맥'의 한 줄만 현하다는 해석은 좀 무리가 있어 보인다. 내가 임상에서 한 손의 촌구맥이 '쌍맥'이며 모두 현한 경우를 많이 수집하여 분석해 보니 모두 한寒하지는 않았으며, 그중 '쌍맥' 환자 둘은 일정 기간이 지난 후 재진 시 단맥으로 변하였다. 그럼 맥관이 두 줄이 아니었다는 말인가? 모르겠다. 그래서 이 '쌍맥'을 고찰하고자 여기에 언급하여 여러분에게 가르침을 구한다. '쌍맥'에 진단 의의가 있는지 나는 말할 수 있는 것이 전혀 없지만, 이것은 최소한 반관맥反關脈처럼 객관적으로 존재하므로 언급한다. 여기에는 상당히 복잡한 문제가 있다. 쌍맥의 각 맥은 보통 정상맥보다 가는데 이것 또한 세맥일까? 두 맥을 더하면 넓은 편인데 그럼 대맥大脈일까? 어떤 경우 두 맥의 간격이 1.5밀리미터 정도 떨어지기도 한다. 도대체 어떻게 해석해야 할지 난감하다. 장중경 또한 "양쪽이 현하면 한이다[雙弦者, 寒也]"라고 하였으며, '세맥細脈'이나 '대맥大脈'으로 표시하지 않고 활맥滑脈이나 현맥弦脈처럼 맥세脈勢로만 표현했으니 알 길이 없다.

맥력(허맥, 약맥, 미맥, 실맥, 탄지맥, 무맥, 무근맥)

맥박 박동의 힘에 따라 임상적으로 몇 가지 맥상으로 나뉜다. 예로부터 유력한 맥상을 '실맥實脈'이라 불렀으며, 무력한 맥상을 '허맥虛脈' 또는 '약맥弱脈'이라 불렀다. 허맥과 약맥은 단지 맥위 차이만 있을 뿐이다. 부취에서 약간 힘이 있고 중취에서 힘이 없으므로 '허맥'이라 부르며, 부취에서 별로 박동이 없고 침취에서 좀 확실한 박동이 느껴지나 그 박동의 힘이 매우 작으므로 '약맥'이라 부른다. 허맥과 약맥은 이러한 차이가 있지만, 사실 모두 세기가 약한 맥이다.

한편 '미맥微脈'이란 맥력이 약해서 거의 있는 듯 없는 듯한 상태의 맥으로 잘 안 잡힌다.

또한 맥박의 힘에 근거해 분류한 '탄지맥'이 있는데, 맥박이 뛸 때 손끝을 향해 위로 오르는 충격이 느껴지는 맥이다. '탄지맥'의 맥력은 이러한 '충격'이나 '탄지력'에 의한 것이지, 맥박 자체가 힘 있게 차는 것은 아니다. 확실한 '탄지맥'은 탄지력이 커져서 맥을 짚은 손가락이 맥동과 함께 뛰는 것이 육안으로 보이는데, 양의의 '태기성 박동'처럼 매우 힘이 있다. '탄지맥'은 매우 중요한 실용적 가치가 있다. 탄지맥은 '실맥實脈'과 유사하지만 실맥이 꼭 손끝을 튕기는 힘이 있는 건 아니므로 그렇게 표현하기도 힘들고, '홍맥洪脈'과도 유사하나 홍맥은 맥이 올 때 손가락이 꽉 차면서 거센 반면 손끝을 튕기지는 않으므로 홍맥이라 부르기도 부적절하다.

임상적으로 일종의 '무맥無脈'이 있는데, 손끝에 박동이 느껴지지 않는 맥이다. '무맥' 또한 맥상의 하나로서, 언급하지 않는 것은 옳지 않다. 나는 무맥증을 경험한 적이 있는데, 동맥 염증으로 인해 한 팔의 요골동맥이 막힌 경우 이 손의 촌구맥은 나타나지 않았다.

예전에 아주 이상한 병증을 본 적이 있다. 14세 소아였는데, 어느 겨울 나를 찾아왔다. 3~5분간 무맥이다가 다시 맥이 잡히는데 약간 세현細弦했다. 그러나 다시 몇 분 지나자 또 무맥이 나타났다. 나는 당시 임상을 접한 지 얼마 되지 않았기에 무척 긴장하여 땀이 줄줄 흘렀다. 속으로 '도대체 무슨 일일까? 이렇게 죽는 걸까?'라는 생각까지 들었다. 그런데 환자는 말하고 웃고 매우 정상적이었다. 그래서 '옷에 눌린 걸까?'라고 생각하면서 소매를 풀고 다시 짚었으나 역시 무맥이어서 더 긴장되었다. 마지막엔 혈비血痺가 심한 것 같아 당귀사역탕當歸四逆湯을 썼다. 혈비허로血痺虛勞로 인한 무맥은 그때 딱 한 번 경험했다. 그 환자는 이후 수차 재진을 오는데, 그런 현상이 다시 반복되지는 않았다.

물론 한 가지 예를 가지고 결론을 내리기는 힘들고, '잠깐 나타났다 다시 사라지는' 맥을 단독으로 열거하기에는 무리가 있다. 그러나 '무맥無脈'은 마땅히 독립시켜 언급해야 한다. 왜냐하면 임상에서 흔히 볼 수 있기 때문이다. 사망에 가까운 환자들은 보통 무맥이 나타나는데, 혈압이 0이거나 수축압이 40mmHg이하로 떨어진 환자들의 촌구맥에서는 박동이 안 느껴진다. 이때 혈압이 0이라고 해서 반드시 살 수 없는 건 아니다. 따라서 '무맥' 또한 맥상의 하나로서, 임상에서 '무맥'이 나타난 경우에도 그 진단 의의에 근거해 환자의 질병에 대한 변증적 결론을 내릴 수 있어야 한다.

사실 '무맥'은 여러 가지 경우가 있는데 양의에서 말하는 '무맥증'과 같이 지속적인 무맥도 있다. 또 갑자기 촌구맥이 잡히지 않는 '맥의 일시정지' 상태(수액반응으로 인한 오한일 때 나타나기도 함)도 있는데, 이는 '무맥'의 특수한 경우로서 각론에서 상세히 다루겠다.

일반적으로 '미맥微脈'에서 점차 '무맥無脈'으로 발전한다. 결국 이러한 '무맥'은 맥박의 세기와 직접적으로 관련되며, 박동의 세기가 약해서 맥이 짚어지지 않을 정도로 약해지므로, '무맥'을 맥박의 세기 분류에서 거론하는 것이다.

40여 년간 임상에서 치료한 관상동맥 심장 질환의 경우 한 명만 경미하게 재발했으며, 그 외 모두 재발하지 않았다. 특히 1978년 치료한 병례는 매우 특별했다. 환자는 광범위한 부위에 걸쳐 심근경색이 발생했으며, 무맥無脈(혈압은 거의 0의 상태)에 전신의 피부가 차고 사지궐랭했다. 환자는 당시 내 고향 장시성江西省 상라오현上饒縣에서 구한 생부자生附子를 쓴 삼부탕蔘附湯을 복용하고 살아났다. 그러나 매우 심한 흉통胸痛 때문에 이를 악물고 있었고, 손발이 시퍼렇게 찬 것[手足靑冷]이 이미 "(위의) 관절까지 뻗쳤다[至節]", 즉 『금궤요략』에서 언급한 '진심통眞心痛'으로서, 이른바 "아침에 발작하면 저녁에 죽고, 저녁에 발작하면 아침에 죽는다旦發夕死, 夕發旦死(『영추』「궐병厥病」)"와 같은 상태였다. 그리하여 나는 '오두적석지환烏頭赤石脂丸'을 택했다. 오두烏頭, 화초花椒, 포부자炮附子, 건강乾薑, 적석지赤石脂로 밀환蜜丸을 만들었다. 양은 돌아왔으나[回陽] 한사가 뭉친 것[寒結]이 남았기 때문이다. 한사가 주요하게 혈분血分에서 뭉쳤으므로, 신온약辛溫藥으로 기분氣分의 한사를 산散하며 혈분으로 들어가는 약도 썼다. 원서대로 매번 오동자梧桐子만 한 밀환蜜丸을 한 알씩 복용하도록 하였다. 이튿날 오전 한 알을 복용했지만, 오후까지도 환자는 호전되지 않았다. 나는 조급해져서 매번 세 알씩, 하루 3회 복용하도록 하였다. 결국 이 환자의 흉통은 사라졌으나 인후의 마른 통증[乾痛]이 5, 6개월간 계속되면서 잦은 기침에 가래를 뱉었다. 이것은 약이 너무 신조辛燥했기 때문이다. 당시 나는 환자가 죽을까 봐 겁나기도 하고 또 갑자기 광범위한 부위에 걸쳐 심근경색이 발생할까 봐 염려되어서 빨리 효과를 보고 싶었다. 이 '오두적석지환'은 장시성 난창시南昌市의 황칭런잔黃慶仁棧(현지 가장 유명한 약방)이라고 불리는 약방에서 당일 저녁 급히 빚어서, 이튿날 환자에게 복용하도록 했다. 대략 복용한 지 6, 7일이 되었을 때 환자에게 '목안에 뭐가 걸린 듯한 증상[喉痺]'이 나타났다. 어떤 양약凉藥을 써도 듣지 않았으며 호전되지 않다가, 뒤에 저부탕豬膚湯을 쓰고 나서 점차 호전되기 시작했다. 그나마 다행인 것은 관상동맥 심장질환은 다시 재발하지 않았고, 지금까지도 상당히 건강하다. 이렇듯 일단 '무맥無脈'이 나타나면, 진단하고 치료해야 한다. 이렇게 중요한 맥상을 어떻게 교재에 빠뜨릴 수 있단 말인가?

또 임상에서 흔히 볼 수 있는 맥상으로 '뿌리가 없는 맥[無根脈]'이 있다. 이 맥은 부중침浮中沉과 촌관척 삼부에서 모두 잡히지 않는 '무맥'과는 다르다. 이것은 침취와 척부에서만 무맥인 맥상이다. 다시 말해, '무근맥'이란 침취의 6맥(양손의 촌관척 삼부)이 모두 무력하여 손끝에 닿는 느낌이 전혀 없거나, 성인의 척부맥尺部脈이 무력하여 손끝에 닿는 느낌이 없는 맥상이다. 이러한 맥상을 보이는 환자는 예후가 매우 좋지 않으므로 독립적인 진단 의의를 가진다.

맥세(활맥, 삽맥, 현맥, 긴맥, 경맥, 연맥)

'맥세脈勢'란 맥이 오가는 형세를 가리킨다. 예를 들어, 맥박이 다가오는 모습이 유난히 원활한 맥상은 '활맥滑脈'이다. 다가오는 모습이 원활하지 못하면 '삽맥澁脈'이다. 최근 몇십 년간 혈액유변학적 연구의 발전에 힘입어 의학계에서는 혈액의 점도, 응집도와 순환계통 내부의 원활도에 이르기까지 이미 보편적으로 인식하게 되어서, 맥상의 원활도에 대한 이해가 한결 쉬워졌다. 사실, 임상적으로 혈액의 점성이 매우 높거나 혈소판이나 적혈구의 응집도가 높으면, 보통 삽맥澁脈이나 원활하지 못한 맥상[不流利脈]을 보인다. 그렇지 않으면 맥상은 원활하거나 심지어 부드럽고 활하다[軟滑].

전형적인 활맥일 때 손끝의 느낌은, 촌구맥에서 무명지에 이어 식지로 이어지는 혈액의 흐름이 구슬이 구르는 것처럼 원활하고 속도도 빨라서 미끄러지는 듯하게 '솨' 하고 흘러, 세 손가락에 차례로 닿는 느낌의 시간 간격이 매우 짧다. 나는 분당 30여 회 뛰는 동결절기능부전증후군 환자를 본 적이 있는데, 이것은 고지혈증, 동맥경화증의 기초 위에 형성된 것이어서, 맥박이 느리지만 맥박이 다가올 때마다 손가락을 그득히 채우며 '확' 하고 다가온다. 이러한 맥상은 느리고 활하면서도[遲滑], 무명지에서 식지에 이르기까지 '확' 하고 구르면서 다가오는 전형적인 '활맥'이다.

'삽맥澀脈'은 두 종류로 나뉜다.

첫째, 활맥과 정반대로 다가오는 느낌이 상당히 힘든 맥상으로서, 전형적인 세삽맥細澀脈은 촌구맥의 혈액 흐름이 껄끄럽다. 전형적인 지삽맥遲澀脈은 맥박이 무명지에서 식지로 오는 속도가 느려 무명지에서 식지로 오는 시간이 길어지는 것을 확실히 느낄 수 있다. 이것은 『빈호맥학瀕湖脈學』에서 언급하는 "날렵한 칼로 대나무를 긁는 것과 같다[如輕刀刮竹]"는 것처럼 밀기가 힘든 듯하다.

둘째, 다가오는 느낌은 힘들지 않은데, 앞뒤로 튕기는 느낌이 매우 빠르다. 무명지에서 식지로 오는 속도는 느리지 않으나, 맥박이 다가오자마자 바로 거둬들이면서 박동이 정지한다는 말이다. 마치 공이 벽에 부딪친 다음 튕겨 돌아오는 것과 같다. 이른바 '튕김이 빠르다[去速]'는 것은 순식간에 거둬들이는 것으로 용두사미의 형세이며, 악성 종양에서 나타나는 삽맥은 특히 빨리 튕긴다.

위 두 종류의 '삽맥澀脈'의 느낌은 다르다. 그러므로 차후 우리가 만들 맥상기는 반드시 세 개의 센서가 있어야만 한다. 나는 '태음풍습표

중太陰風濕表證'을 강의할 때 이 문제를 거론한 적이 있다. 양의에서는 이 방면의 연구가 상당히 무르익었다.

　사실 맥박이 생성되는 원리에는 다음과 같은 내용이 포함된다.

　첫째, 심장에서 뿜어져 나온 혈액은 동맥을 자극하여 촌구맥이 뛰도록 한다. 따라서 혈액의 점도가 너무 높을 경우, 혈액의 유속이 느려져 심장에서 뿜어져 나온 혈액이 촌구맥을 자극하는 속도가 느려지므로, 무명지에서 식지로 이르는 박동의 속도가 느려진다.

　둘째, 동맥간動脈干에 맥박파가 있으며, 미세순환에는 미세순환 맥박파가 있다. 관련 자료에 따르면 동맥간 맥박파는 초당 0.8~1.2미터로서, 속도가 느린 편이다. 아마도 삽맥이 형성되는 원리 중 하나인 것 같다.

　왜 습사가 있으면 맥이 삽해질까? 습사가 맥관벽의 평활근세포를 침범하면 맥관의 움직임이 무력해지고 속도가 느려져 맥박이 느려진다. 이것은 습사가 삽맥을 유발하는 원인의 일부인 듯하다. 따라서 무명지에서 식지로 오는 속도가 아주 느리다면 삽맥이고, 그 반대라면 활맥이다. 맥박파가 초당 1.5회를 넘으며, 맥박의 속도가 빠르고 혈액의 유속이 빨라서 흐름이 매우 원활한 것이다. 이것은 활맥의 형성 원리의 일부로 보이는데, 이후 실험 연구를 통해 증명해야 할 내용이다.

　한편 이러한 내용을 통해 중의에서 말하는 '활맥'과 '삽맥'이 그렇게 황당한 것은 아니라는 것을 알 수 있다. 이들은 모두 근거가 있으며, 임상적으로 실제 존재하는 것들이다.

"맥 한 줄에 28맥이라니 너무 황당해"라고 말하는데, 정말 황당한 가? 자세히 관찰해 보지도 않고, 연구해 보지도 않고, 알지도 못하면서 과학 기술을 운운한다. 이러한 습관은 아주 나쁜 것이다. 맥을 모르면서 맥이 가짜라고 말하는 자신을 '학자'라고 여긴다. 그렇다면 자신이 모르는 것은 모두 가짜라는 말인가? 모르는 것은 경솔하게 부정해도 된다는 말인가? 그건 아니다. 그것을 연구하여 여러분의 자료가 그러한 가설을 부정했을 때, 비로소 그것을 거짓이라고 단정할 수 있다. 한 평생 맥도 짚어 보지 않았거나 열심히 체계적으로 배워 보지 않고, 심지어 각 환자마다 주의 깊게 진맥을 해보지도 않았으면서 맥을 가짜라고 말하는 것은 정말 우스운 일이다.

맥세란 맥의 긴장도를 포함한다. 동맥 혈관벽은 점막층, 근육층, 외벽층 등 몇 개 층으로 구성되는데, 그중 근육층은 평활근으로서 수축과 긴장을 반복한다. 그렇지 않으면 맥박파가 생길 수 없다. 수축하지 못하고 경련이 일어날 정도가 되면 고혈압이 나타난다. 혈압강하제 대부분이 평활근을 느슨하게 만들어 혈관을 확장시켜 혈압을 낮춘다. 만약 혈관벽에 근육이 없다면 혈관을 확장시키는 약은 작용할 표적 조직이 없는 셈이다. 맥관벽 근육층의 평활근이 수축할 때, 바깥 외벽층의 외막과 함께 맥관벽의 긴장도가 올라간다. 반대로 맥관벽 근육이 이완되면 맥관 전체가 이완된다.

맥관벽의 긴장도와 이완도에 근거해 중의에서는 어떻게 맥상을 구분할까? 우선 '현맥'을 살펴보자.

현맥弦脈이라고 부르는 이유는, 바로 이러한 맥을 짚으면 마치 얼후二胡의 현을 타는 느낌과 유사하기 때문이다. 얼후의 음을 조율할 때, 현을 조이면 점차 팽팽해지는데 '현맥弦脈'이라는 말은 여기서 유래한다. 따라서 맥관의 '긴장도' 문제는 그리 어렵지 않게 이해할 수 있다. '환자 혈관의 평활근이 긴장할수록 맥관의 긴장도가 올라가고 맥도 현해진다'고 추론해 보면 어떨까? 이러한 추론에는 임상적 근거가 있다.

촌구맥을 짚으면 손끝에서 팽팽하면서도 곧게 긴장도가 올라간다. 전형적인 '현맥'은 손끝의 감각이 곧고 길다. 이것은 얼후의 현처럼 세로로 긴장되어 있다. 혈관이 수축하면 긴장도가 올라가는데, 이것은 고혈압이 형성되는 주요한 원리이다. 임상적으로 고혈압 환자의 대다수가 현맥을 보인다. 따라서 '현맥'은 맥상의 긴장도가 증가함에 따라 생긴다고 추론한다.

'긴맥緊脈'은 어떨까? 여기서 말하는 '긴장'은 대부분 맥관의 가로 방향의 긴장성이다. 정말 손으로 팽팽한 북의 표면을 만지는 것처럼, 맥의 박동 시 팽팽한 느낌이 든다.

'현맥'은 맥의 박동 시 현처럼 손끝 아래에서 팽팽한 느낌인데, 세로로 긴장되어 있다. 그러나 '긴맥緊脈'은 맥동 시 가로와 세로 방향 모두 긴장되어서 맥관벽 표면 전체가 팽팽하게 긴장된 느낌이며, 가로 방향의 긴장감이 좀 더 뚜렷하다. '좌우탄지맥左右彈指脈'이라고도 부르는데, 여기서 말하는 '좌우'란 의사의 손끝 앞뒤를 가리키며, 환자 맥관 내외측의 박동을 의미한다. 환자 촌구맥 맥관의 내외측이란 환자의 입장에서 볼 때 좌우측을 가리키므로, '좌우탄지'라는 말은 맥박 가로방향의 긴장을 의미한다. 그러나 전통 맥학서에서 말하는 긴맥의 '탄지彈

指'라는 표현은 사실 그다지 정확하지 않다. 왜냐하면 손끝에서 느끼는 긴맥은 맥동 시 가로로 긴장됨과 동시에 일정한 힘이 느껴지며, '탄지맥彈指脈'처럼 손끝을 향해 튕기는 충격이 느껴지는 것은 아니기 때문이다. 그래서 맥을 정확하게 짚기 위해서는 반복적으로 촉각을 단련해야 한다. 내 경험상 민감한 촉각(손끝의 감각을 포함해서)은 선천적인 것이 아니며, 후천적인 노력에 의해 점점 민감해지는 것 같다. 우리가 늘 환자를 진맥하면서 촉각을 단련하면 점점 민감해져서, 각종 맥상을 분명히 느끼게 될 것이다. 특히 가장 구분이 힘든 '현맥'과 '긴맥'도 그 차이를 느낄 수 있다.

거꾸로 맥관벽이 긴장되지 않고 이완되어 있으면 '연맥軟脈'이다. 손끝의 느낌은 마치 탄성이 있는 아주 얇은 고무로 된 튜브를 만지는 것 같다. 만지면 속에 뭔가 흐르는 느낌이 들지만, 표면은 부드럽고 폭신하다. 그러나 맥이 부드러운 정도가 심해 전혀 탄력이 없어져서 솜과 같거나, 심지어 맥체의 경계 또한 불분명해지면 '유맥濡脈'이라고 부른다. '유맥'은 '연맥'보다 더 부드럽고 표면이 물러서, 마치 솜을 누르는 느낌처럼 탄력이 전혀 없다. 그러나 유맥은 부드럽기만 한 것이 아니라, 다른 느낌도 있으므로 뒤에 나오는 '복합맥'에서 설명하겠다.

'경맥硬脈'은 맥동 시 뛰는 느낌이 확실하지 않으며, 어떤 탄력도 없어 마치 손끝으로 가늘면서도 딱딱한 플라스틱 튜브를 누르는 듯하거나, 심지어 약간의 부드러운 느낌조차 전혀 없다. 손끝에서 탄력 있게 뛰는 것이 아니라 마치 단단하면서도 가는 플라스틱 튜브가 반복적으로 손가락에 와서 부딪치는 것 같다. '경맥硬脈'의 맥관벽은 상당히 긴장되어 있고 심지어 전혀 부드럽지 않지만, 맥관벽의 긴장으로 인한 긴맥緊脈이나 현맥弦脈의 느낌과는 다르다. 긴맥과 현맥은 긴장도는 높으면서도 손끝에 비교적 확실한 탄력이 느껴지나, '경맥'은 마치 맥관이 뛰는 것이 아니라 딱딱한 플라스틱으로 된 튜브가 계속 손끝에 와 닿는 느낌으로, 빈 튜브인지 아니면 속이 꽉 찬 튜브인지도 구분이 힘들 정도다.

복합맥(혁맥, 뇌맥, 홍맥, 동맥, 규맥, 부대중공맥, 유맥, 산맥, 부정맥, 정맥, 상성하허맥, 하성상허맥)

앞에서 강의한 31종의 맥은 단일 요소(즉 맥률脈率, 맥률脈律, 맥위脈位, 맥체脈體, 맥력脈力, 맥세脈勢 중 하나)의 상황에 따라 분류한 맥상으로, 만약 상술한 맥상 중 두 종이나 두 종 이상의 맥상이 동시에 나타나면 '상겸맥相兼脈'이다. 예를 들면 세현맥細弦脈이나 침세맥沈細脈, 세현삭맥細弦數脈 혹은 침세약맥沈細弱脈 등이다.

'복합맥'은 일종의 특수한 '상겸맥'이다. 그 특수성은 다음과 같다.

첫째, 이들은 임상에서 흔히 '복합' 형식으로 나타나는 맥상이다.

둘째, 일단 나타나면 독특한 진단 의의가 있다.

셋째, 이들이 두 종류 이상의 맥상으로 구성된 '상겸맥'이라고 말하는 것보다 두 종류 혹은 두 종류 이상의 '맥의 요소'가 동시에 비정상이거나 복합적으로 작용한 '복합맥'이라고 말하는 것이 더 적합하다.

임상에서 흔히 나타나는 '복합맥'은 아래 열두 가지이다.

① **혁맥革脈**: 맥체가 '크고[大]', 맥위가 '떠 있고[浮]', 부취의 맥세

가 '긴緊'하거나 '현弦'하지만, 누르면 맥력이 오히려 '부족'한 복합맥이다.

② 뇌맥牢脈: 맥체가 '크고[大]', 맥위가 '가라앉았으며[沉]', 침취의 맥세가 '현弦'하거나 '실實'한 복합맥이다.

③ 홍맥洪脈: 맥체가 '큰[大]' 편이고 맥세가 비교적 '유창'하므로, 맥력이 '실實'한 편인 복합맥이다.

④ 동맥動脈: 맥이 '짧고[短]', '빠르며[數]' 비교적 탄지彈指한 복합맥으로서, 맥체와 맥률脈率, 맥력이 모두 비정상적이다.

⑤ 규맥芤脈: 맥력이 '허虛'한 편이며 누르면 속이 비었으나 양 옆은 오히려 약간 '탄지彈指(좌우탄지左右彈指)'한 복합맥이다.

⑥ 부대중공맥浮大中空脈: 맥위가 '떠 있고[浮]', 부취에서 맥체가 '크고[大]', 살짝 눌러서[輕按] 맥력이 '허虛'하고, 힘줘 누르면[重按] 맥력이 전혀 없어져 맥이 '비는' 복합맥이다.

⑦ 유맥濡脈: 맥세가 솜처럼 '부드럽고[軟]', 맥력은 '허虛'한 편인 복합맥이다. 임상에서 어떤 환자들은 심한 습사가 전신에 분포함으로써 맥이 솜처럼 부드러우면서도 마치 맥체가 큰 것 같은 유맥을 보인다.

⑧ 산맥散脈: 맥체가 산만하며, 맥위는 떴다 가라앉기[浮沈]를 반복하며 한곳에 머물지 않고, 맥력은 '허약'한 복합맥이다.

⑨ 부정맥不靜脈: 약간 '탄지彈指'하며 맥률脈率이 '빠른[數]' 편인 복합맥으로서, 맥력과 맥률脈率이 모두 비정상적이다.

⑩ 정맥靜脈: 두 가지 경우가 있다. 첫째, 맥이 '손끝을 튕기지 않고[不彈指]', '빠르지 않으며[不數]' 약간 '세연細軟' 혹은 '세약細弱'하거나 '완연緩軟'하다. 둘째, 비록 약간 빠르기는[數] 하지만 탄지하지

않거나, 약간 가늘거나[細] 부드럽거나[軟], 약간 허약虛弱하다. 따라서 정맥靜脈은 맥률脈率, 맥세, 맥력, 맥체가 모두 약간씩 비정상인 복합맥이다. 정맥靜脈은 임상에서 진단이 힘들며 그 임상적 가치에 대해 아직 결론을 내리지 못하고 있으므로, 각론에서 설명하도록 하겠다.

⑪ 상성하허맥上盛下虛脈: 촌맥은 부浮한 편이나 척맥은 침沉한 편이고, 촌관척맥은 직선으로 위로 향하는 비스듬한 맥상을 보인다.

⑫ 하성상허맥下盛上虛脈: 척맥은 부浮한 편이나 촌맥은 침沉한 편이며, 촌관척맥은 직선으로 아래로 향하는 비스듬한 맥상을 보인다.

이러한 내용을 통해 세 가지 결론을 내릴 수 있다.

첫째, 맥진 기술은 누구나 배울 수 있다. 피아노나 그림을 배우는 것처럼 그렇게 장시간을 필요로 하지도 않는다. 맥진 기술은 세심하게 체험하여 손끝의 감각을 단련시키면 되므로, 정상적인 촉각을 가졌다면 누구나 배워서 숙련할 수 있다.

둘째, 맥진 기술은 매우 어렵다. 왜냐하면 일반인의 촉각은 시각이나 청각처럼 예민하지 않기 때문에, 매번 진맥 시 마음을 가라앉혀야만 한다. 그렇지 않으면, 아무리 익숙하다 하더라도 정확하게 맥을 짚을 수 없다. 이 기술은 맥박이 뛰는 여섯 방면(맥률脈率, 맥률脈律, 맥위, 맥체, 맥력, 맥세)의 세밀한 변화를 느껴야만 하는데, 특히 맥세의 차이(즉 '현맥과 긴맥은 구분이 어렵고, 삽맥은 잡기가 힘들다[弦緊難分, 澀脈難候]')나 조작 방법의 정확성을 감안할 때 맥진에 조예가 깊은 스승을 모시고 함께 체험하지 않는다면 10년이라도 익숙해지기 어렵다.

셋째, 맥진 기술을 숙련하는 것은 매우 합리적이다. 맥진을 잘 익히지 못하면, 중의 진료 수준이 반드시 떨어질 수밖에 없다. 서너 달 시간을 들여 맥진을 잘 익히면, 오진율이 크게 감소하며 진료 수준도 크게 향상되어 의료 행위를 하는 평생 그 득을 보게 된다. 게다가 환자들 또한 이러한 혜택을 같이 받는 것이니, 맥진은 정말 배울 만하다.

재차 강조하건대, 위에 언급한 맥상은 모두 임상에서 경험한 것을 정리한 것으로, 임상 실천 속에서 학습해야만 이해할 수 있고 숙련된다. 맥진은 이해한다고 해서 할 수 있는 게 아니라, 임상의 실천 속에서 숙련되어야만 한다. 그렇지 않으면 손으로 짚어도 알 수 없으며, 대충 마음속으로 감을 잡는 경지에 이르기도 힘들다.

제7강

맥상의 대략적인 정량적 분류와 기재 방법

1. 맥상의 대략적인 정량적 분류

중의의 맥진은 직관적 방법으로(손끝의 감각을 통해) 맥상의 자료를 수집해 진단하는 방법으로서, 전통적 중의의 맥진은 얻은 자료를 정확히 정량화할 수 없다. 여기서 말하는 양量이란 임상에서 수집한 각종 자료(증상, 신체의 징후나 맥상)에 정도에 대한 언급을 첨가함을 뜻한다. 이를 위해, 중의에서는 사진四診의 자료에 대해 대략적인 등급을 매겼다. 예를 들어, '땀이 나는[汗出]'의 증상을 '대한大汗'과 '미한微汗'으로 나누었고, '현맥弦脈'을 '현경弦勁'과 '약현略弦'의 정도로 구분하였다.

각종 맥상은 증상이나 신체의 징후와 마찬가지로, 임상에서 정도가 다른 객관적 차이를 보여 그에 따른 진단 의의도 달라지므로, 반드시 이를 정량화해야 한다. 그러나 기계에 의존하지 않는 현재의 중의 맥진 기술은 단지 감각의 차이에만 의존해 각종 맥상을 정량화하므로, 정확도가 떨어진다. 따라서 인체의 촉각만으로 확실하게 구분이 가능한 정도의 대략적인 분류만 가능하다.

맥상의 일반적인 정량화

각종 맥상은 실제 정도상 차이가 있으므로, 반드시 맥상의 현저한 정도에 따라 대략적인 등급을 묘사해야 한다. 예를 들어, 정상인의 맥상은 약간 빠르거나[略數] 아주 약간 활하다[微微滑]고 표현할 수도 있는데, 병을 앓고 있는 상태에서 원래의 침맥이 아주 약간 부해졌다[微微浮]면 호전될 기미로 볼 수도 있다.

'부맥浮脈'을 예로 들어, 맥상을 정량화해서 표기하는 방법을 살펴보자.

① 부맥浮脈: 부취에서 확실한 맥박의 박동이 느껴지며, 중취에서는 부취보다 약간 부족하고, 침취에서 더욱 부족하다. 이것은 전형적인 부맥이다.

② 편부맥偏浮脈: 부취와 중취에서 맥박이 모두 현저하며 세기도 비슷하다. 그러나 침취에서 맥박의 세기가 부족하다.

③ 약부맥略浮脈: 부취에서는 힘을 좀 줘야 하므로, 부취보다 약간 깊은 부위에서 확실한 맥동을 느낄 수 있으며, 침취에서 부족하다.

④ 미미부맥微微浮脈: 부취나 중취에서 모두 세기가 크지 않으며 침취하면 더욱 부족하다. 단지 부취와 중취 사이에서만 맥동이 확실하다.

구체적으로 부맥의 현저한 차이를 정확하게 표현한다는 것은 매우 어렵다. 이것은 장기간 임상에서 세심하게 관찰하여 깨달아야 하는 부분이다.

이제 현맥弦脈을 살펴보자.
① 현맥弦脈: 전형적인 현맥이다.
② 편현맥偏弦脈: '현맥'만큼 그렇게 팽팽하게 긴장되지는 않는다. 즉, 전형적인 현맥보다 긴장도가 약간 약하다.
③ 약현맥略弦脈: 긴장도가 편현맥보다 좀 더 떨어진다.
④ 미미현맥微微弦脈: 미약하게 팽팽하고 긴장된 느낌이 있다.

이상은 맥박 긴장도의 점진적 감소에 따른 대략적인 분류로서, '현弦'자 앞에 형용사로 대략적인 정량화 내용을 표현한 것이다. 만약 임상에서 매번 세심하게 손끝의 맥감脈感을 관찰한다면, 현맥의 느낌이 아주 미약한 것과 매우 확실한 것 사이의 정도를 점차 위에 정리한 네 가지 단계로 구분하여 각각 다른 진단 의의를 결부함으로써, 왜 임상에서 이렇게 네 단계로 구분하는지 알 수 있을 것이다.

사실 임상에서는 전형적인 현맥보다 긴장도가 더 심한 현맥도 있다. 예를 들어, 『온병조변』「하초편下焦篇」에서 '소정풍주방小定風珠方' 증證을 언급할 때 나오는 "맥이 가늘면서도 단단하다[脈細而勁]"라고 한 경우다. 이때의 '경勁'은 바로 맥이 '현경弦勁'한 것으로, 이러한 현맥의 긴장도는 전형적인 현맥보다 높다. 야오허성 교수는 본인이 직접 '맥이 가늘고 현하며 단단한[脈細弦勁]' 경우를 느낀 적이 있었는데, 당시 손끝의 느낌은 "간의 진장맥은 가볍게 짚거나 강하게 짚거나 급박한 모양이 마치 칼날을 어루만지거나 가야금이나 비파의 현을 누르는 듯하다[真肝脈至中外急, 如循刀刃責責然, 如按琴瑟弦……] (『소문』「옥기진장론玉機真臟論」)"고 표현했다. 당시 환자는 '간신의 음이 고갈되어 내풍이 급박하게 일어난[肝腎陰枯, 內風勁急]' 상태로, 온병에 고열을 동반하면서 정신이 혼미했다. 이러한 부류의 환자들은 반드시 세심하게 관찰해야만 파악이 가능하다. 맥상의 정량화 개념을 바탕으로 맥진 기술을 정확히 터득해야 진료 수준을 향상시킬 수 있다.

맥상의 특수한 정량화 기록

대부분 맥상은 일반적인 정량화 기록이 가능하지만, 어떤 맥상은 특수한 정량적 용어를 사용하기도 한다. 예를 들어, 허맥虛脈은 '허함[虛] 〉 허한 편[偏虛] 〉 약간 허함[略虛] 〉 아주 약간 허함[微微虛]'의 네 단계로 구분이 가능하나, '아주 약간 허함[微微虛]'은 비교적 특수한 경우로서 나는 보통 '맥을 누르면 사라지는 듯하다[脈不受按]'라고 기록한다. '맥불수안脈不受按'은 허맥의 가장 낮은 등급을 의미한다. 이것은 손끝 느낌을 상당히 객관적으로 표현한 것으로, 우리 삼대가 줄곧 사용해 온 용어적 습관이다. 이후에 야오허성 교수의 질병 분류와 임상경험총서의 출판을 계획하고 있는데, 그중 어떤 병례들은 '맥불수안脈不受按'이라는 용어를 쓴다. 이들은 '맥이 아주 약간 허함[脈微微虛]'를 뜻하며, 고대 의서에서도 이러한 맥상에 대한 표기를 찾을 수 있다.

비교적 특수한 맥상으로 삽맥澁脈을 꼽을 수 있다. 임상에서 우리는 삽맥을 '삽함[澁] 〉 삽한 편[偏澁] 〉 약간 삽함[略澁] 〉 원활하지 못함

[不流利] 〉약간 원활하지 못함[欠流利]'으로 단계를 구분한다. 이렇게 삽맥의 단계를 구분하는 목적은 증후의 감별진단과 질병의 예후를 판단하기에 유리하기 때문이다. 아래 두 병례를 통해 알아보자.

첫 번째 병례는 '가와사키병'에 걸린 소아 환자로서, 한동안 치료를 받고 임상적 증상과 신체 징후가 기본적으로 없어졌다. 즉 피부 발진, 발열, 피부점막의 미만성 홍조紅潮, 안구 결막의 충혈, 목의 임파결절 종대, 수족의 단단한 부종이나 막성膜性 탈피 현상이 없어졌다. 환자의 완치 여부를 판단하기 위해 양의에서는 심장 초음파로 관상동맥의 변화를 검사한다. 확장되었던 관상동맥이 점차 정상으로 회복되었다면 치유된 것으로 본다. 그렇다면 중의에서는 어떻게 예후를 판단할까? 중의에서는 반드시 맥진에 의존한다. 이 환자의 맥상은 양쪽 촌맥이 뜨고[兩寸浮], 육맥이 모두 삽澁하였다. 중의 변증의 각도에서 환자는 상중초上中焦의 병으로서 상중초에 담음이 막혔고[痰飮內閉] 동시에 약간의 어혈이 있었다. 맥상이 삽하다는 것은 확실하게 아직도 근치되지 않았음을 뜻한다.

두 번째 병례는 소아 천식 환자로서 중약 치료 후 임상적 증상은 기본적으로 소실되었으며, 몇 달간 재발되지 않았다. 이때도 맥상을 통해 그 예후를 판단할 수 있었는데, 맥상이 원활하지 못했으므로[不流利] 아직 치유되지 않았다고 판단하였다. 왜냐하면 아직 체내에 수음水飮이 남았기 때문이었다. 이후 두 달 정도 계속 치료하자 불유리맥不流利脈이 없어지고 맥이 조화를 이루며 약간 유력해졌고, 이때서야 완전히 치유되었다고 판단했다. 과연 이 환자는 이후 십여 년 동안 재발하지 않았다. 이러한 예는 맥상 정도의 대략적인 정량화의 필요성을 충분히 설명한다. 맥이 원활[流利]하거나 약간 원활하지 못한[欠流利] 정도라면 이미 근치된 것이다. 만약 원활하지 못한[不流利] 단계라면 아직 근치된 것이 아니다. 삽맥澁脈과 약간 삽한 맥[略澁脈]은 체내의 습濕, 담痰, 수水, 음飲이 있음을 의미하므로, 아직 근치된 것이 아니다. 이때 반드시 가족들에게 계속 중의로써 비장을 따뜻하게 하여 음사를 풀어[溫脾化飲] 조리하도록 당부해야 한다.

2. 맥상 기재 방법

중의의 맥상은 수십 종이 있으며, 임상적 병례에는 대부분 많은 맥상이 동시에 나타난다. 게다가 맥진 시 부浮, 중中, 침부沉部의 맥상이 제각기 차이가 나므로, 결국 양손과 촌, 관, 척부의 맥상은 각기 다르다. 따라서 맥상을 정확하게 표현한다면 교재에 언급한 것처럼 간단하지는 않으며, 보통 글자 수만 해도 열 글자를 넘어간다. 그러므로 맥상은 반드시 표준화된 격식에 따라 순서대로 기재해야만 객관적인 기록으로 남아, 이후 대조가 용이하며 다른 사람들도 쉽게 이해할 수 있다.

기록 순서

1) 양쪽 촌관척 육맥의 공통된 맥상: 임상에서 양손 촌관척 육부는 종종 동일한 맥상이 나타난다. 예를 들면, 삭맥數脈은 일반적으로 육부에 공통적으로 나타나며, 단일 부部의 맥만 삭할 수는 없다.

쉬디화徐迪華 교수는 삭맥數脈은 전체 맥이 모두 빠르며, 지맥遲脈

은 전체 맥이 모두 느린 것이라고 누차 강조한다. 이렇게 육맥의 공통적인 맥상을 기록하는 것이 가장 우선이다. 이렇게 함으로써 환자의 기본적인 맥상을 이해할 수 있다.

2) 양쪽 각 부部에 분포하는 공통된 맥상: 어떤 환자는 육맥의 공통된 맥상 외에도 양손의 동일한 부部에 동일한 맥상이 나타나기도 한다. 이러한 경우 육맥의 공통된 맥상을 기록한 다음, 양손의 동일한 부部에 나타나는 공통된 맥상을 기록한다. 예를 들어, 어떤 환자의 육맥이 모두 삭數하며, 동시에 그 양손의 촌부맥寸部脈이 모두 부浮하면, '맥이 삭함[脈數]'에 이어서 '양쪽 촌이 부함[兩寸浮]'이라고 기록한다. 양손 척부에 공통된 맥상이 없다면 기록하지 않는다. 만약 공통된 것이 있다면, 공통 맥상을 연이어 기록한다. 기록은 '촌부 → 관부 → 척부' 순으로 한다. 만약 양손의 촌맥이 모두 부浮하면 '양쪽 촌이 부함[兩寸浮]'이라고 쓰며, 다음은 '양쪽 관이 약간 침함[兩關略沉]' 등으로 기록하고, 척부는 또 침한 편일[偏沉] 경우 '양쪽 척부가 침한 편임[兩尺偏沉]'으로 기록한다. 각 부部마다 쉼표(,)를 찍어 분리한다. 그리하여 맥상 기록은 '맥이 삭하고[脈數], 양쪽 촌이 부하며[兩寸浮], 양쪽 관은 약간 침하고[兩關略沉], 양쪽 척은 침한 편[兩尺偏沉]'이 된다.

3) 한쪽 삼부의 공통된 맥상: 임상적으로 일부 환자는 양손의 맥상이 다르다. 예를 들어, 육맥이 모두 삭數하지만, '좌맥은 현하고[左脈弦], 우맥은 약간 세함[右脈略細]'일 수도 있다. '좌맥이 현함[左脈弦]'은 왼손의 촌寸, 관關, 척尺이 모두 현弦한 것을 가리키며, '우맥은 약간 세

함[右脈略細]'은 오른손의 촌寸, 관關, 척尺이 모두 약간 세한[略細] 것을 의미한다.

맥상 기록 세 번째 단계는 바로 한 손의 삼부에 나타나는 공통 맥상을 기록하는 것이다. 한쪽 손의 맥을 기록할 때 어느 쪽을 먼저 기록하느냐는 남자는 좌측을 먼저하고, 여자는 우측을 먼저 한다[男先左, 女先右]는 말을 반드시 따를 필요는 없으며, 더 현저한 손의 맥을 먼저 기록하면 된다. 따라서 '좌맥이 현함[左脈弦]'을 먼저 기록하고, 우맥을 나중에 기록한다. 우맥은 '약간 세함[略細]'이어서 좌맥의 현맥弦脈처럼 그다지 현저하지 않기 때문이다. 위 환자의 맥을 기록하면 다음과 같다.

> 맥이 삭하며, 양쪽 촌이 부하고, 양쪽 관은 약간 침하며, 양쪽 척은 침한 편임; 좌맥은 현함; 우맥은 약간 세함[脈數,兩寸浮,兩關略沉,兩尺偏沉 ; 左弦 ; 右略細]

여기에서 주의할 점은, 첫째, 한쪽 삼부의 공통 맥상과 육맥 공통 맥상 및 좌우 양손 각 삼부의 공통 맥상 간에 모두 '쌍반점(;)'을 써서 분리해야 하며, 둘째, 좌우 어느 손이든 삼부의 공통된 맥상이 없다면 그 항목은 기록하지 않는다는 점이다.

4) 한쪽 각 부部의 맥상: 이른바 '한쪽 각 부部의 맥상'은 왼손 혹은 오른손 각 촌관척 삼부의 맥상을 가리킨다. 한 손 각 부의 맥상은 네 번째 단계로, 이 단계의 기록 시 쌍반점(;)을 쓰지 않고 쉼표(,)로 분

리해도 된다. 네 번째 단계의 기록은 한 손 삼부의 공통 맥상 뒤에 연이어 기재되므로, 촌관척의 순서에 따라 각 부의 구체적 맥상을 기록한다. 앞 환자의 경우, 만약 오른손의 촌관척에 각기 허약한 맥상을 보였다면, 어느 부가 허하고 어느 부가 약한지를 명확하게 기록해야한다. 이 내용은 '우맥은 약간 세함[右略細]' 다음에 기재하여, '우맥은 약간 세하고, 촌은 허하며, 관과 척은 약함[右略細, 寸虛, 關尺弱]' 이런 식이 된다.

네 번째 단계의 기록에서 반드시 양손의 각부에 나타난 모든 맥상을 객관적으로 기록해야 한다. 양손 촌관척 각 부의 맥상은 단일할 수도 있고 두세 종 이상의 맥상을 겸할 수도 있다. 예를 들어, '관맥이 뜨고 현하며, 눌러서 손끝을 튕길[關脈浮弦, 按之彈指]' 경우, 관부맥關部脈이 세 종류의 맥상을 보인다. 『상한론』에 나오는 "관맥이 작고 가늘고 가라앉고 긴장됨[關脈小細沉緊](제132조)" 등은 관맥이 세 종류 이상인 실례다. 이러한 내용은 차트의 맥상 기록란에 모두 객관적으로 기록해야한다. 앞에 예로 든 환자의 경우, 이미 발견된 맥상은 다음과 같다.

맥이 삭하고, 양쪽 촌은 부하고, 양쪽 관은 약간 침하고, 양쪽 척은 침한 편임; 좌맥은 현함; 우맥은 약간 세하고, 촌은 허하고, 관과 척은 약함[脈數, 兩寸浮, 兩關略沉, 兩尺偏沉, 左弦, 右略細, 寸虛, 關尺弱]

그러나 만약 진맥 과정에서 한층 더 살펴서 왼쪽 척맥尺脈이 약간 세한[略細] 동시에 눌러서 약한 편[偏弱]이라면 다음과 같이 기재해야한다.

맥이 삭하고, 양쪽 촌은 부하고, 양쪽 관은 약간 침하고, 양쪽 척은
침한 편임; 좌맥은 현함, 척은 약간 세하고、 침취하면 약한 편임;
우맥은 약간 세하고, 촌은 허하고, 관과 척은 약함〔脈數, 兩寸浮, 兩關
略沉, 兩尺偏沉；左弦, 尺略細、沉取偏弱；右略細, 寸虛, 關尺弱〕

각 부의 맥상 중 몇 가지 다른 맥상을 나눠 기재할 경우, 다른 맥상
사이에는 모점(、)을 써야지 쉼표(,)를 쓰면 안 된다. 모점(、)으로써 전후
맥상은 동일한 손, 동일한 부部의 맥상임을 나타낸다.

현대 임상에서 실제 중의 치료를 받으러 오는 사람들은 일반적으
로 양의 치료를 반복한 후 남은 후유증이나 복잡한 만성병인 경우가
많다. 이들은 많은 종류의 질병을 동시에 겪으면서, 여러 장기에 그 영
향이 미친 상태일 수도 있다. 심지어 여러 차례 수술을 받은 후, 중의
치료를 하면서도 많은 장기에 영향을 주는 양약을 복용하는 경우도 있
으므로 맥상이 단순하기는 힘들다. 차트의 기록은 객관적으로 자세히
기록하는 것이 매우 중요하다. 복잡한 맥상은 기록이 더욱 상세해야
한다. 얼마 전에 14년 동안의 외래 환자 차트를 조사해 보니 진료 횟수
가 2만 5,000회를 넘었는데, 그중 맥상 기록이 20자(문장 부호는 제외)를
넘는 경우가 70퍼센트 이상이었다.

우리는 이미 장중경이나 엽천사와 같은 시대를 사는 게 아니다. 그
들이 진료했던 질병은 대부분 비교적 단순한 질병이나 계절과 연관된
병이어서, 맥상이나 맥상 기록도 대부분 한두 글자로 표현이 가능할
만큼 단순했다. 그러나 현대의 질병은 복잡해졌다. 현재 교재나 병례
를 정리한 서적, 혹은 의사들의 임상 차트에 맥상을 한두 글자로 종합

한 것이 있다면, 이는 대부분이 진맥을 못하거나 맥진 조작 순서에 따라 성실하게 진맥하지 않았다고 봐야 한다.

기재 방식 표준화에 근거한 맥상의 해독과 의의

정해진 규칙에 따라 상세하게 객관적으로 맥상을 기록하는 것은 단순히 차트 기록의 완벽성만을 추구하기 위한 것이 아니다. 더욱 중요한 것은 환자의 질병 상태와 관련한 각종 자료를 얻어 내어 복잡한 질병의 본질에 대해 믿을 만한 분석의 근거를 제공받기 위함이다. 이와 관련한 구체적인 내용은 뒤의 각론에서 다룰 것이다.

여기서 반드시 강조할 것은 맥진 자료를 수집할 때 표준화된 맥진 기록 방법에 따라 기재해야만 빠짐없이 기록이 가능하다는 점이다.

앞에서 언급한 환자의 맥상은 다음과 같다.

> 맥이 삭하고, 양쪽 촌은 부하고, 양쪽 관은 약간 침하고, 양쪽 척은
> 침한 편임; 좌맥은 현함, 척은 약간 세하고、 침취하면 약한 편임;
> 우맥은 약간 세하고, 촌은 허하고, 관과 척은 약함〔脈數, 兩寸浮, 兩關
> 略沉, 兩尺偏沉; 左弦, 尺略細、沉取偏弱; 右略細, 寸虛, 關尺弱〕.

이 맥상 기록은 표준화된 맥진 기록 방법에 부합하며, 기본적 맥상을 확실히 기재하였고, 삼부구후三部九候의 구체적인 맥상을 빠짐없이 기록하였다. 이 기록을 한번 분석해 보자.

첫째, 이 맥진 기록을 통해 우선 환자의 기본적 맥상이 '삭맥數脈'임을 알 수 있다. 그런 다음, 좌맥이 현弦하고 우맥이 약간 세하며[略細],

좌맥이 우맥보다 큼을 알 수 있다. 또한 우맥 촌관척의 맥상 기록을 통해 우맥의 허약한 상태를 알 수 있다.

둘째, 환자의 맥상을 살펴보면, 양쪽의 촌이 부浮하고 양쪽 관이 약간 침하며[略沉] 양쪽 척은 (맥력이: 옮긴이 보충) 부족하면서도 침한 편[偏沉]이다. 동시에 이 맥상 기록은 환자의 양손 각 부위의 구체적인 맥상을 빠짐없이 기록하고 있어 다음과 같은 사실을 알 수 있다.

- 왼쪽 촌맥은 떠 있고 현하고 잦다[浮弦數]('부浮'는 맥진 기록의 양손 공통 촌부의 맥상에서 나타나며, '현弦'은 맥진 기록의 왼쪽 삼부의 공통 맥상에서 나타나고, '삭數'은 맥진 기록의 양손 육맥의 공통 맥상에서 나타난다).

- 왼쪽 관맥關脈은 현삭하고 약간 침하다[弦數略沉]('현弦'은 왼손 삼부의 공통 맥상에서 나타나며, '삭數'은 맥진 기록의 양손 육맥의 공통 맥상에서 나타나고, '약간 침함[略沉]'은 양손 공통 부위의 맥상에 기록되어 있다).

- 왼쪽 척맥은 현삭하고 침약한 편이며 약간 세하다[弦數偏沉弱略細]('현弦'은 왼손 삼부의 공통 맥상에서 나타나며, '삭數'은 맥진 기록의 양손 육맥의 공통 맥상에서 나타나고, '침한 편임[偏沉]'은 양손 공통 부위의 맥상에 나타난다. '침약한 편임[偏沉弱]'은 왼손 부위별 맥상 기록에 기재된 '척尺은 …… 침취하면 약한 편임[沉取偏弱]'에서 보이며, '세細'는 좌맥 부위별 맥상 기록의 '좌左 …… 척은 약간 세함[尺略細]'에서 나타난다).

- 오른손의 촌맥은 '허부삭虛浮數하며 약간 세하다[略細]('허虛'는 오른손 부위별 맥상 기록의 '촌은 허함[寸虛]'에서 알 수 있으며, '부浮'는 양손 공통 부위별 맥상의 '양쪽 촌은 부함[兩寸浮]'에서 나타나며, '삭數'은 양손 육맥의 공통 맥상 '삭數'에서 나타나고, '약간 세함[略細]'은 오른손 삼부의 공통 맥상 '우맥은 약

간 세함〔右略細〕'에서 알 수 있다).

- 오른쪽 관맥은 '약삭弱數하고 약간 침세하다〔略沉細〕'('약약'은 오른
손 부위별 맥상의 '관맥과 척맥이 약함〔關尺弱〕'에서 알 수 있으며, '삭數'은 양손 육
맥의 공통 '삭數'에서 나타난다. '약간 침함〔略沉〕'은 양손 공통 부위별 맥상의 '양쪽
관은 약간 침함〔兩關略沉〕'에서 알 수 있으며, '약간 세함〔略細〕'는 오른손 삼부의
공통 맥상 '우맥은 약간 세함〔右略細〕'에서 알 수 있다).

- 오른쪽 척맥은 '약삭弱數하고 침한 편이며 약간 세하다〔偏沉略
細〕'('약약', '삭數', '약간 세함〔略細〕'은 오른쪽 관맥과 내용이 동일하며, 단지 '침
한 편임〔偏沉〕'만 다른데 이는 양손 공통 부위별 맥상 '양쪽 척맥이 침한 편임〔兩尺
偏沉〕'에서 알 수 있다).

이렇게 표준화된 맥상 기록은 질병이나 증후를 변별할 때를 비롯
해서 매우 유익하다. 비록 맥상에만 근거해 질병이나 증후를 변별하
는 것은 편면적이며, 최종적인 진단의 결론은 반드시 사진四診을 서
로 참조해 재분석하여 종합적으로 판단해야 하지만, 이러한 맥상 기록
은 우리로 하여금 환자에게 다음과 같은 문제들을 우선 고려하도록 해
준다.

첫째, 맥이 '삭數'하므로, 환자에게 열사熱邪의 병인이 있을 수도 있
으며, 표리에 모두 열이 있을 가능성이 있다. 양쪽 촌맥〔兩寸〕이 부삭
浮數한 것은 표表의 열을 의미하며, 관맥과 척맥이 약간 삭하고〔略數〕
약간 침한〔略沉〕 것은 이裏의 열을 나타낸다. 한편 이 환자에게 허열虛
熱이 존재할 수도 있으며(우맥右脈이 허약한 편이며〔偏虛弱〕 약간 세하고〔略細〕
동시에 양쪽 척맥이 침약한 편〔偏沉弱〕인 것은 허虛를 의미한다), 허열은 보통 이裏

에서 생긴다.

둘째, 환자에게 기음이 모두 허한[氣陰兩虛] 병기가 있을 수도 있다. 우맥이 허약하며, 오른쪽 관맥이 약弱하고 약간 침한[略沉] 것은 기허의 근거가 되며 주요하게는 비기허脾氣虛를 의미한다. 동시에 양쪽 척맥이 침한 편[偏沉]이고, 우맥이 삭數하며 약간 세하고[略細], 오른쪽 척맥이 약삭弱數하면서도 침한 편이고 약간 세하며[偏沉略細], 왼쪽 척맥이 침약한 편이고 약간 세한[偏沉弱略細] 것 등은 모두 신기腎氣, 신음腎陰의 허虛와 관련한 것일 수 있다.

셋째, 간울비허肝鬱脾虛일 수도 있다. 좌맥이 현현한 것은 간울肝鬱일 수도 있으며, 비허脾虛의 근거는 위의 내용과 동일하다.

넷째, 양쪽 촌맥이 부삭浮數하므로 풍열이 폐를 침범한[風熱犯肺] 표증表證이 있을 수 있다.

다섯째, 촌맥이 부浮하고 관맥이 약간 침하므로[略沉], 습사 혹은 음사飲邪가 상, 중초에 울체되었거나 화가 중초에 막혔을[火鬱中焦] 수도 있다. 이러한 결론은 당연히 망진望診, 문진聞診, 문진問診과 결부해 판단해야 한다.

위 환자의 맥상을 통해 나타날 수 있는 증후는 위에 나열한 내용 외에도 많은 가능성이 있을 수 있으며, 기타 증상 및 신체 징후와 결부해 감별하고 종합적으로 판단해야 한다. 위 환자의 맥진은 질병의 종류나 증상의 진단에 대해 많은 가능성을 알려 준다. 예를 들어 환자가 감기일 수도 있고, (양쪽 촌맥이 부삭浮數하므로) 심지어 인후통을 동반한 기침일 수도 있다. 위완胃脘이 더부룩하고 갑갑한[痞悶] 경우, 심하면 통증을 동반할 수도 있고, (촌맥이 부浮하고 관맥이 약간 침하며[關略沉] 오른쪽 관맥이 약하므로[右關弱]) 만성 위염이나 위궤양, 십이지장궤양과 관련하여 고려할 수 있다. 간울肝鬱로 인한 협통脅痛이 나타날 수도 있으며 (왼쪽 맥이 현弦하므로) 만성 바이러스성 간염 환자일 수도 있다. 이 환자는 (양쪽 척맥이 침한 편[偏沉]이고, 오른쪽 척맥이 약弱하고 침세한 편[偏沉細]이며, 왼쪽 척맥이 침약한 편[偏沉弱]이고 약간 세하므로[略細]) 신허腎虛로 인한 요통腰痛일 가능성이 상당히 높으며, 심지어 만성 신장염 환자일 가능성도 있다. 이러한 환자는 대부분 기음이 모두 허하며[氣陰兩虛] 열사로 인해, 만성 피로에 시달리며 입이 마르거나 갈증이 난다. 이와 같은 질병이나 증상, 증후가 나타날 수도 있는데, 이에 대해서는 각론에서 언급하겠다.

中篇 脈診各論

중편 _맥진 각론

제8강

맥진 각론 개요

맥진 각론에서 주요하게 언급할 내용은 임상에서 자주 나타나는 각종 병맥病脈이다. 병맥을 거론하려면 우선 각종 병맥의 개념과 특징을 파악해야 한다. 이 책은 병맥의 원리 및 분류와 관련하여 전통 맥학과 동일하게 맥박 박동의 맥률脈率, 맥률脈律, 맥위脈位, 맥체脈體, 맥력脈力, 맥세脈勢 여섯 가지 기준에서 객관적으로 존재하는 이상 현상과 이러한 현상들 간의 객관적 차이를 다룬다. 우선 각 '병맥의 상象'에 대해 설명하겠다. 그다음 각 병맥의 진단 의의를 상세하게 언급하고자 한다.

한편 본 맥학 강의는 전통 맥학 서적과 완전히 동일하지는 않다. 그 원인은 다음과 같으며, 이는 곧 임상 맥진의 주요한 내용들이다.

첫째, 대부분 병맥의 진단 의의가 단일하지 않으므로, 본 강의에서는 나의 임상 경험을 토대로 각 병맥의 다양한 진단 의의들을 나열했으며, 이들은 상당히 실용적이다. 예를 들어 '삽맥澀脈'은 진단적 결론을 네 가지로 정리하였다.

둘째, 한 가지 병맥은 많은 진단 의의를 가지나, 그 진단적 결론의 가치는 다를 수 있다. 따라서 각 병맥의 진단 의의를 언급하면서 그 의의가 큰 것부터 설명하여 본 강의의 실용도를 높였다.

셋째, 한 병맥은 많은 진단 의의를 가질 수 있는데, 이는 대부분의 병맥이 다른 증상이나 신체 징후와 마찬가지로 다양한 병인이나 병기를 통해 동일한 현상으로 나타날 수도 있고, 다른 장부나 조직의 이상이 동일한 맥상으로 나타날 수도 있기 때문이다. 따라서 한 종류의 맥상은 체내에 존재하는 이러저러한 병인 병기를 반영할 수도 있으며, 다른 장부나 조직(병소病所)의 이상을 나타낼 수도 있으므로 진단 의의는 더욱 다양해진다. 이러한 관점에서 맥진을 통해 어떤 병맥을 발견할 경우 그 맥상으로 어떤 병인, 병기, 병소인지를 포함하는 진단의 결론을 내리기 전에 반드시 그 맥상이 의미하는 몇 가지 진단 의의를 감별할 줄 알아야 한다. 이것은 본 강의에서 각 병맥의 진단 내용을 설명하면서 '병맥 진단 의의 감별'을 따로 설명하는 주요한 이유이기도 하다.

넷째, 중의 전통 맥학 저술에서는 일반적으로 '맥상과 병증을 결부하여 해석하여[脈象主病]' 병맥의 진단 의의를 언급하나, 본 강의에서는 병맥이 '형성되는 병기'로 '맥상주병脈象主病'을 대체하여 각종 병맥의 진단 의의를 설명하였다.

한편 야오허성 교수는 '생리는 상태이고, 병리는 변화태임[生者其常, 病者其變]'을 강조하였다. 인체의 생리는 상태常態이며 정상태이고, 인체의 병리(질병 상태)는 인체의 변화태 혹은 상태常態가 아님을 뜻한다. 맥상과 관련하여, 이른바 병맥病脈이란 정상맥의 변이로서, 정상 맥상이 비정상(즉 질병 상태) 맥상으로 변한 것이다. 따라서 중의사로서 정상 맥상을 모른다면 당연히 이상 맥상을 알 수 없으며 정상 맥상에서 일어나는 정상 파동과 생리 변화에 대해서도 파악하지 못한다.

1. 정상맥

'평범한 것을 알지 못하고 어찌 변화를 알겠는가?[不知常, 焉知變]', 학문이나 사람이나 무엇을 연구하려면 '평범한 것을 앎으로써 변화를 통달한다[知常達變]'는 것은 기본 원칙이다. 다시 말해, 우리는 '평범한 것을 아는' 기초 위에서만 '변화에 이를' 수 있다. 그런 다음 '평범한 것을 아는' 기초 위에서 반드시 '변화를 통달해야' 한다. 그러므로 임상 과목을 이수하기 전에 반드시 생리를 공부해야만 한다. 정상인을 이해하지 않고 비정상적인 사람을 알 수 없기 때문이다. 정상적인 생리를 모르면 질병이 무엇인지를 알 수 없다. 맥도 이와 같아서, 정상맥을 모르면 병맥도 알 수 없다. 그렇다면 정상맥은 무엇인가?

정상맥의 기본 특징

정상적인 맥상은 『중의진단학中醫診斷學』에서 언급하고 있으나, 내용이 불확실하다. 완벽하게 정상인 사람이 매우 적은 것처럼, 정상적인 맥상도 상당히 드물지만 간혹 보이기도 한다. 정상 맥상의 주요한 특징은 조화로우면서도 부드럽고[和緩而軟] 중취에서 확실하며 눌러도 비어 있지 않다. 맥박은 보통 분당 70~80회(60여 회인 경우도 있음)이며 쉼이 없고 리듬이 일정하다. 부드러우면서도 탄력이 있지만, 손끝을 튕기지[彈指] 않으며 속이 비어 있지도 않다.

이른바 화완和緩이란 바로 맥이 오가는 모습이 조화로운[來去從容] 것으로, 오는 모습이 매우 급하지도 않고 충격이 없으며, 거두는 모습 또한 즉시 사라지는 것이 아니다. 어떤 의가醫家들의 표현처럼, 오가는 모습이 시원하다. 맥박은 분당 70여 회인데, 어떤 사람은 60여 회일 수도 있으며, 60여 회인 경우도 상당히 많다. 그러나 대부분 정상인은 운동선수이거나 자주 헬스나 요가, 기공을 하는 사람이 아니라면 보통 70여 회를 보인다. 맥박의 리듬이 일정하여, 중간에 정지가 없으며 빨라지거나 느려지지 않는다. 부드럽다는 것은 맥관에 탄력성이 있음을 의미하는데, 손끝에 튕김[彈指]은 없다. '탄지彈指'라는 것은 맥박의 박동으로 인해 손끝에 느껴지는 충격력을 의미하며, 이러한 박동은 탄력적이지 않고 조화롭지도 않다. '탄지맥彈指脈'은 다음 관련 부분에서 상세하게 다룰 것이다.

정상인의 맥동은 탄지하지 않으며, 약간 폭신한 느낌이 있어 좀 약한 듯하다. 왜일까? 인체는 생리적으로 충분한 여지를 보유하고 있다. 양의에서 말하듯이, 간은 25퍼센트만 남아 있어도 전체 기능을 수행할 수 있으며, 신장 역시 4분의 1만 있어도 온전히 기능을 수행할 수 있다. 따라서 정상인이라면 신장이 하나만 있어도 정상적인 기능을 수행한다. 실제로 인체의 조직은 모두 교대로 쉬기 때문에, 대부분의 조직은 쉬면서 일부 조직만이 일한다. 따라서 이들은 충분한 여지가 있으므로 정상적인 맥상은 조화롭고 부드럽다[從容和緩]. 중의적으로 말하면 "양기가 치밀해야 견고하다[陽密乃固]", 다시 말해 인체의 에너지 대부분은 모두 숨어 있으며 결코 큰 힘을 들여 지탱하지 않는다. 이것이 정상적 생리 상태다. 그래서 정상 맥상은 부드럽고 폭신한데, 이는 인체의 기능이 아직 다 충분히 발휘된 상태가 아니므로 좀 약한 것이다. 맥이 부드러우면서도 비어 있지 않으며, 누른다고 해서 바로 없어지지도 않는다. 이것이 정상 맥상의 특징이다.

정상 맥상을 과연 만날 수 있을까? 만날 수 있기는 하지만 매우 적다. 나는 평생 열 명도 본 적이 없다. 그중 두 명은 60세가 넘었는데, 암이 치료되고 나서 맥상이 거의 정상으로 돌아왔다. 나조차도 부러울 지경이었는데 내 몸보다 상태가 더 좋았기 때문이다. 내 맥은 좀 큰 편이다. 탄지맥彈指脈은 없지만 확실히 병맥이다.

나는 여태껏 임상에서 완전한 정상맥을 아홉 명 보았는데, 처음 만난 정상맥은 어느 공군 조종사였다. 당시 나는 환자가 조종사인지도 몰랐다. 매우 외딴 산골짜기에 왕진을 갔는데, 군인 옷을 입은 사람이 침대에 누워 있었다. 환자는 고열에 시달리고 있었고, 청진기를 대고 고진叩診과 촉진觸診을 해보니 우측 흉강 전체에 물이 차 있었으나, 맥상은 여전히 조화롭고 부드러웠으며[從容和緩] 단지 우맥右脈만 미미하게 부삽浮澀해서 깜짝 놀랐다. 나는 환자가 농민인 줄 알았다. 문화대혁명 당시 농민들이 군인 옷을 많이 사 입었기 때문이다. 그런데 알고 보니 환자는 가족들을 만나러 집으로 돌아온 조종사였다. 그는 과거에 거의 병을 앓은 적이 없었다. 양의에서는 신체검사 지표가 모두 정상인 경우에도 몸이 특별히 좋은 사람을 골라내는데, 아마도 폐활량이나 각종 반응 능력이나 적응 능력의 지표를 통해 위험 대처 능력 등을 알아낼 수 있기 때문인 것 같다. 내가 맨 처음 접한 정상맥은 폐렴에 흉수를 겸한 환자였고, 한 손만 정상맥이었다.

※정상적인 촌구맥

① 맥률脈律이 규칙적이며 중간에 끊기지 않는다.

② 맥률脈率은 일반적으로 분당 60~80회이다. 극소수의 운동선수나 장기간 기공, 요가를 한 사람은 분당 60회 이하를 보인다.

③ 맥체의 길이는 촌寸, 관關, 척尺 삼부가 모두 손끝에 감지되며〔應指〕손끝에 꽉 찬다〔滿指〕. 어떤 사람은 척맥의 뒤〔尺後〕에서도 맥박의 박동이 느껴지는데 정상맥에 속한다. 맥의 세로 방향 형체는 기본적으로 직선이며 구부러져 있지 않다. 성인의 맥의 가로 방향 너비(맥체의 크기)는 (손끝의 느낌으로) 약 3±0.5밀리미터이다.

④ 맥력은 부드럽거나, 약간 부드럽다. 혹은 세기가 적당(허하지도 약하지도 않으며, 탄력이 있되 탄지彈指하지는 않음)하며, 촌관척부에서 침취하여도 맥동脈動이 느껴진다.

⑤ 맥위에 있어, 부浮, 중中, 침취沉取 모두 손끝에 감지되며〔應指〕, 부취와 중취의 가운데부터 중취와 침취의 가운데까지 맥박의 박동감이 가장 확실하다. 중취에서 맥박이 확실하며 세기가 적당한 경우가 대부분이다. 그 밖에 정상인 대부분 척부의 맥위는 약간 낮다(침沉). 일반적으로 중취하면 손끝에 감지되나〔應指〕 부취에서는 손끝에 감지되지 않으므로, 고서에서는 '척맥은 침한 것이 일반적이다

〔尺脈以沉爲度〕'라고 언급하였다.

⑥ 맥세는 원활하며, 부드럽고 긴장되어 있지 않다.

촌구의 맥상이 위 여섯 가지 특징에 모두 부합해야 정상 맥상이다. 이 여섯 방면에서 고대 의가家들은 맥상에 위기胃氣가 있고 신이 깃들고[有神], 뿌리가 있어야[有根] 함을 특별히 강조하였다.

사실상 맥의 위胃, 신神, 근根 세 가지를 관찰하는 요령은 다음과 같다. 맥이 조화롭고 부드럽거나 적당하게 탄력이 있으면 위기胃氣가 있는 것이고, 침취해서도 손끝에 감지되며[應指], 특히 척맥에서 침취해서도 손끝에 감지되며[應指], 세기가 적당하면 신기腎氣의 뿌리[根]가 있는 것이다. 실제로 관찰해 보면, 정상맥에만 위胃, 신神, 근根이 있는 것이 아니라 병맥病脈이어도 위胃, 신神, 근根이 모두 있으며, 만약 이들이 없다면 대개 병세가 매우 위중하다.

정상맥의 정상적 변화

앞에서 나는 '평범한 것을 알아야 변화를 통달한다[知常達變]'고 강조하였는데, 인간의 생리적 상태와 병리적 상태는 차이가 있으며, 생리적 상태와 병리적 상태에서도 '일상[常]'과 '변화[變]'의 문제가 있어서, 정상 맥상 또한 약간의 변동이 생길 수 있다.

정상인은 일상생활과 업무 속에서 생리 활동, 기후, 계절, 환경 등의 요인에 따라 몸과 마음뿐만 아니라 맥상까지도 변화를 일으킨다. 만약 변화의 정도가 크지 않으며(예: 운동이나 흥분한 뒤 맥이 약간 빨라지거나, 식후 맥이 약간 활삭滑數하거나, 화낸 후 맥이 약간 현弦해지거나, 날씨가 덥거나 땀을 흘린 뒤 맥이 약간 허대삭虛大數해짐 등), 지속되는 시간이 짧고(일반적으로 몇 시간 이내 회복됨) 이후 정상 상태로 회복되는 경우는 병맥病脈이 아니며, 정상 맥상의 정상적 파동 범위에 속한다.

1) 성별의 차이: 성별에 따라 맥상은 상이하다. 일반적으로 여성의 맥은 남성보다 약간 가늘고 약하며[細弱] 약간 빠르다. 맥형脈形 또한 가늘고 작은 편이다.

2) 연령의 차이: 건강인의 맥상은 연령에 따라 각종 변이를 보인다. 3세 이하 소아는 정상 맥박이 분당 100회 정도 된다. 5, 6세 소아는 분당 80~90회인 것도 정상이다. 청년층의 맥상은 비교적 크며 힘이 있고[有力], 노인의 맥상은 대부분 약간의 현상弦象을 겸하는데 모두 정상적 맥상에 속한다.

3) 체질의 차이: 체질적으로 키가 크고 골격이 큰 사람은 맥상이 나타나는 부위가 긴 편이며, 키가 작고 마른 사람은 그 부위 또한 짧은 편이다. 마른 사람의 맥은 대부분 뜬 편[偏浮]이며, 살찐 사람의 맥은 대부분 가라앉은 편[偏沉]이다. 운동선수는 대부분 약간 느리며[緩] 힘이 있거나[有力] 심지어 지맥遲脈을 보인다.

이상의 맥상은 모두 정상 맥상에 속한다. 그 밖에 선천적 요인에 따라 육맥이 동시에 침세沉細하면서도 병이 없는 경우가 있는데, 이러한 맥상을 육음맥六陰脈이라 부른다. 또한 육맥이 동시에 홍대洪大하며 병이 없는 경우에는 육양맥六陽脈이라 부른다. 정상인 중에 육양맥六陽脈이나 육음맥六陰脈인 사람들은 한평생 이러한 맥상을 보이기도 하며, 심지어 발병 시에도 보인다. 이들은 특수한 정상 맥상에 속하며 병맥이 아니다.

4) 맥위의 변이: 어떤 사람의 맥은 촌구에서 나타나지 않고 척부에서 손등으로 비스듬히 올라가 나타나는데, 이런 경우를 사비맥斜飛脈이라 부른다. 또한 맥이 촌구의 뒤쪽에 나타나는 경우 반관맥反關脈이라 부른다. 그 밖에 손목의 다른 위치에서 맥이 나타나기도 하는데, 이들은 생리적인 특수한 맥위의 변이, 즉 요골동맥의 해부학적 위치의 변이로서 병맥이 아니다.

5) 정서적 요인: 사람은 일시적인 공포, 흥분, 염려, 긴장 등의 정서적 변화에 따라 맥상에도 일시적 변이를 보이며, 안정을 되찾고 나면 맥상은 다시 정상으로 회복된다. 『소문』「경맥별론經脈別論」에 이르기를, "사람의 거처나 움직임 여부, 씩씩하거나 겁냄에 따라 맥 또한 그에 따라 변할까?[人之居處, 動靜, 勇怯, 脈亦為之變乎] …… 무릇 사람이 놀라거나 무섭거나 성내거나 힘들거나 움직이거나 고요하거나 모두 변한다[凡人之驚恐恚勞動靜, 皆為變也]"라고 하였다. 일반적으로 기뻐하면 기가 느려지므로[喜則氣緩] 기분이 좋으면 맥 또한 대부분 약간 느려진다[緩]. 화를 내면 기가 위로 오르므로[怒則氣上] 맥은 대개 현弦해진다. 놀라면 기가 어지러워지므로[驚則氣亂] 맥이 일시적으로 불규칙해지기도 한다. 일단 소리 높여 얘기하거나 심하게 웃거나 울거나 화를 심하게 내면 맥상은 모두 일정 정도 변한다. 이런 경우 환자의 맥상을 짚어 보고 나서, 안정을 되찾게 한 다음 다시 맥상을 관찰하여 전후를 반드시 대조해야 한다. 안정된 이후의 맥상이 정확하다.

6) **운동의 영향**: 격렬하게 운동하고 나면 맥상은 대부분 홍삭洪數하다. 장기간 육체노동에 종사한 사람의 맥은 대부분 약간 크면서도 유력有力하다. 수면은 정상적 맥상에 일정 정도 영향을 준다. 대부분의 정상 소아와 일부 성인은 수면 시 활맥滑脈을 보이는데, 깨어나면 활맥이 사라진다. 또한 삽澁의 정도가 아주 심하지 않은 삽맥은 수면 시 삽한 느낌이 사라질 수도 있다. 따라서 최대한 환자가 깬 상태에서 맥상을 관찰해야 한다.

그 밖에 임상에서는 이런 경우도 흔하다. 진료실이 3층에 있을 경우, 환자가 계단을 올라온 다음 바로 진료를 시작하면 맥상이 약간 빨라지거나 약간 커지거나 약간 활滑해질 수도 있다. 이런 경우 환자를 잠시 휴식하도록 한 다음 다시 맥상을 관찰하면 전후 맥상의 차이를 알 수 있다.

7) **음식의 영향**: 식후에는 맥이 약간 빨라지고 힘이 있으며[有力], 음주 후에는 더욱 두드러지는 반면, 허기가 지면 맥은 완약緩弱해질 수 있다. 그중 음주의 영향이 가장 두드러진다. 음주 후에 맥상은 빨라지거나 활滑해지거나 활삭滑數해지며, 심지어 약간 커지기도 한다. 방금 식사를 마쳤다면, 맥상은 보통 평소보다 힘이 있는데, 대부분 확실히 과장될 정도로 유력해진다. 심지어 비허脾虛한 사람의 경우, 식후에는 원래의 허맥虛脈이 완전히 사라지고, 아주 유력해지기도 한다. 예를 들어, 십이지장궤양의 비위기허脾胃氣虛 환자는 본래 관맥關脈이 침沈하나, 식후에는 약간 일어나기도 한다. 식사는 맥상에 직접적으로 영향을 미치므로, 식후 한두 시간 후에 환자의 맥상을 관찰하는 것이 비교적 정확하다.

8) **진맥 시간의 영향**: 진맥 시간에 관해, 『내경』에서는 "진맥은 보통 새벽녘이 좋다[診法常以平旦]"고 강조하며, 시간이 맥상에 미치는 영향을 반영하였다. 이러한 관점은 환자의 맥상에 대한 간섭이 가장 적은 시간에 관찰한 맥상이 질병의 본질을 가장 잘 반영한다는 것이다. 임상에서는 새벽녘[平旦]에 진맥하기 어려우므로, 기타 시간에 진맥하면 맥상은 다소 그 영향을 받게 된다. 따라서 반드시 환자를 먼저 안정시킨 다음 진맥해야 한다.

아침, 점심, 저녁 맥상을 비교해 보면, 몇몇 특수한 환자의 경우 매우 중요한 임상적 의의가 있다. 어떤 환자는 아침에 혈압이 높은데, 이는 간담의 문제 때문일 수도 있다. 만약 낮에 혈압이 높다면 신장의 문제로 인한 것일 수 있으며, 일부 비허脾虛 환자는 저녁 식후부터 저녁 9시에서 11시(태음경) 무렵의 기가 왕성한 시간[太陰經旺時])까지 맥상이 비교적 조화롭고 부드럽지만[從容緩和], 낮에는 비교적 현삽弦澀한 맥상을 보인다. 특히 입원 환자의 경우, 의사가 그 맥상에 대해 확실히 알지 못하겠다면 반드시 아침에 진맥을 해봐야 한다.

9) **계절적 요인**: 계절과 기후의 변화는 수시로 인체의 생리적 활동에 영향을 준다. 이론적으로 인체가 사계절 자연의 변화에 적응하여 생리적으로 조절해 나가는 과정이 맥상에도 반영된다고 여겨 왔다. 『소문』「맥요정미론」에 이르기를, "만물의 밖, 육합의 안에서 천지의 변화와 음양의 반응은 …… 사시 변화의 움직임을 따라 맥 또한 상하로 같이 움직인다[萬物之外, 六合之內, 天地之變, 陰陽之應, …… 四變之動, 脈與之上下]"라고 하였듯, 정상인에게는 계절의 기후와 관련된 사계절의 맥상이 나타난다. 이것을 『소문』「평인기상론」에서는 '봄에 위기가 있

는 맥은 약간 현하다[春胃微弦]', '여름에 위기가 있는 맥은 약간 끌어올리는 듯하다[夏胃微鉤]', '가을에 위기가 있는 맥은 약간 가볍다[秋胃微毛]', '겨울에 위기가 있는 맥은 약간 무겁다[冬胃微石]'로 정리하고, 이들을 평맥平脈, 즉 정상 맥상으로 간주하였다. 여기서 말하는 '현弦', '구鉤', '모毛', '석石' 4종 맥상은 현재 우리가 말하는 현맥弦脈, 홍맥洪脈, 부맥浮脈, 침맥沉脈을 가리킨다. 『소문』에서는 춘하추동 사계절에 따라 정상 맥상은 상이하다고 주장하며, 봄에는 약간 현弦해지며 여름에는 약간 홍洪해지고 가을에는 약간 부浮해지며 겨울에는 약간 침沉해진다고 보았다. 우리가 건강한 사람들의 사계절 맥상 변화에 대해 아직 조사해 보지 않아 이러한 결론이 정확한지는 알 수 없으므로, 여기까지 언급하겠다.

중의의 전통 서적에서는 정상 맥상이 낮밤의 다른 시간에 음양의 성쇠盛衰에 따라 변하거나, 동서남북의 방위가 다른 지역일 경우 맥상에 차이가 있는 경우를 언급하고 있다. 그러나 체계적인 대조와 관찰이 부족하므로, 더 이상 언급하지 않겠다.

10) 약물의 영향: 특히 혈압 강하제와 같이 심혈관계에 작용하는 약물은 맥상에 직접적 영향을 미친다. 예를 들어, 혈압약을 복용한 지 한 시간도 되지 않아 환자의 맥상은 이미 완전히 달라져서, 원래의 현맥弦脈이 부드럽게 변한다. 비록 현맥의 느낌이 완전히 사라지지는 않는다 하더라도 원래 현弦하면서도 탄지彈指하였다면, 복약 후 탄지맥이 사라져 버리기도 한다. 심지어 어떤 경우에는 동맥경화로 인해 생긴 맥상의 단단한 느낌마저 덮어 버린다. 그 밖에 아트로핀을 복용하거나 주사한 후 맥상은 보통 삭맥數脈이나 질맥疾脈을 보인다.

이상의 내용을 종합하면, 각종 질병 외 요인들 또한 맥상에 영향을 미치므로, 평소 이러한 요인들의 영향으로 인해 오진하진 않도록 주의해야 한다.

2. 병맥 개론

병맥病脈의 종류에 관하여 2천여 년 동안 역대 의가들은 임상 관찰을 통해 병인, 병기의 본질적 차이를 발견함으로써 수십 종의 감각이 다른 병맥을 발견하였다. 나는 여태껏 임상에서 흔히 나타나는 40여 종의 병맥을 관찰하였다.

병맥이란 무엇인가?

이른바 병맥病脈이란 질병 과정에서 나타나는 비정상적 맥상으로서, 이들은 증상과 신체의 징후, 질병의 과정에서 나타나는 객관적 현상의 일부이며, 질병의 본질을 이해하는 중요한 수단이 된다. 병맥은 정상적 맥상과 상대적인 개념이므로, 먼저 정상 맥상을 파악하고 있어야만 병맥의 느낌과 형태 및 의의를 이해할 수 있다.

질병이란 무엇인가? 질병은 실제 인체의 변이적 과정으로, 몸과 마음에 나타나는 비정상적인 변이 상태를 가리킨다. 이러한 변이는 일종의 '불리한' 변이이며, 생물의 진화를 유도하는 유리한 변이가 아니다. '불리하다'라고 표현하는 것은, 인간의 능력, 감각, 생활의 질, 혹은 수명이나 종족의 번식에 불리하다는 것이다. 인체는 각 기관과 조직이 밀접하게 연관된 유기체로서, 많은 신체의 변이적 요소들은 흔히 심혈관계에 영향을 미쳐 맥박에 변화를 일으킨다. 맥상은 특정 방면에서 질병 변화의 현상과 성질을 반영하고 있다.

병맥은 여러 종류로 나뉘며, 중의학 역사 속에서 십여 종에서부터 수십 종으로 분류된다. 이는 모두 의가醫家들이 실제 임상을 통해 관찰하고 검증해 낸 결과이다. 미래에 인류는 더 첨단화된 의학으로써 맥상을 연구할 것이다. 맥상을 포함한 환자의 모든 증상과 신체 징후는 생명이 질병 과정에서 반응하며 나타내는 자료의 일부로서, 이러한 자료는 정상인에게는 없거나 그다지 뚜렷하지 않은 것들이다. 정상인에게 없고 질병 과정에서만 발견되므로, 이러한 자료는 우리가 질병의 본질을 이해하는 주요 현상이 되며, 이 현상을 통해 질병을 인식하거나 인식하는 방법을 찾아낼 수 있다.

나는 환자에게서 얻은 자료는 어떤 것도 유용하지 않은 것이 없다는 태도를 견지한다. 단지 자료의 의미를 해석하지 못하는 '낙후된' 의학적 이론이 문제이다. 여기서 '낙후'는 발전의 각도에서 미래의 더 첨단화된 의학적 수준보다 뒤떨어진 것을 말하는데, 더 중요한 것은 임상에서 실제 요구하는 수준에 도달할 수 없을 만큼 뒤떨어져 있다는 것이다.

다시 말해, 임상적 사실을 모두 해석해 낼 수 없으므로 질병에 대한 이해가 필연적으로 불충분할 수밖에 없다. 그러므로 고도의 의학은 환자에게 발생하는 모든 증상과 신체적 징후 및 검사 수치의 이상 등과 질병의 과정에서 나타나는 모든 현상과 변화를 모든 의사가 반드시 해석하도록 해야 한다. 현재 중의는 이미 이러한 수준에 접근했으므로, 정규 교육을 받은 중의사에게 자신이 관찰한 것, 특히 환자가 말한 모든 증상을 반드시 해석하도록 요구하는 것은 당연하다. 의사가 한 환자를 30분에서 1시간 정도 진찰한 다음 문진問診에 답한 모든 증상과 망진望診, 문진聞診, 절진切診에서 관찰한 모든 신체의 징후, 특히 질병 변화 과정의 관건이 되는 특징적 증상과 신체 징후의 변화를 정확하게 해석할 수 있다면, 이 의사는 기본적으로 질병의 본질을 꿰고 있으므로 질병 발전 과정의 전후를 파악하여 적절한 치료를 할 수 있다.

만약 많은 증상들을 해석해 낼 수 없으며, 어떤 양의사들처럼 다수의 증상과 신체의 징후를 모두 버리거나 심지어 기록조차 하지 않는다면, 양의처럼 단편적으로 질병을 이해할 수밖에 없다. 이로 인해, 각종 질병에 대해 근치根治하지 못하는 환자가 생긴다. 감기의 경우 양의에서 근치가 가능할까? 폐렴의 염증은 모두 흡수될까? 양의의 의학적 시스템은 한 가지 질병을 완전히 해결할 수 없다. 왜냐하면 양의는 각 질병의 일부만 보고 나머지는 고려하지 않기 때문이다. 이렇게까지 말하는 것은 좀 심하기는 하다. 양의에서도 합병증이나 병발증, 병리와 생리 등 보충 설명을 하기도 하지만, 각종 독립된 질병의 종류에 관한 인식의 핵심을 살펴보면 한 가지 포인트에 고정되어 있다.

어떤 질병을 막론하고 사실 종합적 요인에 의해 형성된다. 이 사람에게는 이러한 종합적 요인으로 나타나고, 저 사람에게는 또 다른 종합적 요인이 주요한 작용을 일으킨다. 양의의 모순이나 편협성에서 가장 주요한 것은 바로 이러한 문제를 충분히 인식하지 못한다는 점이다.

각종 질병이나 개별 환자의 질병의 본질을 이해하려면, 질병의 발생과 발전 및 변화를 결정짓거나 그 과정에 영향을 미치는 종합적 요인에 대해 반드시 전체적이며 객관적으로 파악하고 있어야만 한다. 그뿐만 아니라 종합적 요인은 반드시 여러 종류가 다방면에 걸쳐 있으므로, 이들을 파악하려면 환자의 병변에 관한 모든 자료를 전체적으로 수집해야만 다각도로 분석하여 종합적 판단이 가능하다.

자료를 수집하는 과정에서 병맥에 관한 자료 또한 필수불가결하다. 병맥을 통해 병변에 어떤 요인이 복합되었는지 발견함으로써 질병 본질의 일부를 분석할 수 있다. 따라서 미래 의학은 부득불 맥진에 대해 연구할 수밖에 없다. 그때 가서 현대 과학조차 맥상을 연구하는데, 중의사들이 맥을 짚을 줄 모르고 병맥의 진단 의의조차 모르는 우스운 상황이 벌어질 수도 있다.

'맥상의 형성 원리'로써 '맥상주병'을 대체하는 이유

중의가 임상에서 세밀하게 질병의 맥상 변화를 관찰하여 수십 종의 병맥病脈을 분류해 낸 이유는 바로 각종 병맥을 통해 일정 각도에서 질병의 본질을 발견하고 판단할 수 있기 때문이다. 그리고 이것은 또한 병맥의 진단 의의를 의미한다. 전통 맥학 관련 저서나 현대의 맥진 교재에서는 모두 '맥상이 질병을 주관한다[脈象主病]'는 것으로 각종 병맥의 진단 의의를 설명하고 있다.

'맥상이 질병을 주관한다[脈象主病]'라는 용어는 고대 의가들이 진단 시 맥진의 중요성을 매우 강조하기 위해 쓴 것이었다. 예를 들어, 중의의 조사祖師 장중경은 『상한론』과 『금궤요략』에서 'OO병맥증병치病脈證並治'라고 각 편의 제목을 썼다. 사실 여기서 '맥증脈證'은 모두 '증거'를 의미하며, 우리가 말하는 증상과 신체의 징후 및 생활사,

개인사, 치료사, 발병과 병세의 변화와 관련된 객관적 경과 등을 포함한다. 다시 말해, 임상에서 맥상을 포함한 증상과 신체 징후의 현상과 변화를 통해 질병의 성질과 그 흐름을 판단하여 치료할 수 있다. '맥脈'을 '증證'의 앞에 둔 것은, 변증에 있어 맥상이라는 신체 징후의 중요성을 강조하기 위한 것일 따름이다.

왕숙화王叔和 이후 의가醫家들은 '맥상주병'이라는 용어를 즐겨 썼다. 예를 들어 '부맥은 풍사가 위주이고[浮脈主風] (사기가: 옮긴이 보충) 주로 표에 있다[主表]'라는 것은, 부맥浮脈은 풍증風證이나 표증表證에 속함을 의미한다. '맥상주병'을 통해 각종 병맥의 진단 의의를 언급하는 것은 큰 오류는 없지만 적잖은 병폐가 있다. 각종 병맥이 형성되는 원인과 원리를 설명하는 것을 통해 그 진단 의의를 드러내는 것이 더욱 과학적이다. 그리하여 나는 '형성되는 병기病機'로써 '맥상주병'을 대체하였다.

각종 병맥病脈이 '형성되는 병기'로써 '맥상주병'을 대체하여 그 진단 의의를 설명하는 주요한 이유를 요약하면 다음과 같다.

첫째, 질병의 과정에서 나타나는 각종 병맥은 단지 병변이 나타나는 중요한 신체 징후의 하나일 뿐이며, 이는 다른 증상이나 신체의 징후와 마찬가지로 질병의 현상에 불과하다. 단순하게 어떤 현상이 어떤 병을 주관한다고 말할 수는 없다. 이것은 마치 '두통은 주로 감기이다[頭痛主感冒]', '두통은 주로 표증이다[頭痛主表證]', '두통은 주로 간양상항이다[頭痛主肝陽上亢]'라고 하거나 '뒷목이 뻐근한 것은 주로 경병이다[項強主痙病]', '뒷목이 뻐근한 것은 주로 태양상한표증이다[項

强主太陽傷寒表證]'라고 말할 수 없는 것과 같은 이치이다. '어떤 맥상이 어떤 질병이나 어떤 증證을 주관한다'는 식으로 말하는 것은 부적절하다. 우리는 특정 병증에서 자주 나타나는 특정 맥증脈症의 임상적 사실에 근거하여, 거꾸로 임상에서 특정 맥이 나타날 경우 특정 병증이 있을 수도 있다고 추론할 수 있을 뿐이지, 특정 병증을 '주관한다'고 말할 수는 없다.

둘째, 전통 맥학서는 '맥상이 질병을 주관한다[脈象主病]'로부터 심지어 '어떤 맥이 어떤 증상을 주관한다'라고까지 연결지었다. '동맥動脈은 주로 통증이다[動脈主痛]', '동맥動脈은 주로 놀라서 생긴다[動脈主驚]', '현맥弦脈은 주로 통증이다[弦脈主痛]' 등이 그 일례이다. 그리하여 '맥상주병'의 의미는 거의 일종의 현상(맥상)이 다른 특정 현상(증상이나 기타 신체의 징후)을 '주관한다'라는 식으로 변형되기에 이르렀다.

한편 '동맥動脈'과 '통증[痛]', '동맥動脈'과 '놀람[驚]', '현맥弦脈'과 '통증[痛]'의 양자 간에 주종 관계가 있는 것은 아니며, 동시에 '통증[痛]'과 '놀람[驚]' 모두 증상이지 진단적 결론은 아니다. 따라서 각종 병맥의 진단 의의를 언급할 때 '동맥動脈은 통증을 주관한다[動脈主痛]' 등으로 '동맥動脈이 주관하는 병증[動脈主病]'을 설명하는 것은, '동맥動脈'의 진단 의의를 토론하는 데 실질적이지 못하며 우리가 질병의 성질을 인식하고 진단하는 데 도움을 주지 못한다.

셋째, 맥진의 기본적 작용과 주요한 가치는 '증을 변별하는 것[辨證]'을 돕는 데 있다. 다시 말해, 질병의 본질적 속성(병인病因, 병기病機, 병소病所의 속성)을 분석하는 데 도움이 되는 것이지, 이들이 '주관하는 병증主病'을 통해 질병의 종류나 증후證候, 증상을 판단하는 것이 아니다. 따라서 '맥상주병'의 내용이 우리가 질병의 종류를 판단하는 데 도움을 줄 수 있을지라도, 여전히 맥진의 주요한 가치를 드러내는 것은 아니다.

넷째, 각종 병맥을 통해 질병의 본질적 속성을 분석하는 것은 각종 병맥이 각 증상과 신체의 징후처럼 그것이 형성되는 원리를 내포하고 있기 때문이다. 즉 형성되는 원인(병인), 형성되는 과정(병기), 형성되는 경로(어떤 조직이나 장부, 즉 병소) 및 최종적으로 어떻게 각종 맥증脈症이 형성되었는지를 가리킨다. 이러한 맥증脈症이 형성되는 원리를 파악할 때 질병 본질의 속성 일부를 알 수 있으며, 이는 맥진으로 질병의 성질을 진단하는 기초가 된다.

병맥 '형성 원리'의 의미와 그 순서

장중경의 『상한잡병론』에서부터 왕숙화의 『맥경』을 포함해서 역대 의가들은 일반적으로 세 방면에서 각 병맥의 형성 원리를 거론하였다. 즉 병인病因, 병기病機, 병소病所(병위病位) 세 방면에서 질병의 본질을 연구했으나, 많은 맥학서에서 흔히 '맥상주병脈象主病'이라는 식으로 간단히 언급했을 따름이다. 나는 기본적으로 역대 의가들이 연구한 내용을 계승해 병맥의 '형성 원리' 중에서 특정 맥상이 형성되는 다양한 경로(병소 혹은 병위)의 병인, 병기를 부연 설명하겠다.

이른바 병맥이 '형성되는 원리'의 실제 내용은 병맥을 일으키는 병인, 병기, 병소를 가리킨다. 각종 병맥의 병인, 병기, 병소와 관련된 '형성 원리'의 내용을 확실히 파악한다는 것은, 사실상 각 질병 병변의 본질을 이해하는 것이며, 각 병맥의 진단 의의를 정확히 파악하는 것이다. 이것은 '맥상주병'을 통해, 각종 맥상이 어떤 질병이나 증후, 증상을 진단할 수 있는가를 보여 주는 것보다 더욱 본질적이며 정확하고 과학적이며 치료에 더 실용적이다. 그러나 같은 병맥이라도 그 형성 원리는 보통 단일하지 않다. 한 병맥이 다른 병인, 병기로 인해 동일한 현상으로 나타날 수 있으며, 병인과 병기가 같을지라도 경로(병소)가 다를 수도 있다. 따라서 각종 병맥의 '형성 원리'를 언급할 때 각기 다른 병인, 병기, 병소를 상세히 다룰 것이다.

한 병맥의 병인과 병기가 동일하지는 않지만, 임상의 발병률에 따라 대략적인 분류는 가능하다. 나는 보통 특정 병맥에서 흔히 나타나는 병인과 병기를 그 맥의 '주요한 병인[主因], 주요한 병기[主機]'로 간주하며, 동시에 '주요한 병인, 주요한 병기'를 '형성 원리'의 제1, 제2로 우선 설명한 다음, 상대적으로 드물게 나타나는 병인과 병기를 뒤에 설명한다. 예를 들어, '삽맥澀脈'의 '형성 원리'에서 삽맥의 진단 의의를 언급하면서, 삽맥을 일으키는 네 가지 병인 병기를 습체濕滯, 음사가 머묾[停飮], 어혈瘀血, 음의 고갈[陰枯] 순으로 열거하였다. 그리고 임상에서 삽맥을 일으키는 병인이 주요하게 습사, 음사飮邪, 어혈 순임을 강조하며, 음액고갈陰液枯竭 병기는 드물게 나타난다고 확실히 명시하였다.

이렇게 병인 병기의 순서를 정한 것은 의사들이 진단 시 일반적인 것[常], 변화된 것[變], 주요한 것[主], 부차적인 것[次]을 쉽게 구분하도록 배려한 것이다. 즉 임상에서 특정 병맥을 발견했을 때, 우선 일반적인 병인 병기의 각도에서 분석하고, 그 맥의 '주요한 병인과 주요한 병기'에 먼저 접근한 후 감별진단으로 나아가도록 유도하는 것이다.

3. 맥상 형성 원리의 감별 방법

맥상이 형성되는 원리의 감별 방법은 주요하게 사진을 참조하는 방법[四診合參]과 맥상 자체를 감별하는 방법, 두 가지로 나뉜다. 실제로 임상에서 각종 맥상 원리의 감별은 모두 반드시 사진합참을 전제로 한다. 고금의 맥학서에서는 맥상을 포함한 사진합참의 질병과 증후 감별에 대한 진단 의의를 강조하였지만, 사진합참을 통해 동일한 맥상의 다른 형성 원리를 어떻게 감별할 것인지에 대해서는 별로 언급하지 않았다.

한편 맥진은 사진을 통해 최후 결론을 판가름하는 관건이 된다. 우리는 망진望診, 문진聞診, 문진問診을 통해 이미 질병에 대한 성질, 즉 병인과 병기의 속성에 대해 70~80퍼센트 이해한 상태이다. 만약 감기 환자라면, 풍열로 인한 것인지, 아니면 풍한에 의해 표가 닫혔기[風寒閉表] 때문인지 등등, 맥상을 통해 문진問診 과정에서 의심한 내용을 감별하여 최후 진단하고 결론을 내린다. 그리하여 사진합참을 통해 같은 맥상의 다른 원리를 감별하는 부분은 거론하지 않았다. 그러나 실제로 사진합참 과정은 의사의 머릿속에서 한 번 거치기 마련이다.

만약 한풍으로 인한 울열[寒風鬱熱]이라면, 밖으로는 추위를 많이 타고 두통이 있으며, 속으로는 체내 울열鬱熱이 있어서 목이 마르고 아파서, 풍열감기[風熱感冒]와는 다르다. 비록 인후통이 있다 하더라도, 풍열이면 오한惡寒이 심하지 않다. 환자가 오한하니 풍열은 아니다. 풍열은 보통 땀이 나지만[有汗] 이 환자는 땀이 없으니[無汗] 은교산증銀翹散證이 아니다. 표한울열表寒鬱熱은 일종의 대청룡탕증류大靑龍湯證類에 해당한다. 꼭 석고石膏를 쓰지 않더라도, 양단탕陽旦湯(계지탕桂枝湯에 황금黃芩을 더함)을 쓸 수도 있으며 황금黃芩, 황련黃連, 연교連翹를 약간 더해서 울화를 내려야[清鬱火] 한다. 마지막으로 진맥을 해서 맥이 부긴浮緊한가를 살펴야 한다. 맥이 부긴하면 표한表寒으로 인한 울화가 아직 다 풀리지 않았기 때문이다. 거꾸로 보면, 맥상은 증상 감별에 있어 최종 판가름하는 요인이 된다.

임상의 각종 맥상이 어떤 병인 때문인지 알아내려면, 실제 증상과 신체의 징후를 결부해야만 하는 것이 상식이다. 임상에서 확실히 상당히 많은 맥상이 의사의 생각과 달리 나타난다. 따라서 단순히 '맥을 버리고 증을 따를[捨脈從證]' 수 없으며, 다시 한번 차트를 꼼꼼히 살피거나 문진問診이나 기타 진단 내용을 보충하여 고려해야 한다.

맥상 감별에 있어 우리는 사진합참 외에도, '맥상 자체의 감별'을 강조한다. 맥상 자체의 감별은 바로, 다른 성질의 동일 맥상이 다른 원리를 반영할 수 있음을 의미한다. 다시 말해, 우리는 어떤 맥상과 동시에 나타나는 다른 맥상을 통해 맥상의 형성 원리를 감별할 수 있다. 반드시 망진望診, 문진聞診, 문진問診을 거쳐야 하는 것은 아니며 맥상만으로도 가능한데, 이것이 '맥상 자체의 감별'이다.

제9강

맥률脈率에 따른 이상맥

1. 삭맥數脈

삭맥의 상

일반 성인의 경우 1분당 맥박수가 지속적으로 79회 이상 나타나는 것이 '삭맥數脈'이다. 좀 더 세분화하여, 1분당 맥박수가 지속적으로 80~95회를 유지하면 '약삭맥略數脈', 95~120회이면 '삭맥數脈'이라 명명하여 그 정도를 구분한다. 그 밖에 소아의 맥은 성인보다 좀 빠른 편이므로, 삭맥은 소아의 정상맥이다.

삭맥의 형성 원리와 진단 의의

1) 화열火熱의 성질이 빠르고 급하므로 심心, 맥脈, 혈血이 모두 급하

게 변함: 화사와 열사가 삭맥數脈을 야기하는 것은 비교적 이해하기가 쉽다. 왜냐하면 불이나 열의 성질이 모두 빠르고 급하기 때문에, 심장의 박동이나 맥관脈管의 운동, 혈액의 유속이 모두 빨라진다. 따라서 "삭하면 열이다[數則爲熱](『상한론』 제137조)"라고 한 것이다.

2) 정기와 병사의 격렬한 다툼이 기혈을 동요시켜 맥을 빠르게 함: 화열 외에도 정기와 사기, 격렬한 다툼 또한 흔히 나타나는 삭맥 생성원리의 하나이다. 사실상 화열 사기가 야기하는 삭맥 또한 이러한 원리를 갖고 있다. 정기와 사기가 싸울 때 사기가 우위에 있어, 정기와 화열 사기의 싸움에서 정기는 비교적 피동적 위치에 있으며 화열이 주동적 위치에 있으므로, 정사正邪가 격렬하게 싸울 때 기혈이 동요되고 급해져 삭맥이 생긴다.

그 밖에 위양衛陽과 한기寒氣의 다툼, 양기陽氣와 습기濕氣의 다툼에서도 삭맥이 나타나는데, 그 형성 원리를 아래에서 살펴보자.

① 양기와 한사의 다툼[陽與寒爭]: 장중경은 『상한론』 제51조에 이르기를, "맥이 뜨고 빠르면 발한할 수 있으며 마황탕이 적합하다[脈浮而數者, 可發汗, 宜麻黃湯]"라고 하였다. 많은 학생들이 이것을 보고 헷갈릴 수도 있다. '맥이 부삭浮數한데 풍열 때문이 아닐까?', '풍열증風熱證인데 왜 마황탕麻黃湯을 쓸까?' 여기서 헷갈리면 안 된다. 이 조문에서 말하는 것은 풍열증이 아니라 풍한표증風寒表證이기 때문이다.

1800년 전 장중경은 이미 "병이 들어 오한발열하면 양경에서 발병한 것이다[病有惡寒發熱者, 發於陽也]"라는 것을 관찰하고 인식했다. 이것은 양경의 한증寒證(특히 표한실증表寒實證)을 의미하며, 흔히 오한발열을 동반한다. 한사가 양기를 억압했지만, 양기와 한사가 상쟁하므로 발열할 수 있고 동시에 맥도 빨라질 수 있다. 임상에서 표한증表寒證인 환자가 40도가 넘게 열이 나면 맥이 상당히 빨라진다. 표한증은 오한이 나타나고 땀이 안 나며[無汗], 한사가 표를 막아[寒邪閉表] 머리와 몸에 통증이 뚜렷하다[頭身緊痛]. 따라서 고열이라도 화열 사기로 인한 발열이라고 할 수 없으며, 이와 정반대로 한사가 원인이다.

그런데 왜 열이 날까? 인체의 위양衛陽이 표表를 막고 있는 한사와 상쟁하는 과정에서 열이 나기 때문이다. 발열은 정사상쟁正邪相爭의 표시이며, 인체의 위양이 한사와 저항함을 의미한다. 이와 상반된 예는 보통 기관지 천식 환자에게 나타난다. 감기에 걸리면 열이 나지 않고 곧바로 천식이 나타난다. 그 원인은 바로 사기가 들어온 다음 체표의 위양과 체내의 양기가 한사와 대응해서 폐肺의 표表와 이裏에서 싸우지만 결국 발열의 정도까지 못 미치기 때문이다. 그래서 일단 표한을 접하면 바로 이裏로 빠져[陷裏] 천식으로 나타난다. 따라서 "맥이 뜨고 빠르면 발한할 수 있으며 마황탕이 적합하다[脈浮而數者, 可發汗, 宜麻黃湯]"에서 병인은 한寒에 속하며 화열 사기로 인한 것이 아니다. 그리고 병기는 정사상박正邪相搏에 속하며, 위양과 표한이 서로 맞서 싸우는 것이다.

임상에서 많은 의사들은 습관적으로 판란근板蘭根이나 항생제 등으로 이러한 발열을 다스린다. 그러나 위양을 공격하면 치료 효과가 좋지 않으며, 오히려 소아의 저항력을 떨어뜨려서 치료를 할 때마다 저항력이 저하된다. 우리는 발열이 일으키는 삭맥數脈의 근본 원인이 위양과 한寒이 싸우기 때문임을 확실히 알아야 한다. 이것을 알고 임상에서 치료할 때 정기를 북돋아 위기衛氣를 보강해 사기를 내쫓도록 해야지, 거꾸로 판란근이나 영양각羚羊角, 항생제와 같은 한성寒性 약물을 써서 위양을 억압해서는 안 된다.

장중경은 "맥이 뜨고 빠르면 발한할 수 있으며 마황탕이 적합하다[脈浮而數者, 可發汗, 宜麻黃湯]"고 하면서, 감초나 대추로 위양을 돕고 마황으로 표한을 발산하는 것이 직접적으로 몸을 돕는 거라고 암시한다. 당연히 마황탕은 주요하게 사기를 내쫓는[祛邪] 데 치중되므로, 사기가 물러나면 정기가 사기와 싸우지 않아 저절로 열이 내려 더 이상 삭맥이 나타나지 않는다. 따라서 이러한 삭맥의 병기는 정사상박으로서 위양과 한사가 싸우는 것이다.

② 양기와 습사의 다툼[陽與濕爭]: 양기와 습사가 상쟁하여도 삭맥數脈이 나타날 수 있다. 임상에서 흔히 나타나는 것은 이습裏濕으로서, 특히 삼초三焦 초막焦膜(소양삼초少陽三焦)의 양기(생리적인 소양 상화相火)와 습사가 다툴 때 흔히 '삭맥'으로 나타난다. 초막(삼초)은 "원기의 별사이다[原氣之別使也]"라고 하였듯, 신양腎陽의 명문지화命門之火가 분포되는 통로이자 상화지부相火之腑이다. 수진水津이 체내에 분포하는 것은 삼초의 상화相火가 이들을 증발시켜 분포된 결과로서, 초막은 표리를 출입하는 통로이다. 만약 초막에 습사가 심하게 막히면 인체의 양기는 자연적으로 이와 충돌하는데, 이때 '삭맥'이 나타날 수도 있다. 특히 정기가 사기를 이겨서 사기가 물러날 때, '전한戰汗'이 나타나기 바로 직전, 보통 맥박이 아주 빨리 뛴다. 이때 병인은 화火나 열熱이 아니라 양기와 습사가 다투는 것이다[陽與濕爭]. 만약 양기에 풍風이 더

해지면 갑자기 온몸에 심한 땀[大汗]이 나타난다. 습기가 속에서 밖으로 나오면서[外透] 특히 땀이 허리 아래로도 난다면, 열도 따라 내리기 마련이다. 그러나 땀이 '허리까지만 난다[齊腰而還]'면 습이 막힌[濕閉] 정도가 비교적 심하다는 뜻이다. 임상에서 어떤 환자들은 열이 한두 달 계속되지만, 일단 전한이 나타나면 열이 내리고 맥도 점차 느려진다. 그 원인을 살펴보면, 이러한 삭맥은 화열 사기 때문이 아니라 양기와 습사가 상쟁해서인데, 많은 사람들이 이 점을 인식하지 못한다.

한편 요즘 발열 환자들은 대부분 중의를 찾지 않지만, 미래 중의는 점차 양의에게서 급성병 환자를 빼앗을 것이다. 급성병은 치료 효과가 빠르므로, 의사들은 금방 유명해진다. '와, 그 의사 정말 대단해! 열이 40도나 되는데, 한 첩 먹고 나았어!', '와, 그 의사 정말 대단해! 우리 애가 경련에다 토하고 정신이 하나도 없었는데, 한 첩 먹고 멀쩡해졌어!'라고 소문이 난다. 그러나 막상 만성병은 죽기 직전에 찾아와, 약을 반 년에서 일 년 복용해서 좋아졌는데도 환자는 별로 기뻐하는 기색조차 없는 경우가 많다. 왜냐하면 이들은 병 때문에 이미 많은 대가를 치렀기 때문이다. 보통 의사들은 급성병을 치료해서 유명해진다. 이렇게 하려면 우선 시병時病을 치료할 줄 알아야 하며, 시병을 치료하려면 우선 발열을 다스려야 한다.

특히 중국 장난江南, 링난嶺南 지역에서 나타나는 외감시병外感時病의 발열은 대부분 한寒과 습濕으로 인한 것이다. 나는 링난에 와서 '여긴 왜 이렇게 상한傷寒이 많은가' 의아했다. 장시江西보다 훨씬 더 많고, 베이징北京보다도 더 많다. 정말 이상한 일이었다. 원래 링난 지역은 일교차가 심한 편인 데다, 더 중요한 건 에어컨을 쓴다는 점이 문제였다. 좀 속된 말로 하자면, 에어컨이야말로 우리 의사들에겐 재물을 끌어다 주는 신과 같은 존재이다. 에어컨 사용 이후 상한병이 점점 더 늘어났으니 말이다. 우리 인체는 한사를 접하면 습사가 응집된다. 이렇게 습열濕熱이 심한 링난 지역에서 나타나는 외감시병外感時病에서 한寒과 습濕이 가장 많이 나타난다는 것은, 그야말로 자연의 법칙에 위배되는 현상이므로 발병률이 높을 수밖에 없다.

한습 사기로 인한 발열의 경우 정기와 사기가 격렬히 다투는 과정에서 기혈이 들끓어[動盪] 흔히 삭맥이 나타난다. 시병의 발열은 반드시 발한發汗하거나 전한戰汗해야 열이 내린다. 태양표증의 풍한습風寒濕은 중국의 북방이건 링난이건, 열이 내리는 시간은 대부분 "태양병이 풀리려는 시간은 사시에서 미시가 되기 전이다[太陽病, 欲解時, 從巳至未上](『상한론』제9조)"를 따른다. 전통 중의 이론과 임상 경험은 태양표증의 풍한습이 바로 그 시간에 호전됨을 말해 준다. 어떤 사람들은 학교에서 육경병六經病의 '풀리려는 시간[欲解時]'에 대해 배우지 않았을 수도 있는데, 배우지 않았다고 『상한론』에 없는 게 아니며, 그것이 사실이 아닌 것도 더욱 아니며, 나아가 이러한 내용이 중요하지 않은 것도 아니다.

육경이 왕성한 시간[六經旺時]과 관련해 장중경이 생리적 관점에서 인식했든 병리적 관점에서 인식했든 수족태양경手足太陽經, 즉 두 경락의 경기經氣가 가장 왕성한 시간은 '사시에서 미시가 되기 전[從巳至未上]', 즉 오전 9시에서 오후 1시 사이이다. 이 네 시간 동안 태양경 경기經氣가 가장 충만해지며, 이것은 태양경 경기의 자연적 주기로서 정상인이나 환자 모두 이러한 흐름을 따른다. 따라서 이때 태양의 위양지기衛陽之氣가 가장 강하므로, 발열 시 열이 가장 높게 나타난다. 열이 가장 높다는 것은 위양이 충만해져 사기와 격렬히 싸우기 때문이며, 환자는 땀이 나고 열이 내리게 된다. 이른바 '풀리려고 하는 시간[欲解時]'은, 바로 병이 낫는 시간을 말한다.

　태양표증의 풍한습은 대부분 '사시에서 미시가 되기 전[從巳至未上]'에 호전된다. 이때 환자로 하여금 인위적인 간섭이 없는 자연스러운 상태에서 위양을 회복시켜 사기와 싸워 고열이 나타나면 으레 땀이 나고 열이 내린다. 그러나 특수한 경우도 있다. 이때 태양경의 위양이 왕성하여 한사와 싸우거나 태양의 표습表濕과 싸우는 과정에서 심한 경우 고열이 나타난다. 또한 정기가 무력하여 사기를 이기지 못하는 경우에도 열이 난다. 보통 정오경에 열이 가장 심하며, 두통이나 몸의 통증[身痛]이 심하다. 요즘 임상 의사들의 말을 빌리면, 특히 양의사들은 정오경에 병이 가장 심하다고 말한다. 왜냐하면 오전 9시에서 오후 1시 사이에 환자의 증상이 가장 두드러지기 때문이다. 맞는 말일까? 반은 맞고 반은 틀렸다. 이때 고열을 동반한 통증은 인체 저항력의 표현이다. 이러한 각도에서 볼 때, 이 시간 질병은 가장 중요한 전환점에 서게 되는데 아직 전환하지 못하고 오히려 증상이 가중된 것이다. 이것은 앞에서 말한 이 시간(9~13시)에 태양병이 호전된다는 것과 같은 원리로서, 다만 치유되는 경우는 정기가 사기를 이기고 사기는 물러서는[正勝邪卻] 형세이며, 치유되지 않은 경우는 아직 사기를 완전히 이기지 못했을 따름이다. '치유되는 상태[欲愈]'든 '아직 치유되지 않은 상태[未愈]'든 모두 정기와 사기의 다툼이 격렬해지므로 이때 일반적으로 맥이 더욱 빨라진다[數].

우리가 '삭맥'을 언급하면서 위의 내용을 거론하는 데는 또 다른 뜻이 있다. 중약中藥은 대부분 자연 생태 식물로 구성된다. 우리는 자연 생태 식물로써 인체 생태 변이를 교정하고자 하는데, 이것은 중약이 질병을 치유하는 기본 착안점이 된다. 예를 들어 신체 변이로 형성된 한사의 경우, 우리는 자연 생태의 뜨거운 성질[熱性]을 가진 물질로 그것을 교정하고자 한다. 이것이 바로 '찬 것은 더운 것으로 치료한다[寒者熱之]'는 말이다. 사람은 지구상에 생존하며, 식물 또한 지구에서 생장한다. 이러한 물질 교환은 상당히 빈번하게 일어난다. 역대 본초서에 나타난 약초와 인간의 친화는 상당히 자연스럽다. 이들은 인공적으로 만들어 낸 화학 물질이 아니다. 비록 인위적인 가공을 거쳐서 완전히 자연 상태는 아니어도, 기본적으로 자연 상태에 근접하므로, 이를 통해 인체의 생태 변이를 교정한다. 이러한 치료 방법은 비교적 자연의 법칙에 부합한다고 볼 수 있다.

한편 태양표증의 감기 환자가 중약을 복용할 경우 열이 내리는 시간은 보통 정오이며, 이것은 임상적 관찰과 다년간의 임상적 경험이 우리에게 말해 주는 사실이다. 우리는 환자에게 반드시 '내일 점심 1시경이나 12시쯤 열이 내릴 것인데, 만약 열이 안 내리면 한 첩을 더 복용하세요. 열이 내리면, 복용을 중단하세요'라고 당부해야 한다. 양의의 화학적 합성을 거친 해열 진통제로 해열하면, 보통 인체의 자연적 규율에 부합하는 9시에서 13시 사이에 열이 내리지 않으며, 하루 이틀 만에 '인체의 자연적 평형을 유지하는 정상태[以平為期]'를 회복하기도 힘들다.

환자들은 이렇게 몇 시에 열이 내린다는 의사의 예측을 점쟁이가 점을 보는 것쯤으로 생각하지만 이것은 장중경이 우리에게 가르쳐 준 것이다. 환자가 중약을 복용하면 정오쯤 해열되기 바로 전에 약이 몸을 돕는다. 강제로 해열시키는 양약과는 다르다. 중약에는 위기衛氣를 도와주는 약이나 산한약散寒藥이 있어 신체가 자연스럽게 정기를 고무시켜 사기와 싸우도록 한다. 따라서 해열되기 바로 전에 정사상쟁이 가장 극렬해지므로 열이 가장 높이 오른다. 그러므로 우리가 삭맥을 짚을 경우, 매우 빠르다면 먼저 '오늘 아마 40도까지 오를 건데, 걱정하지 마시고 잘 버티세요. 아마 12시나 1시경에 땀이 좀 날 거예요. 그럼 열이 떨어져요'라고 환자에게 말해 줘야 한다. 만약 미리 짐작도 못하고 환자에게 아무 말도 하지 않으면, 환자는 열이 날 때 불안에 떨고 의사도 놀라서 급히 해열제나 알코올로 닦거나 냉찜질을 하게 되어 설상가상으로 한寒에다 다시 한寒을 보태는 격이 되고 만다. 한편, 이때 몸이 좀 좋은 사람은 열이 나면서 얼굴이 붉어진다. 이것은 울열鬱熱이 있음을 반영하는 것이며, 울열은 위양衛陽이 좀 과도한 것으로 땀이 날 조짐이다. 열이 40도를 넘는다면 마땅히 환자의 대뇌를 보호해야 하나, 몸은 반드시 보온에 신경 써야만 한다.

태양표증에서 한사나 습사에 의해 표가 닫히면[寒閉表, 濕閉表], 정오쯤 땀이 나기 바로 전에 열이 가장 높아지며 맥도 가장 빨라지는데, 절대 아무 생각 없이 화火나 열熱로 판단해서는 안 된다. 이때 우선 정사 쌍방의 성질을 모두 고려해야 한다. 그런 다음, 정사의 어느 쪽이 더 강한지를 비교하여 사기를 쫓을지[驅邪] 아니면 정기를 도울지[扶正]를 정해야 한다. 양기와 음사가 서로 다투면서 나타난 삭맥의 경우 경솔하게 찬 성질의 약[凉藥]을 쓰면 안 된다.

이때 삭맥은 어떤 병이 위주일까[主病]? 정사상박正邪相搏을 위주로 하는 걸까? 전통 맥학서에서는 '삭맥'의 '맥상주병'에서 이런 내용을 언급하지 않았지만, 이것은 사실이다. 따라서 각종 맥상이 형성된 원리가 더 본질적이며, 맥상의 '형성 원리'를 설명하는 것이 더욱 적절하다. 우리가 여기서 언급하는 내용은 임상에서 객관적으로 필요한 것들이며, 사실에 근거한다.

③ **음양기혈의 심한 허증[陰陽氣血虧虛]**: 삭맥을 일으키는 세 번째 원리는 바로 음양기혈陰陽氣血의 허손[虧虛]이다. 장중경은 '삭하면 열이다[數則爲熱]'라고 하였으며, '삭하면 허하다[數則爲虛](『상한론』 제137조)'라고도 하였다. '삭맥'은 허증이 위주[主虛證]가 될 수도 있으며, 실제로 음허, 양허, 기허, 혈허에서 모두 삭맥이 나타날 수 있다.

임상의 허증은 일반적으로 부족不足, 허약虛弱, 휴손虧損, 고갈枯竭, 망탈亡脫로 정도가 심해지며, 허증이 일정 정도에 달해서야 '삭맥'이 나타난다. 그리고 허할수록 맥이 빨라져서 휴손이나 망탈에 이르면 '질맥疾脈'이 나타날 수도 있다. 그 원인을 살펴보면, 허양이 침잠하기[潛藏] 어려워 양기가 뜨면서 움직이거나[陽氣浮動], 음허하여 양을 수렴하기[斂陽] 힘들어 양기 또한 부동浮動하거나, 혈혈이 양기를 수렴하지 못해 양기가 부동하기 때문이다. 혈허한 경우, 신체의 사지백해四肢百骸가 모두 혈의 양분[血之營]을 공급받지 못하고, '기는 혈을 통솔[氣爲血之帥]'하므로 심기心氣가 열심히 혈맥의 운동을 자극해 전신에 혈액을 공급하여 그 영양 작용을 발휘한다. 따라서 삭맥이 나타난다. 이러한 몇 가지 원리는 삭맥을 조장하므로, '삭하면 허하다[數則爲虛]'라고 한 것이다.

④ 정상인: 마지막으로 일부 정상인에게서 약간 삭한 맥[略數脈]이 나타날 수 있다. 특히 제2차 세계 대전 이후, 선진국의 경제학자들은 버블경제와 같은 구조를 부추겼다. 월급과 물가는 계속 상승하고, 사람들의 생활은 점차 풍요로워지고 물자도 풍부해졌다. 생활은 점차 사치를 추구하고, 사회는 영웅을 드높이고 부자를 꿈꾸게 하였다. 이렇게 사회는 사람을 들뜨게 만들었고, 많은 사람들은 빠른 시간에 많은 돈을 버는 데만 집중하였다. 목숨 걸고 일하며 극한에 도전하다 보니, 많은 사람들이 위로 양이 뜨거나[陽浮] 밖으로 양기가 뜨고 넘쳐[陽氣浮越] 맥이 조금씩 빨리 뛰게 되었다. 그러나 이러한 사람들은 뚜렷한 질병을 앓고 있지는 않으므로 건강인의 범주에 속한다고 볼 수 있다. 정상인의 생리적 정상태는 "음양이 조화롭고[陰平陽秘]", "양기가 치밀해야 견고하다[陽密乃固]"라고 하였듯, 이러한 생활 방식 및 '약삭맥略數脈'이 오랫동안 지속되면 각종 질병을 얻을 가능성이 높아진다. 일부는 장기간 맥이 부대현삭浮大弦數하면서 탄지맥彈指脈을 보이지만, 환자라고 말할 수 없는 것은 외부로 드러나는 질병이 없이 환자 스스로 자신의 상태가 '아주 좋다'고 느끼기 때문이다. 이들은 공통적으로 식욕이 왕성하고, 잠도 잘 자고, 혈기왕성하게 일도 아주 잘하고, 삶을 맘껏 누리며 산다. 하지만 이들 중 많은 사람들은 더위를 많이 타고 땀을 잘 흘리며, 아무 이유 없이 번조煩躁하거나 성격이 급하므로, 완전히 건강하다고 말하기는 힘들다. 왜냐하면 몸에 나타난 이러한 징후는 양기가 '치밀하게 저장되지[密藏]' 못함을 의미하기 때문이다.

양기가 지나치게 왕성하거나[陽氣偏盛] 양기가 떠서 밖으로 드러난 [陽氣浮越] 일상적 징후로부터 이들 양기의 항진[陽亢]이 이미 음陰을 승제承制하기 힘든 정도까지 왔음을 알 수 있다. 만약 '번로煩勞'로 일관한다면 '양기는 과로하면 밖으로 뻗친다[陽氣者, 煩勞則張]'하였으므로 양기가 항진하여[陽亢] 제약을 받지 못하면, 궐양이 위로 올라[厥陽上行] 양은 있되 음이 없어[有陽無陰] 갑자기 풍으로 변하여[化風] 심한 경우 급사할 수도 있다.

삭맥의 감별진단

임상에서 일단 환자한테서 삭맥이 나타나면 그 병인이 화열 사기나 정사상박正邪相搏의 실實한 성질의 원리를 의미할 수도 있으며, 음양기혈이 허해 생긴 것일 수도 있다. 다시 말해, 허실 모두 삭맥이 나타날 수 있다. 그러므로 삭맥이 나타날 때마다 각 병변이 어떤 병인 병기에 속하는지 감별해야 한다.

1) 맥상 자체의 감별: 화火, 열熱이나 정사상박으로 인한 삭맥은 모두 맥이 실實하고 유력하다. 반면에 음양기혈의 허虛로 인한 삭맥은 보통 부족한 맥상, 즉 허맥虛脈, 약맥弱脈, 규맥芤脈, 미맥微脈, 세맥細脈 등을 겸하거나 심하면 대맥大脈을 겸한다.

첫째, 화열로 인한 삭맥과 정사상박으로 인한 삭맥은 실증實證이므로 거의 예외 없이 유력하다.

둘째, 허虛한 성질의 병기로 인한 삭맥은 흔히 부족한 맥상을 겸한다. 예를 들어, 기허로 인한 삭맥은 보통 허삭虛數하거나 약삭弱數하거나 삭數하면서도 누르면 없어지는 듯해[不受按] 속이 약간 빈 듯하다. 또한 양기가 쇠약해져[陽氣衰微] 생긴 삭맥은 삭하면서도 세미細微하거나 삭미數微하다. 음허, 혈허에 속하는 삭맥은 보통 세삭細數

하다. 음이 고갈[陰枯]하거나 혈탈血脫하면 대맥大脈을 겸해 허대삭虛
大數한 맥상을 보인다.

2) 사진을 참조한 감별: 삭맥의 허실이나 병인 병기는 맥상만으로 판
단이 힘들고, 일반적으로 사진四診을 서로 참조해야 분명하게 알 수
있다. 이와 관련한 내용은 매우 방대하므로, 각종 증후감별진단학 서
적들을 참고하기 바란다.

약간 삭한 맥상의 형성 원리

1) 화나 열이 심하지 않거나 화열지사火熱之邪가 음사에 의해 막히거나
[鬱阻] 혹은 화열이 울결[火熱鬱結]된 경우

2) 정기와 사기의 다툼[正邪相爭]이 심하지 않은 경우

3) 음, 양, 기, 혈의 허虛가 심하지 않은 경우, 즉 심맥心脈이 기혈을 운
송하는 것이 그다지 급하지 않은 경우(한편 양기가 허하여 지속적으로 혈맥을
밀어 움직이기 힘든 경우에도 약삭맥이 나타남)

4) 정상인 중 들떠 있는 사람들로서 장기간 마음을 졸이다 보니 맥이
약삭略數해진 경우(단기적으로 큰 문제는 없음)

2. 질맥疾脈

질맥의 상

질맥疾脈이란 성인의 맥박수가 지속적으로 분당 약 120회 이상인
경우를 가리킨다. 그러면 분당 110여 회 정도 뛰는 경우는 질맥이 아

닐까? 꼭 그렇지는 않다. 질맥의 맥률脈率은 대략 분당 120회 정도이거나 더 빠르다. 질맥은 삭맥數脈보다 더 빠르며 맥이 연달아 계속 오기 때문에 상당히 급하며, 지속성을 보이는 것은 삭맥과 동일하다. 임상적으로 질맥과 삭맥은 맥박수가 상이한 데다 임상적 의의도 다르다. 질맥은 주요하게 화열이 극성할 때[火盛熱極]와 허증이 최고조에 달했을 때 나타나며, 그 치법도 삭맥과 차이가 있다.

질맥의 형성 원리와 진단 의의

1) 화열이 극성함 [火盛熱極] : 질맥이 생기는 원리와 진단 의의의 첫째 항목은 삭맥數脈과 동일하다. 모두 화열 사기로 인한 것이며, 단지 화열이 극에 달했을 때 비로소 질맥이 나타난다.

질맥은 보통 열사나 화사가 매우 심한 것을 의미하며, 패혈증, 농독혈증, 대두온大頭瘟이나 대면적의 화상 등과 같은 급성 중증 감염성 질병에서 많이 나타난다. 맥박수가 빨라져 질맥이 나타나면 대부분 치료 시 강도를 높여야 하며, 약재의 양도 늘리고 청열거화약淸熱祛火藥도 다량 써야 한다.

2) 양망陽亡, 음갈陰竭 혹은 기탈氣脫될 조짐: 질맥의 두 번째 형성 원리는 첫 번째와 반대로, 허증의 원리이나 이것은 일반적인 허虛가 아니다.

임상의 허증은 일반적으로 다섯 가지 정도로 분류하는데, 부족不足, 허약虛弱, 휴손虧損, 고갈枯竭, 망탈亡脫이다. '부족'은 아주 약간 허한 것이며, '허약'은 인체의 기본적 기능을 유지하는 물질이 결핍된 상태로서 기능적으로 확실히 영향을 받는다. 더 심해지면 보통 만성적 질병에서 '휴손'이 나타난다. 이것보다 더 심해져서 완전히 소멸되려는 상태가 '고갈'과 '망탈'이며, 이 정도가 되면 생명이 거의 끝에 이르렀다는 의미이지만, 휴손, 고갈, 망탈의 병기는 급성병의 후기에서 더 많이 나타난다. 이러한 병기의 성질은 진단 시 반드시 구분해야 한다.

예를 들어 '양기탈陽氣脫'을 '양기허'로 기재해서는 안 되며, 혈탈血脫을 혈허로 쓰거나 망양亡陽을 양허로 써서는 안 된다. 음고陰枯는 급성병이나 만성병에서 모두 나타나며, 음고 또한 음허로 써서는 안 된다. 허약과 휴손, 망탈, 고갈은 동일한 양급量級이 아니므로, 성질에 있어서도 차이가 있기 때문이다. '질맥'이 나타내는 허虛는 삭맥數脈이 나타내는 허와 다르며, 양망陽亡이나 음갈陰竭, 기탈氣脫하려고 할 때 비로소 '질맥'이 나타난다.

급성병에서 질맥은 비교적 자주 나타나며, 만성병에서 질맥이 나타나는 경우는 매우 드물지만 있다. 예를 들어 허로의 후기가 되면 질맥이 나타나기도 한다. 어떤 경우는 일반적인 원칙적 치료와는 좀 다르다. 만성 질병에서 나타나는 음허에는 마땅히 보음법補陰法을 쓰지만, '음고陰枯'나 '음정휴손陰精虧損'에는 전보법塡補法을 쓴다. 크게 보해야 하는 데다 동물성 약재[血肉有情之品]로 전보塡補해야 하기 때문이다. 이때는 일반적인 숙지황熟地黃이나 맥문동麥門冬만으로는 해결되지 않으며, 반드시 아교阿膠나 귀판교龜板膠를 쓰거나 최소한 다량의 귀판을 쓰든지 황어두교鰉魚肚膠를 써서 전보해야 한다.

아래에서 『상한론』 제217조 원문과 임상의 실제와 대비하여 '질맥'의 형성 원리에 대해 더욱 심도 있게 살펴보자. 장중경은 본 조문에서 이렇게 언급한다.

양명병에 헛소리를 하고 간헐적으로 열이 오르며 맥이 활하고 급하면 소승기탕을 주로 쓴다. 승기탕 1승을 복용하고 …… 만약 방귀가 나오지 않으면 더 이상 복용하지 말아야 한다. 다음날 여전히 대변이 나오지 않고 맥이 오히려 약간 삽해졌다면, 이허이므로 치료가 어렵고 승기탕을 계속 써서는 안 된다〔陽明病, 譫語, 發潮熱, 脈滑而疾者, 小承氣湯主之. 因與承氣湯一升 …… 若不轉矢氣, 勿更與之; 明日不大便, 脈反微澀者, 裏虛也, 為難治, 不可更與承氣湯也〕.

적잖은 학자들이 이 조문을 잘못 해석한다. 사실상 이 조문은 많은 질병의 치료에 중요한 사실을 귀띔한다. 특히 '질맥'과 그 치료 후의 변화에 대한 관찰을 통해 정사正邪의 성쇠와 질병 예후의 의의를 판단하였는데, 아래에서 함께 분석해 보자.

'양명병에 헛소리를 하고 간헐적으로 열이 오름[陽明病, 譫語, 發潮熱]', 이 세 가지 증상은 양명의 열결熱結에 의한 열이 정신을 어지럽혀 헛소리를 하는 것으로 이미 병이 위중함을 나타낸다. 그러나 이때는 비록 헛소리를 하나 혼미한 것은 아니고, 단지 정신이 덜 맑은 상태로 아직 의식이 좀 있어 두서없이 말하거나 혹은 말이 많을 뿐이다. '간헐적으로 열이 오름[發潮熱]'은 일포조열日晡潮熱로서 오후 3~7시에 고열이 나타나는데, 이는 양명의 열이 심하다는 뜻이다. 동시에 '맥활脈滑'한데 활맥 또한 주열主熱한다. 그 밖에 변비便秘가 있기 마련인데, 이 또한 양명열결陽明熱結이 상당히 심함을 의미한다.

이 네 가지 증상을 결합하면 본 증證의 성질은 실성實性 열사의 내결內結임은 의심할 여지가 없다. 방제는 당연히 열을 내리고 뭉친 것을 공격하는[泄熱攻結] 힘이 가장 강한 대승기탕大承氣湯을 써야 옳다. 그런데 맥상이 활滑하면서 '매우 급하다[疾]'. 바로 이 점을 주의해야 하는데, 열을 내리고 뭉친 것을 공격하는[泄熱攻結] 힘이 상대적으로 약한 소승기탕小承氣湯을 써야 한다!

환자의 증상이 모두 열상熱象을 보일 때 '질맥'이 나타나면, '화열극성火熱極盛'한 것만 고려해 사기를 공격하는 방약方藥만 고집하면 안 되고 더 조심해서 판단해야 한다. '질맥'이 비록 화열이 극성할 때 주로 나타나지만, 정기가 소갈되어 망하려는 경우에도 나타날 수 있다는 점을 반드시 숙지하고서, 위 조문에서 질맥의 형성 원리가 화열극성인 동시에 정기가 고갈되어[竭] 망亡하려는 것임을 알아차려야 한다.

'질맥疾脈'과 '삭맥數脈'의 형성 원리는 완전히 동일하지는 않다. '삭맥' 또한 정기허正氣虛로 나타날 수 있지만, 허로 인한 '질맥'은 일반적인 정허正虛가 아니라 '음이 고갈되려' 하거나 '양기가 망亡하려는' 것으로서 허한 정도가 이미 사망할 수도 있는 위중한 상태임을 의미하기 때문이다. 따라서 우리가 임상에서 『상한론』제217조와 유사한 환자를 만났을 경우, 반드시 이러한 '질맥'이 '대실大實'과 '대허大虛(즉 허실협잡증虛實夾雜證에서 정기망갈正氣亡竭하려는 위중한 허성虛性의 병기가 있으며, 대허에 속하는 병기도 존재함)'라는 전혀 상반된 가능성을 동시에 갖고 있음을 확실하게 인식해야 한다.

두 가지 완전히 상반된 가능성이 존재할 경우, 사기를 맹렬히 공격하는[峻猛攻邪] 치법을 썼는데, 만약 이 환자의 '질맥'이 대허로 인한 것이었다면 그나마 약간 남았던 정기조차 소진시켜 사망에 이를 수도 있다! 그리하여 장중경은 『상한론』제217조에서 "……승기탕 1승을 복용하고[因與承氣湯一升] …… 만약 방귀가 나오지 않으면 더 이상 복용하지 말아야 한다. 다음날 여전히 대변이 나오지 않고 맥이 오히려 약간 삽해졌다면, 이허이므로 치료가 어렵고 승기탕을 계속 써서는 안 된다[若不轉失氣, 勿更與之, 明日不大便, 脈反微澁者, 裏虛也, 為難治, 不可更與承氣湯也]"라고 한 것이다. 비교적 성질이 약한 소승기탕을 쓰는데, 만약 환자의 맥상이 '활맥滑脈'에서 '삽맥澁脈'으로 변한다면 음의 고갈[陰枯]이나 기음고갈氣陰枯竭의 병기가 증명된 것으로서, 더 이상 대소승기탕大小承氣湯을 쓰면 안 된다.

그런데 장중경이 '난치難治'라고 언급한 것은 당시에는 해결 방법을 못 찾은 것인데, 이때 만약 '증액승기탕增液承氣湯'이나 '신가황룡탕新加黃龍湯'을 쓴다면 효과는 상당히 좋은 편이다. 따라서 이때 '질맥'이 나타났다면 매우 조심해야 하는데, 위 조문은 그것을 상기시킨다.

한편 위 조문이 상기하는 바는 양명조결陽明燥結 치료에만 국한되어 있지 않으며, 많은 질병의 치료에 보편적 의의를 가진다. 폐렴, 심낭염, 흉막삼출, 대함흉증大陷胸證의 흉막염 등에서 일단 '질맥'이 나타나면 치료 시 매우 조심해야 한다. 사기를 쫓을 때[攻邪] 약간의 여지를 남겨 두며, 복약 후 수시로 환자의 맥상을 관찰해야 한다. 위 조문은 많은 급성병과 위중증에 모두 관련된다. 예를 들어 폐렴에서 맥상이 활滑하면서 급하다[疾]면, 마행석감탕麻杏石甘湯에 약간의 당삼黨蔘을 가미하여 기탈氣脫을 예방할 수도 있다.

여기에서 우리는 또 다른 문제를 발견할 수 있는데, 중의의 진찰 수단이 상당히 낙후되어 있다는 점이다. 위 조문에서 장중경은 우리 의사들이 매우 불쌍하다는 사실을 인정한 것이나 다름없다. 어떤 때는 한참 동안 꼼꼼히 진찰을 하지만 판단을 내리기 어렵다. 이것은 중의의 진단 치료 수준이 아직도 향상되어야 하고 현대화되어야 함을 의미하지만, 그렇다고 현재 일부 의사들처럼 양의의 임상 소견을 그대로 중의에 가져와 써서는 안 된다. 중의의 진찰 수단이 상당히 낙후되어 있고 현대 의학에서도 진단과 해석에 있어 모호한 부분이 흔히 존재하므로, 우리는 맥진 기술을 잘 파악하고 운용해야 한다. 임상에서 감별 진단과 위험한 상황을 미리 판단할 수 있는 중요한 실용적 기술인 맥진 기술을 적절하게 쓸 줄 알아야만 한다.

질맥의 감별진단

1) 화열로 인한 '질맥'은 실實하며 유력하다: 이는 허맥虛脈을 겸하지 않으며, 거의 모두 급하며 유력하다.

2) 정기가 망亡하려는 '질맥'은 보통 부족한 맥상을 보인다: 약미맥弱微脈이나 세미맥細微脈, 침세미맥沉細微脈 등을 겸하거나, 심지어 맥이 있었다 없어졌다 하지만 맥이 오는 기세가 매우 빠르다. 그러나 아직 부족한 맥상을 겸하지 않은 '질맥'의 경우, 일부는 정기가 망亡하려는 경우에 해당하며 모두 화열 사기가 극성한 것은 아니다. 이때 맥상으로만 이러한 '질맥'을 감별하기는 어렵고 반드시 '사진四診을 참조해야' 하며, 심지어 약을 쓰면서 계속 관찰해야만 감별이 가능한 경우도 있다.

3) 한시적 질맥은 대부분 정사상쟁正邪相爭의 극성기에 나타난다: 보통 환자가 전한戰汗하기 전에 나타나며, 양의의 수액 반응 등에서 보인다.

3. 지맥遲脈

지맥의 상

지맥遲脈은 맥률脈率이 느린 것을 가리키며, 맥박의 빈도가 정상에 못 미치고 보통 지속적으로 분당 60회 이하로 나타난다. 필자가 40여 년 동안 임상에서 접한 가장 느린 지맥은 분당 약 36회였다. 분당 10여 회나 20여 회인 경우는 본 적이 없으나, 일시적으로 아주 느린 경우는 몇십 초 동안 나타나기도 하였다. 이러한 맥박은 돌발적인 허증에서 보이며, 일시적 지맥은 단시간에 사라진다. 심한 경우는 심장 박동이 정지하면서 사망으로 이어지는데, 이러한 일시적인 심한 서맥은 지맥의 범주에 속하지 않는다.

지맥의 형성 원리와 진단 의의

1) 한사나 습사에 의한 기기의 막힘: 한사寒邪가 기기氣機를 막는 것은 지맥이 형성되는 가장 주요한 병기이다. 이른바 '맥이 느리면 한이다[遲則爲寒]'라는 것이 그 예이다. 『금궤요략』「경습갈병편痙濕暍病篇」에 이르기를, "태양병에서 병증이 모두 있으나 몸이 뻐근하고 움츠려지며 맥은 오히려 가라앉고 느리다[太陽病, 其證備, 身體强, 几几然, 脈反沉遲]"라고 하였다. 태양병이면 맥이 마땅히 뜨는데[浮] 왜 오히려 가라앉고 느린[沉遲] 것일까? 이것은 바로 풍한風寒 사기가 혈맥에 머물며, 한사가 양기의 움직임을 막고 있기 때문이다. 그러나 습사가 심해 기기를 막으면, 완맥緩脈뿐만 아니라 지맥遲脈도 나타날 수 있다. 이것이 임상에서 지맥이 나타나는 두 번째 요인이다. 한사 혹은 습사

가 양기의 흐름을 막아서 혈행血行이 원활하지 못해 맥이 느려진다.

2) 사기가 속에 뭉쳐 기기가 원활하지 못함: 지맥遲脈이 생기는 또 다른 주요 원인은 사기내결邪氣內結이다. 사기와 장부지기臟腑之氣가 다투며 뭉쳐[搏結] 기기氣機가 원활하지 못한데, 음한이 뭉쳐 막힘[陰寒凝閉], 담음이 속에 뭉침[痰飮內結], 어혈이 속에 막힘[瘀血內阻], 양명의 조열이 속에서 뭉침[陽明燥熱內結], 숙식이 속에 머묾[宿食內停] 등이 모두 이에 해당된다. 그중 음한응결陰寒凝結이나 한음내결寒飮內結로 인한 지맥은 비교적 쉽게 이해할 수 있다. 심지어 어혈내결瘀血內結의 경우, 일례로 관상동맥경화성 심장병에서 일부 병적 동결절 증후군에서도 지맥이 나타나는데 이것 또한 비교적 쉽게 이해된다. 그런데 양명조결陽明燥結, 열음호결熱飮互結, 혈열호결血熱互結이나 숙식내정宿食內停으로 인한 지맥에 대해서는 세심하게 다뤄 볼 필요가 있다.

임상에서 나타나는 대함흉탕증大陷胸湯證에 대해서 장중경은 확실하게 그 증상을 언급하였다. 환자는 고열과 함께 설태가 누렇고 끈적이며[舌苔黃膩], 대변을 보지 못하고[大便不解], 배가 단단하며[腹部板硬] 압통과 반동압통이 있어서 전형적인 급성 복부 질환을 보이나 맥상은 도리어 지맥遲脈이 나타난다. 『상한론』 제137조에 이르기를, "…… 의사가 오히려 하법을 쓰면, 동삭맥이 느려지고 가슴 아래에 (사기와 흉격지기가 서로 부딪쳐) 통증이 있다. 위 속이 빈 듯하고 사기가 가슴을 쳐서 숨이 가쁘고 답답하며 양기가 속으로 빠져 심하가 단단해져 결흉이 되니 대함흉탕을 쓴다.[醫反下之, 動數變遲, 膈內拒痛, 胃中空虛, 客氣動膈, 短氣躁煩, 心中懊憹, 陽氣內陷, 心下因硬, 則爲結胸, 大陷胸湯主之]" 라고 하였다. 여기서 동맥動脈(뒤에 상세히 다룸)과 삭맥數脈은 오치誤治

로 인해 사기가 속으로 빠져[邪氣內陷] 안에서 뭉쳐[裏結] 지맥遲脈으로 바뀐 것이다. 이것은 열熱과 음음飮이 모여 기기가 속에서 뭉쳐 원활하지 못해 생긴 것으로, 수화가 서로 뭉쳐[火水互結] 기결氣結이 심해도 지맥이 나타날 수 있다.

다른 예로 『상한론』 제211조에 이르기를, "양명병에서 맥이 느리고, 비록 땀이 나지만 오한이 없으면, 몸은 반드시 무거우며 숨이 가쁘고 배가 부르면서 숨이 차고 간헐적으로 열이 나는데, 이것은 표증이 풀리려는 것으로 안을 공격해도 된다. 손발에서 땀이 혹 나면 대변이 이미 단단해진 것으로 주로 대승기탕을 쓴다[陽明病, 脈遲, 雖汗出, 不惡寒者, 其身必重, 短氣, 腹滿而喘, 有潮熱, 此外欲解, 可攻裏也. 手足濈然汗出者, 此大便已硬也, 大承氣湯主之]"라고 하였다. 양명병이 대엿새 되어 대변이 없으며 열상이 뚜렷하고, 심지어 설태舌苔 또한 검게 탄 듯하며 두껍고[焦黑而厚] 맥상이 침실하고 유력하나[沉實有力] '느리다[遲]'면, 이것은 조열이 속에 뭉쳤기[燥熱內結] 때문이다. '뭉쳤다[結]'는 것은 기기가 속에서 뭉친 것이므로, 대승기탕을 쓴다. 여기서 말하는 '승기承氣'는 기를 깨뜨려 뭉친 것을 내리는 것으로 이해할 수 있으며, 동시에 실열實熱을 공격해 내리고 조결燥結을 배출시킴을 이른다. 또한 여기서 말하는 양명병의 지맥은 속에 한사가 심한 것이 아니며, 사실상 양명의 조열燥熱과 장 속의 찌꺼기가 기분氣分에서 서로 부딪치며 건조한 대변으로 뭉쳐 장에 막혔기 때문이다. 부기腑氣가 막혀 통하지 못해서 기혈의 흐름이 원활하지 못한 데다 열사가 음액을 손상시켜 혈액이 끈적이면서 혈행이 늦어질 수도 있다. 또한 열결이 심해질수록 맥은 점점 더 느려진다.

혈과 열이 서로 뭉친 것[血熱互結]은 『상한론』의 열이 혈실에 들어간[熱入血室] 예를 보면 잘 알 수 있다. "…… 맥이 느리고 몸이 차며, 가슴과 옆구리 아래가 더부룩한 것이 마치 결흉 같다. 헛소리를 하면[脈遲身涼, 胸脅下滿, 如結胸狀, 譫語者] ……(제146조)", 이것은 혈열호결하여 혈행이 원활하지 못해 나타난 지맥이다. 숙식증宿食證에서 지맥이 나타났다면 기기氣機가 막혔기 때문이다. 1960~1970년대 나는 아주 외진 시골에서 진료를 했었는데, 위가 늘어난 식적증食積證을 몇 번 치료한 적이 있다. 당시 농촌은 그다지 풍족하지 못했고, 양식이나 옷이 모두 부족한 시절이었다. 단오절이 되자 어떤 마을 사람이 찰밥 세 그릇에 반 근이 넘는 고기를 먹고, 한 시간 남짓 지나자 갑자기 의식을 잃으며 혈압이 0으로 떨어져 버렸다. 식적으로 인한 위확장의 초기에 혈압이 떨어지는 과정에서 보통 맥이 아주 느려지면서 분당 30여 회 정도 뛰는데, 이것을 한寒으로 여기면 안 된다. 당시 양의에서는 상당히 효과적인 치료 방법이 없었지만, 중의는 이런 질병의 치료에 매우 효과적이다. 질병 과정 중 정기가 허하고 사기가 실한[正虛邪實] 단계에서는 황룡탕黃龍湯으로 공하攻下해야 하며, 대황大黃, 부자附子, 건강乾薑을 쓴다.

지맥이 발생하는 원리에 대해 오로지 한寒으로만 일관해서는 안 된다. 한寒이 흔하지만, 담음내결痰飲內結, 어혈내조瘀血內阻, 양명조결내결陽明燥熱內結, 혈열호결血熱互結이나 숙식내정宿食內停과 같은 경우도 임상에서 나타나기 때문이다.

3) 양기가 갑자기 빠져나가[陽氣暴脫] 혈맥의 추진력이 부족해짐: 지맥은 양기폭탈陽氣暴脫로 인해 혈을 움직일 힘이 없는 경우에도 나타

나는데, 이러한 지맥은 길게 지속되지는 않는다. 내 임상 경험으로는 일반적으로 40분을 넘지 않으며, 보통 30분 이내였다. 예를 들어 『상한론』 제349조의 "맥이 활하고 (사지가) 궐하면 속에 열이 있는 것이니, 백호탕을 주로 쓴다[脈滑而厥者, 裏有熱也, 白虎湯主之]"는 것은 양기가 (상대적으로) 왕성해져 밖으로 격음格陰한 경우이나, 장화는 기를 소모함[壯火食氣]으로써 병세의 발전에 따라 음양이 분리되어[陰陽離絕] 양陽이 먼저 망亡할 수도 있다. 본래 맥이 활삭滑數하며 유력하고 사지궐랭하나 하루 이틀 지나 갑자기 심하게 땀을 흘리며[大汗淋漓] 전신이 냉해지면서 맥이 느리고 무력[脈遲無力]하다면, 이것은 병세가 음양이 분리되고[陰陽離絕], 양기가 먼저 탈脫하는 상태로 발전하는 것이다. 사실 인체는 매우 복잡하며 질병도 복잡하고 다양하게 변화한다. 일반적으로 열이 극에 달한 증후[熱極之證]는 대부분 음陰을 손상시키나, 양성격음陽盛格陰할 경우 음양리결陰陽離絕하면서 양기가 오히려 먼저 탈脫하는 쪽으로 발전할 수도 있다. 양기가 일단 망탈하면, 맥은 삭맥數脈에서 지맥遲脈으로 바뀐다. 예를 들어, 간농양의 농양이 터질 때 그 증후는 열이 심해지면 궐도 심해지는 증후[熱深厥深證]에서 우선 양탈陽脫로 바뀌면서 갑자기 지맥이 나타난다.

4) 정상인: 소수의 정상인에게도 지맥이 나타난다. 이것은 생리적인 지맥으로서, 특히 장기간 훈련을 거친 운동선수나 육체노동자의 경우 몸이 건장함을 뜻한다.

지맥의 감별진단

위에 살펴본 지맥의 다양한 형성 원리로부터 광범위한 임상의 진단 의의를 살펴보았다. 이것을 종합해 보면 한열허실寒熱虛實의 병증에서 모두 지맥이 나타날 수 있다는 결론이 나온다. 그러므로 임상에서 지맥의 병인 병기를 판단할 때 감별이 특히 중요하다.

1) 맥상 자체의 감별: 단순히 맥상만으로 지맥의 진단 의의를 감별하는 것도 약간의 규칙성을 띤다.

첫째, 한사寒邪로 인한 지맥은 현긴맥弦緊脈을 겸하여 맥이 현지弦遲하거나 지긴遲緊할 수도 있으며, 겸맥이 없이 지맥만 나타날 수도 있다.

둘째, 습濕으로 인한 지맥은 유맥濡脈이나 삽맥澁脈을 겸할 수도 있다. 장티푸스일 경우 상대적으로 완맥緩脈이 나타날 수도 있으며, 일부 지나치게 느린 맥은 지맥에 해당하며 흔히 유맥을 겸한다. 본 질환은 보통 습온으로 인해 발병하기 때문이다.

셋째, 음飮으로 인한 지맥은 흔히 현맥弦脈이나 삽맥澁脈을 겸한다.

넷째, 담痰으로 인한 지맥은 흔히 활맥滑脈을 겸하며, 맥이 오는 기세가 상당히 원활하며 심지어 고지맥鼓指脈이 나타나기도 한다.

다섯째, 어혈로 인한 지맥은 일반적으로 대부분 삽상澁象을 겸한다. 내가 임상에서 관찰한 바로는 모두 삽맥을 겸하고 있었는데, 삽맥을 겸하지 않은 경우도 있는지는 모르겠다. 나는 보통 사진四診을 참조하거나 치료 효과로써 어혈에 대한 진단을 반증한다. 임상에서 지삽맥遲澁脈의 원인이 습濕인지 어혈인지 감별하기 어려울 때도 있다. 가슴이 답답하고 터질 것 같은 통증[胸悶脹痛]이 주요 증상이며 관상동맥경화성 심장병에 동기능부전증후군Sick Sinus Syndrome[SSS]이 합병된 환자에게서 지삽맥遲澀脈을 관찰한 적이 있다. 당시 습으로 인해 생긴 흉비胸痺인지 아니면 약간의 어혈로 인한 결흉結胸인지 감별하려 했으나 매우 어려웠다. 그 밖에도 자한自汗과 도한盜汗을 주요 증상으로 하는 고혈압, 고지혈증 환자에게서도 지삽맥遲澀脈을 관찰한 적이 있다. 나는 당시 풍습울열風濕鬱熱을 주요 병인으로 판단했으나, 뒤에 치료 경과를 통해 혈분의 어열瘀熱이 위주였다는 것을 확인할 수 있었다. 이러한 병례는 모두 반드시 사진四診을 참조해야 했으며, 심지어 치료를 통해서야 그 병인 병기를 감별할 수 있었다.

그리고 임상에서 세삽맥細澀脈이 나타난다면 약간의 혈허가 있을 수도 있으며, 지삽遲澀하고 세細하지 않다면 감별이 매우 힘들다. 따라서 약을 쓰며 관찰하면서 치료할 수밖에 없다.

여섯째, 조열내결燥熱內結로 인한 지맥은 반드시 침실沉實을 겸한다.

일곱째, 숙식宿食으로 인한 지맥은 대부분 활상滑象을 겸한다.

2) 사진을 참조한 감별: 지맥이 생기는 병인 병기가 다양하므로, 어떤 경우에는 맥상만으로 이들을 감별하기가 힘들다. 따라서 정확한 병인 병기를 파악하기 위해서는 반드시 사진四診을 참조해야 하며, 심지어 치료 경과를 관찰하고서야 비로소 결론을 내릴 때도 있다.

4. 완맥緩脈

완맥의 상

역대 의가들이 완맥緩脈에 대해 내린 정의는 완전히 일치하지는 않지만, 많은 고대 의가와 현대 임상가들은 맥박이 느린 것을 모두 '완맥'으로 규정한다. 그러나 중의 경전인 『상한론』의 태양중풍표증太陽中風表證에서 언급하는 '부완浮緩'의 '완맥'은 확실한 복합맥이다. 맥세가 '부드럽고[軟]' 맥률脈率이 '느린[緩]' 복합맥으로서, 맥세가 부드럽고 긴장이 풀린 듯한[柔軟縱緩] 것이 주요한 특징이다. 나는 정의의 정확성과 임상의 실용성을 고려할 때 맥률脈率이 느린 '완맥緩脈'과 맥세가 부드러운 '연맥軟脈'을 엄격히 구분하는 것이 더 합리적이라고 생각한다. 따라서 완맥을 맥률脈率이 약간 느린 맥으로 정의하며, 본 맥상을 '맥률脈率에 따른 이상맥'에서 다루었다. 완맥은 맥박이 지속적으로 분당 60~69회를 보인다.

완맥의 형성 원리와 진단 의의

1) '완맥'을 일으키는 병인 병기는 기본적으로 '지맥遲脈'과 동일함: 일반적으로 '완맥緩脈'을 일으키는 원인을 살펴보면, 한한寒, 습습濕, 음음飮, 담담痰, 어혈瘀血, 식체食滯 등의 병인 병기가 있으며 모두 지맥遲脈과 동일하다. 이는 기혈의 운행이 사기의 방해를 받아서 나타난 것으로 단지 저해를 받은 정도가 '지맥'보다 가벼운 것이다.

형성 원리에서 '완맥'과 '지맥'은 주요하게 두 가지 차이를 보인다.

첫째, '완맥'의 병인은 주로 습사이다. 임상에서 '완맥'은 대부분 습사가 기기를 막아서 생긴다.

둘째, 이론적으로 '열과 기가 서로 뭉치는 경우[熱氣互結]' 또한 '완맥'을 일으킬 수 있지만, 나는 임상에서 주의 깊게 관찰하지 않았고 문헌적으로도 이러한 내용이 없어 분석이 어렵다.

2) 비기허脾氣虛

3) 정상인: 실제 운동선수나 평소 규칙적인 운동을 하는 건장한 정상인은 맥의 흐름이 부드럽고 안정적인데 위기胃氣가 조화로워 건강하고 병이 없음을 반영한다.

완맥의 감별진단

1) '지맥遲脈'과 동일하다.

2) 비기허脾氣虛하며 완맥인 경우 보통 허맥虛脈을 겸하거나 약맥弱脈을 겸한다.

3) 정상인이 완맥을 보이는 경우 조화롭고 맥이 차 있다.

제 10강

맥률脈律에 따른 이상맥

1. 대맥代脈

대맥의 상

맥박의 박동 중 규칙적으로 휴지가 나타난다.

대맥의 형성 원리와 진단 의의

1) 기혈허: 대부분 심기心氣와 심혈心血이 허하여 심장의 박동과 맥박의 박동이 잘 연결되지 못함을 반영한다.

2) 심기와 심혈, 혹은 심양心陽이 사기로 인해 막힘: 예를 들어, 한사의 응결[寒凝], 담이 막힘[痰阻], 어혈이 모두 심장의 박동과 맥의 기혈 운행에 장애를 초래하므로 잠시 중단될 수 있다.

3) 심포지기心包之氣나 심기가 울鬱하여 기혈이 울체됨: 심장의 혈행이 원활하지 못해 박동이 비정상적으로 나타난다.

4) 위에 상술한 세 가지 경우가 동시에 나타남

대맥의 감별진단

1) 심기와 심혈의 허虛로 인한 대맥은 대부분 좌촌맥左寸脈이 침沉하거나 양쪽 촌맥이 침沉하다: 심혈허心血虛로 인한 경우 세맥細脈을 겸할 수도 있다.

2) 심기와 심혈, 혹은 심양이 사기로 인해 막혀 나타난 대맥은 대부분 좌촌맥이 침沉하지만, 일부(예를 들어 어혈과 담이 막힌 경우[瘀血痰阻]) 좌촌 맥이 왕성[旺]하거나 양쪽 촌맥이 모두 왕성할 수도 있다: 한사가 심양을 막으면[寒閉心陽] 일반적으로 좌촌맥이 긴緊하거나 현맥弦脈을 겸한다. 담이 심기를 막으면[痰阻心氣] 보통 활맥滑脈을 겸하며, 어혈이 심혈을 막으면[瘀阻心血] 삽맥澀脈을 겸한다.

3) 심포지기 혹은 심기가 소통되지 못하면[心氣不疏] 보통 촌맥이 동시에 침沉하다: 간기울결肝氣鬱結로 인한 심포心包의 기울氣鬱이면 현맥弦脈을 겸할 수도 있다.

4) 일반적으로 환자에게서 대맥을 발견했을 때 우선 병인이 심기허心氣虛, 심혈허心血虛, 심포기울心包氣鬱, 심기불소心氣不疏 중 무엇과 연관되는지 알아내거나 한, 담, 어혈 중 어느 병인이 심기, 심혈, 심양을 막았는지 밝혀내야 한다: 대부분 사진四診을 참조하여 그것을 알 수 있으며, 맥상 이외에 증상과 신체의 징후를 증거로 삼아 분석하고 판단해야 한다.

2. 결맥結脈

결맥의 상
지맥遲脈에서 불규칙한 휴지가 나타난다.

결맥의 형성 원리와 진단 의의
'대맥代脈'과 동일하며 임상에서 사기가 막힌[邪氣閉阻] 경우가 많다. 일반적으로 '대맥'보다 위중하다.

결맥의 감별진단
'대맥代脈'과 동일하다.

3. 촉맥促脈

촉맥의 상
삭맥數脈에서 불규칙인 휴지가 나타난다.

촉맥의 형성 원리와 진단 의의
1) 양기가 점차 성성盛하여 정기가 사기를 이기려 함: 예를 들면『상한론』제143조에 이르기를, "태양병에서 하법을 써서 그 맥이 촉하나 결흉이 없으면, 이것은 풀리려는 것이다[太陽病下之, 其脈促, 不結胸者, 此爲欲解也]"라고 하였다. 이때 촉맥은 양陽과 한寒이 서로 상쟁하여 양기

가 한사를 이기려는 것을 의미한다. 이 병은 원래 한사가 표를 닫아[寒邪閉表] 한법汗法을 써야 했으나 의사가 오히려 하법을 씀으로써 양기가 쉽게 속으로 빠지고[陽氣內陷], 아래로 빠진[下陷] 것이다. 그러나 이 환자는 아직 양기가 왕성하여 양기하함陽氣下陷으로 인한 결흉이 나타나지 않았다. 그뿐만 아니라, 양기와 한사가 싸우며 양기가 한사를 이기려는 과정에서 촉맥이 나타났다(제137조에서 언급하는 태양병太陽病에서 의사가 하법을 쓴 다음 맥이 '동삭맥이 지맥으로 변하거나[動數變遲]' '양기가 속으로 빠진[陽氣內陷]' '결흉증'은 나타나지 않음). 이때 환자 몸의 양기가 한사의 제약을 아직 완전히 이겨 내지는 못해 삭맥 중에 한 번씩 휴지가 있으나, 양기가 한사를 이길 것이므로 병은 반드시 치유된다.

2) 장기臟氣가 사기와 상쟁하며 사기에 의해 막힘(이때 장기를 막고 있는 사기는 한寒, 습濕, 담痰, 식食이 많다): 예를 들어 『상한론』 제22조에 이르기를, "태양병에서 하법을 쓴 다음, 맥이 촉하고 가슴이 답답하면 주로 계지탕에서 작약을 뺀 처방을 쓴다[太陽病, 下之後, 脈促, 胸滿者, 桂枝去芍藥湯主之]"라고 하였다. 흉양胸陽이 비록 한寒과 싸우지만 한기의 제약을 받고 있음을 의미한다. 내가 임상에서 접한 바이러스성 심근염 초기 환자를 살펴보면, 풍열에 습이 가중되어[風熱夾濕] 폐경肺經의 표表를 침범하고 담습이 가슴과 심포에 울결된 경우가 많았으며, 대부분 촉맥을 보였다.

3) 풍열이 성하나 양기가 바로 받쳐 주지 못함: 예를 들어 『상한론』 제34조에 이르기를, "태양병의 계지탕증에서 의사가 반대로 하법을 써서 끊임없이 설사를 하고 맥이 촉하면, 표가 아직 풀리지 않은 것이다. 숨이 가쁘고 땀이 나면 갈근황금황련탕을 주로 쓴다[太陽病, 桂枝證, 醫

反之下, 利遂不止, 脈促者, 表未解也, 喘而汗出者, 葛根黃芩黃連湯主之]"고 했는데, 이러한 경우에 해당한다.

4) 장기臟氣가 허약하며, 음허하고 혈이 부족해 심장 박동과 혈액 운반이 계속되기 힘들다.

촉맥의 감별진단

정기가 사기를 이기려고 하거나 장기臟氣가 담痰에 의해 막히거나 풍열이 성盛한 경우 촉맥은 보통 활맥滑脈을 겸한다. 장기가 한습에 의해 막히면 촉맥은 활상을 겸하지 않는다. 장기가 허약하며 음허하고 혈이 부족하면 대부분 촉맥과 동시에 맥이 세소細小하며 무력하다.

정리하면 결맥結脈, 촉맥促脈, 대맥代脈 모두 맥박의 박동 중에 휴지가 있으나, 오랫동안 쉬는 것이 아니라 한 번 혹은 2분의 1회 정도 쉬는 것인데 이들을 한번 비교해 보자.

대맥은 몇 회 뛰다가 휴지가 나타나는데 이 몇 회의 박동은 규칙적이므로 "움직임과 휴지에 정해진 수가 있다[行止有定數]"고 말했다. 여기서 행行은 맥박이 뛰는 횟수를 가리킨다. 예를 들어 3회 뛰다가 1회 멈추고, 또 3회 뛰다가 1회 멈추기를 반복하는 식으로, 맥박의 움직임과 휴지는 상당히 규칙적이다. 어떤 환자는 5회 뛰다가 1회 멈추기를 반복하기도 하는데, 이렇게 규칙적인 움직임과 휴지를 보이는 것이 대맥이다. 한편 맥박이 빠른 가운데 한 번씩 멈추며, 앞뒤로 뛰는 맥박의 횟수가 불규칙한 경우가 있다. 5회 뛰다가 1회 멈추고, 10회 뛰다가 1회 멈추고, 3회 뛰다가 1회 멈추는 식으로 "움직임과 휴지에 정해진 수가 없다[行止無定數]". 이러한 맥상이 촉맥이다. 결맥은 지맥遲脈 가운데 휴지가 나타나는 것으로 맥박의 횟수 또한 불규칙하다. 맥상이 느린 편인데 구체적으로 몇 회 사이에 휴지가 나타나는지는 늘 다르다.

결맥, 촉맥, 대맥의 세 가지 맥상이 형성되는 기본 원리를 살펴보면 대부분 허虛하다. 기혈허나 음양허로 인해 기혈이 연속적으로 흐르기 어려워 휴지가 나타난다. 한편 실實한 병기에 의해 막혀도 나타날 수 있다. 바로 기혈의 운행에 장애가 있기 때문이다. 기는 혈을 통솔하기 [氣為血之帥] 때문에 기의 막힘[氣阻]은 보통 혈이 막히는[血阻] 전제가 된다. 결맥, 촉맥, 대맥의 형성 원리를 대략 어떻게 감별할 수 있을까? 만약 허로 인한 것이라면, 보통 촉맥, 결맥, 대맥의 기초 위에서 허한 성질의 맥상이 나타난다. 예를 들면, 허맥虛脈, 약맥弱脈, 세맥細脈, 미맥微脈이나 심지어 대맥大脈("맥이 크면 허로하다[脈大為勞]")이 나타난다. 실實한 성질의 사기가 막혀 나타난 경우 촉맥, 결맥, 대맥의 기초 위에 보통 겸맥이 나타난다. 만약 기울氣鬱이면 현상弦象을 겸하고, 혈어血瘀이면 삽상澀象을 겸한다. 이裏에 기결하면 맥상은 침실沉實을 겸할 수도 있다.

이상의 내용은 병기에 근거하여 대략 구분한 것으로, 구체적인 감별 내용은 앞서 언급한 내용과 함께 맥학서를 참조하기 바란다. 특히 임상 관련 서적을 참고하여 맥상주병脈象主病과 맥상의 형성 원리에 관한 지식을 쌓을 수 있다. 그러나 가장 중요한 것은 임상에서 실천을 통해 경험을 쌓는 것이다.

임상에서 휴지가 나타나는 맥상을 접할 경우 몇 가지 주의할 점이 있다.

첫째,『상한론』제180조 자감초탕炙甘草湯의 증후를 어떻게 임상에 적용하는가 하는 문제다. 장중경은 확실하게 "상한하여 맥이 결대하고, 심장이 움직이듯 두근거리면, 자감초탕을 주로 쓴다[傷寒, 脈結代, 心動悸, 炙甘草湯主之]"라고 언급하였다. 대부분 자감초탕 적응증의 지표는 매우 확실하고 간단하게 여긴다. 더군다나 중의의 조사祖師가 언급한 것이므로 모두 잘 기억하며, 심지어 결코 바꿀 수 없는 법칙처럼 여긴다. 그러나 사람의 체질과 질병의 종류가 시대와 함께 변하므로, 반드시 자감초탕의 임상 적응증의 본질을 파악하여 그 증후의 병인病因, 병기病機, 병소病所를 이해해야만 한다.

장중경은 당시 상한병을 언급하였는데, 상한병은 점차 발전하여 환자의 정기를 손상시키는 동시에 천천히 치유된다. 이때 처음에 질병을 유발한 한사는 점차 줄어드나, 환자의 기혈허는 점차 두드러진다. 또한 환자는 약간의 한사가 남거나 한사의 영향을 받아서 심양心陽이 잘 통하지 못하는 상황이 나타날 수도 있으므로 장중경은 계지桂枝를 써서 남은 한사를 통산通散하고 자감초炙甘草와 인삼人蔘으로 심기를 북돋아 심양이 통通하도록 하였다. 한편 환자의 기혈이 허한 편이므로 자감초, 인삼, 맥동麥冬, 지황地黃으로 기혈을 보하도록 하였다.

그러나 엄격하게 말해서 자감초탕은 주요하게 소음少陰의 기혈허에 적용된다. 소음의 기혈허는 심혈허, 심기허와 더불어 소음 신腎과 심心, 특히 신음腎陰이 좀 허한 경우이므로 장중경은 자감초탕에 맥동, 지황과 같은 약을 써서 보음補陰한 것이다. 따라서 자감초탕의 적응증은 소음이 허한 편인 증후이다. 심心, 신腎은 소음에 포함되며 자감초탕의 적응증은 주요하게 심에 집중되고 신을 포함한다. 그리하여 후세에 엽천사나 오국통은 자감초탕의 기초 위에서 복맥탕復脈湯, 일갑복맥탕一甲復脈湯, 이갑복맥탕二甲復脈湯, 삼갑복맥탕三甲復脈湯이라는 처방을 구성하여 신음을 전보塡補하였다. 바로 자감초탕이 소음 심과 신을 겨냥한 처방이기 때문이다. 그러니까 심기, 심혈이 부족하면서 심음과 신음이 약간 허하고 한사가 약간 남아 있어 심기와 심양이 모자라 순환이 잘 안 될 때에야 비로소 자감초탕으로 '통보겸시通補兼施'할 수 있다. 본 방은 계지탕에서 작약芍藥을 빼고 보기약補氣藥과 음혈을 보하는 약을 더해 음혈을 보하되 끈적이지 않아[補陰血而不膩] 통산通散의 작용을 겸한다.

한편 자감초탕은 보補를 위주로 하며 통通은 보조적 역할을 하므로 허한 편인 증후를 치료하기에 적합하다. 따라서 맥이 결대하고, 심장이 움직이듯 두근거리는[脈結代, 心動悸] 것만 보고 자감초탕을 쓰면 안 된다.

자감초탕의 적응증을 제외하고도 결맥結脈, 촉맥促脈, 대맥代脈은 많은 증후에서 나타난다. 예를 들면, 혈허에서도 나타나며 단순한 기허에서도 나타나고 혈허, 기허에 기혈울체氣血鬱滯가 합병된 경우에도 나타날 수 있다. 이때 기울혈체氣鬱血滯에도 여러 가지 원인이 있을 수 있다. 예를 들어, 한사로 인해 기기가 엉기거나[寒凝氣機], 한사가 양기를 막거나[寒凝陽氣], 습濕이나 담痰이 기기를 막은 경우 모두 결맥, 촉맥, 대맥을 초래할 수 있다. 그리고 심하게 화를 내어 생긴 기결氣結이나 단순한 혈어血瘀 또한 결맥, 촉맥, 대맥을 초래할 수 있다. 양의적으로 말하면, 관상동맥경화성 심장병이나 전도장애성 질병, 동결절기능부전증후군, 각종 심근 질병으로 인한 심장의 노화, 바이러스성 심근염이나 심근증 등등 모두 심장 박동이나 맥률脈律에 이상을 초래하여 맥이 뛰는 가운데 한 번씩 휴지가 나타날 수 있다. 이러한 질병이나 증후군은 중의적 각도에서 분석할 때 모두 앞서 언급한 병인 병기를 벗어날 수 없다. 이와 같이 결맥, 촉맥, 대맥이 나타날 수 있는 병증은 매우 많아서 치료 시 정확하게 치법治法을 세워야 한다. 각 단계의 병인 병기에 대해 상이한 치법과 방제를 응용해야 한다. 자감초탕 하나만으로는 문제를 해결할 수 없다.

두 번째 강조할 것은 '심포心包의 기울氣鬱'에 관한 것이다. 이것은 결맥, 촉맥, 대맥을 초래하는 중요한 병기이다. 중국의 광동廣東 링난嶺南 지역에서 결맥, 촉맥, 대맥을 보이는 양의의 다발성 질병은 크게 전도장애성 질병과 심근염 두 부류로 나뉘며, 어떤 경우에는 진단이 불확실하다. 양의에서는 심근염과 심근증의 발생 원리와 진단에 대해 아직 그다지 확실하지는 않지만, 중의적 각도에서 볼 때 '심포기울'은 매우 중요하면서도 자주 나타나는 발병 원리이다. 유감스러운 것은 '심포기울'을 현 중의대 교재에서는 언급하지 않는다는 점이다. '심포기울'을 모르기 때문에 많은 의사들이 임상에서 원칙 없이 치료한다. 일부 의사들은 '심포기울' 부근까지 접근하기도 하지만, 확실한 치료는 힘들다. 심지어 일부는 그 주변까지 접근하지도 못하니 치료 효과는 가히 짐작할 만하다.

일단 기울氣鬱을 언급하면 모두 간肝의 기울을 생각한다. 왜냐하면 교재에서 주로 언급하는 것이 간기울이기 때문이다. 교재에서 이렇게 기울을 언급하는 것이 물론 틀린 건 아니지만, 결코 완벽하지는 않다. 사실상 오장육부에 모두 기울이 일어날 수 있다. 예를 들어, 폐肺의 기울이나 습이 비위를 감싸서[濕困脾胃] 생긴 비위의 기체氣滯나 기울, 신장 결석으로 인한 신교통腎絞痛의 신기울결腎氣鬱結, 심기의 막힘[閉阻], 초막焦膜의 기울(삼초의 기울) 등도 있다. 특히 중국 링난 지방에서는 초막의 기울이 흔히 나타난다. 초막의 기울은 쉽게 심포로 들어가 심포기울과 간기울을 일으킨다. 간과 심포가 모두 궐음경厥陰經에 속하기 때문이며, 수족궐음경手足厥陰經의 동시 발병[同病]은 다른 경락보다 훨씬 쉽게 나타나는 경향을 보인다. 그 예로 여러분들이 익히 알고 있는 『금궤요략』「오장풍한적취병편五臟風寒積聚病篇」의 내용을 살펴보자.

> 간착으로 인해 종종 가슴을 움직이거나 치고, 발작하기 전에는 더운 것만 마시고 싶어 한다. 선복화탕을 주로 쓴다[肝著, 其人常欲蹈其胸上, 先未苦時, 但欲飮熱, 旋覆花湯主之].

이것은 대략 임상에서 흔히 나타나는 경미하거나 관상동맥경화성 심장병 초기에 해당된다. 이러한 환자들은 심전도에서 ST분절의 하강과 T파의 역위가 나타날 수 있으며, 일반적으로 심근허혈로 진단한다. 중노년층에서 많이 나타나며 젊은 사람들에게도 나타난다. '간착肝著'이란 무슨 병일까? 바로 간장肝臟의 기울혈체로서, 아직 기결혈어氣結血瘀로 발전되지는 않은 상태다. 현재는 경증으로 단지 기氣가 약간 울체되고 혈血이 다소 원활하지 않아, 즉 간기와 간혈이 그다지 원활하지는 않아 심포지기心包之氣의 흐름을 방해하여 심포기울이 나타난 것이다. 이러한 환자는 임상에서 적잖게 보인다.

장중경은 환자의 증상을 어떻게 표현하고 있나? 이러한 환자는 '종
종 가슴을 움직이거나 친다[常欲蹈其胸]'고 하였는데, 이러한 증상을
어떻게 이해해야 할까? 가슴에 통증이 있거나[胸痛], 가슴이 뻐근하거
나[胸脹] 당기는 듯한 통증[抽痛], 혹은 은근하게 쑤시는 통증[刺痛]을
보이기도 한다. 흉통은 대부분 왼쪽 가슴에 나타난다. 이것을 양의적
으로 해석하면, 심근은 산소 결핍에 매우 민감해서 심근허혈이 발생하
면 좌측 흉통이 나타날 수 있다. 환자들은 보통 통증이 발생하면, 계지
감초탕桂枝甘草湯의 "환자는 손을 교차해 가슴을 껴안고, 명치끝이 두
근거리며, 누르고 싶어 한다[其人叉手自冒心, 心下悸, 欲得按]"라는 내용
과 달리 흉부를 자꾸 움직이려고 한다. '도蹈'는 춤을 춘다는 뜻으로,
흉부를 움직이거나 팔을 움직여서 흉부의 움직임을 돕거나 가슴을 두
드리거나 쓸어내리는 동작을 취함을 표현한다. 이러한 동작을 취함으
로써 심흉心胸의 기혈을 풀고 환자 스스로 통증이 가라앉음을 느낀다.
아마도 세혈관에 기혈이 울체되어 주위의 혈관이나 심막 주위의 혈관
에 경련을 일으키거나, 반사적으로 심장의 세혈관에 경련이 일어나 부
분적으로 막힌 것을 환자가 흉부의 근육을 움직여 국부의 혈행을 도와
서 통증을 경감시키기 때문일 것이다. 그 밖에 이러한 환자들은 뜨거
운 물을 마시기를 원한다. 왜냐하면 열은 잘 퍼져 나가는 성질이 있어
기기氣機를 선통宣通한다. 기기가 원활하면 혈행 또한 원활하여 통증
이 경감되므로 편해진다.
　　한편 심포의 기울과 함께 심포의 혈체血滯도 함께 존재한다. 기울의
증상으로는 흉민胸悶, 흉창胸脹이 있으며, 이와 동시에 보통 심계心悸
가 있고 '자주 한숨을 쉬거나[喜太息]', '한숨을 쉬면 편해진다[太息則

舒]'. 간착肝著이든 심포기울이든 기울에 의한 병일 때 한숨을 쉬면 기기의 순환을 돕게 된다. 임상에서 관찰해 보면 간기울결, 상초 초막기울焦膜氣鬱, 비기울체脾氣鬱滯에서 모두 한숨을 잘 내쉬며, 폐기울肺氣鬱은 연속적으로 한숨을 내뱉는다. 심포기울 환자는 한숨을 내쉬고 나면 무엇이 어떻게 편해지는 걸까? 흉창이 점차 경감되고, 심계가 가라앉는다.

위의 내용을 종합해서 심포기울의 진단 포인트를 정리해 보자.

첫째, 흉민胸悶, 흉창胸脹하며 심지어 가슴에 경미한 통증이 있다. 이때 보통 심계를 동반한다. 기울은 격렬한 통증을 유발하지 않으나, 만약 격렬한 통증이라면 기결 혹은 양기가 엉겨 닫힌 것[陽氣凝閉]일 수도 있다. 한편 일반적인 폐기울이나 간기울은 심계를 동반하지 않는다.

둘째, 한숨을 쉬고 나면 흉민, 흉창, 흉통과 심계가 모두 경감된다. 단순한 심포기울에 약간의 혈체라면 선복화탕旋覆花湯(선복화旋覆花, 신강新絳, 총백蔥白)을 쓸 수 있다. 그러나 현재 신강을 구하기 어려우므로 주로 능소화凌霄花로 대체한다. 능소화는 성질이 강하며 그 밖에 홍화紅花, 천초근茜草根을 더할 수도 있고, 혈체가 아주 약하다면 단삼丹蔘이나 택란澤蘭을 쓸 수도 있다. 선복화탕에서 선복화는 군약君藥으로서 간기를 소통시킨다. 간기가 소통되면 심포지기도 통한다. 궐음으로 들어가기 때문이다. 능소화는 활혈活血하므로 간혈을 풀고, 심포의 혈을 푼다. 능소화가 심통을 잡는다[定心痛]는 것은 야오허성 교수가 발견한 것으로, 심통을 잡는 데 최우선적으로 고려해야 하는 약이다. 그렇다면 총백은 어떤 작용을 할까? 총백은 흉양을 통하고[通胸陽], 심양을 통한다[通心陽]. 장중경이 살았던 당시에는 소빙하기에 속하여 한사가 유행했다. 사람이 허해지면 한사의 침습을 견디기가 더 힘들다. 현대의 임상유행병학 연구 역시 날씨가 너무 추우면 노인들의 관상동맥경화성 심장병의 발병률이 급격히 올라간다고 발표한 바 있음에도 불구하고, 양의에서는 한寒을 그렇게 중요한 병인으로 여기지 않는다. 중의의 경험상 이때 총백을 좀 쓰면 심양을 온통溫通하여 기혈이 더욱 원활해진다. 선복화탕에 총백을 쓰지 않으면 효과가 바로 경감되니, 결코 이러한 작용을 간과해서는 안 된다. 총백을 쓰면 치료 강도도 올라가 약을 복용하는 기간도 대폭 줄일 수 있다.

임상에서 심포기울이 간착에만 해당되는 것은 결코 아니다. 사실상 임상에서 나타나는 심포기울 중 빈도가 가장 많은 주요한 병기는 상초 초막기울이 발전한 것이다. 소양과 궐음이 서로 표리 관계여서, 수소양삼초부手少陽三焦腑와 수궐음심포장手厥陰心包臟이 서로 표리 관계이기 때문이다. 또한 삼초부와 궐음심포장은 구조상 이웃한다. 엄격히 말해서 심포와 상초의 초막은 모두 막조직에 속하며 서로 연결되어 있다. 따라서 상초 초막의 병변은 매우 쉽게 심포로 들어가며 임상에서 흔히 볼 수 있다. 예를 들어 감기로 인한 상초병上焦病이 심리적 질병을 일으키기도 한다. 내가 일찍이 치료했던 한 아동을 예로 들면, 당시 감기로 인한 태음풍습표증太陰風濕表證을 보였는데 감기에 걸린 후 병변은 상초 초막에서 점차 심포로 빠져 심포기울이 나타났다. 환자는 이상할 정도로 심하게 번조煩燥하고 화를 냈으며, 겁이 많고 심하게 잘 놀랐다. 모두 심포기울로 인한 심리적 질병의 증상이다.

아래에서 결맥, 촉맥, 대맥의 형성 원리를 결부하여 전도장애성 질병이나 바이러스성 심근염의 심포기울이 어떻게 발생하는지 살펴보자.

첫째, 감기의 적절한 치료 시기를 놓쳐[感冒失治] 온사溫邪가 일단 상부에서 폐를 침범한[犯肺] 다음, 폐로부터 상초 초막에 영향을 준다.

둘째, 중국의 장난과 링난 지역은 습기와 열기가 심해서 상초 초막을 침범한 온사에 보통 습濕이 가중된다. 따라서 습기가 상초 초막에 울폐鬱閉된 다음, 습열이 졸아들면 담痰이 되어(담이 되지 않고 습열로 계속 남는 경우도 있다) 심포에 빠져든다[內陷].

엽천사葉天士는 일찍이 "온사가 위로 침입하면 우선 폐를 침범하고, 심포로 역전한다[溫邪上受, 首先犯肺, 逆傳心包]"라고 언급했다. 시병時病은 심포로 역전할[逆傳心包] 수도 있고, 장병臟病 또한 쉽게 심포로 역전되어 잡병을 일으킨다. 시병이건 잡병이건 사기가 심포에 내함內陷하면 심포기울이 생긴다. 습열이 상초 초막에 울체되면 심포로 들어가거나 습濕, 열熱, 담痰이 복합되어 심포에 내함內陷하거나, 심지어 습열기울濕熱氣鬱에 혈어血瘀를 겸해 심포에 내함할 수도 있다.

이렇게 다양한 심포기울의 원리는 단순하게 기울혈체만으로 나타나는 '간착肝著'과 다르다. 주요하게 그 병인이 다르다. 심포기울의 병인은 습濕이나 열熱, 심지어 담痰도 있고 약간의 어혈을 겸할 수도 있다. 그래서 이러한 바이러스성 심근염의 병세가 상당히 위험한 것이다.

양의에서는 병원학病原學이나 효소학과 심전도 등 현대 의학 수단을 통해 바이러스성 심근염을 확진한 뒤 환자의 심근이 갑자기 정지한다면, 마치 큰 적이 다가오기라도 한 것처럼 환자를 침대에 눕혀 놓고 꼼짝 못하게 한 다음, 곧바로 ATP, 코엔자임 Q10 등 심근 영양제로 치료한다. 그러나 이렇게 치료한 다음 열에 예닐곱은 만성적인 심근병으로 발전된다. 중의에서는 바이러스성 심근염을 보면 보통 침착하게 "괜찮아요, 한 열흘 약 먹으면 나아요"라고 말한다. 왜냐하면 중의약은 이 방면에서 도저히 부정할 수 없는 우세를 보이고, 효과가 빠르며 안정적이기 때문이다. 이때 본 질병은 선복화탕의 적응 증후와 마찬가지로 사기가 실한 병으로서, 자감초탕의 "가슴이 움직이듯 뛰고, 맥이 결대하다[心動悸, 脈結代]"는 증상의 치법治法처럼 보약을 위주로 쓰는 것이 아니라 정반대로 풀고 여는 약[疏散宣透藥]을 써야 한다. 효과가 상당히 빨라서, 어떨 때는 이틀 만에도 좋아지며 늦어도 일주일을 넘지 않는다. 이것은 또 다른 측면에서 세계가 공인하는 양의와 양약의 치료 방법이 가장 우수하지는 않다는 의미이다.

이때 바이러스성 심근염 환자는 "가슴이 움직이듯 뛰고, 맥이 결대하다[心動悸, 脈結代]"는 증상 외에도 재채기와 콧물 등을 동반할 수도 있다. 대부분 누런 콧물을 흘리고, 약간 가슴이 답답하고 한숨을 쉬며, 기침에 가래를 동반한다. 어떻게 병세가 심포기울로 발전됐는지 알 수 있을까? 앞서 언급한 진단과 감별 포인트에 따라 살펴보면 된다. 흉민과 함께 반드시 심계를 동반한다. 한숨을 잘 쉬는데, 한숨을 쉬고 나면 흉민과 심계가 모두 경감된다. 심포기울의 이러한 기울은 원래 억압된 습사와 한음寒飮의 정체에서 기원한다. 그러나 주요한 증상은 변하지 않는다. 가슴이 답답하며[胸悶] 터질 듯하고[胸脹] 심지어 약간의 비정기적인 흉통이 있으며, 한숨을 쉬면 흉통과 심계가 모두 경감된다. 이때 비로소 심포기울이나 심포지기가 소통되지 못함을 진단할 수 있다.

심포를 언급하면 사람들은 대부분 바로 온병의 영분증營分證만 떠올리는데, 우리는 기초와 임상, 기초와 진단을 잘 결합해야만 한다. 만약 습열로 인한 심포기울로 진단했다면 어떻게 치료해야 할까? 변증론치辨證論治에 근거해 풍열風熱을 선산宣散하는 기초 위에서 울금郁金이나 석창포石菖蒲를 첨가할 수 있다. 울금은 흉기를 펼치는[宣胸氣] 약으로서, 기본적으로 심기를 펴는 약은 아니나 심포지기를 어느 정도 소통시키는 작용을 한다. 심포기울의 발병 원리에 근거해 울금을 쓰는 것이다. 이때 울금과 창포는 주요한 약이며, 만약 담痰의 울체를 겸하면 원지遠志를 더한다. 다시 말해 담痰에는 원지, 습濕에는 울금과 창포를 쓴다.

4. 사삭사소맥乍數乍疏脈

사삭사소맥의 상

맥박이 빨랐다 느렸다를 반복하며, 1분 동안 맥박의 속력과 리듬이 모두 균일하지 못하다. 사삭사소맥乍數乍疏脈은 현 중의대 교재에서 언급하지 않는다.

사삭사소맥의 형성 원리와 진단 의의

1) 기혈부족(혹은 허虛)과 동시에 기울혈체를 겸한다.
2) 기혈부족(혹은 허)에 허풍내동虛風內動하여 심기가 부동浮動하다.

사삭사소맥의 형성 원리는 대부분 기혈이 모자라며 약간의 풍風(내풍이나 외풍)을 동반한다. 따라서 풍동風動이면 약간 보기식풍補氣熄風해야 하며, 만약 외한外寒을 접했다면 약간 소풍疏風을 겸해야 한다.

사삭사소맥의 감별진단

1) 기혈허라면 허맥虛脈을 겸할 수도 있다.

2) 기울혈체가 심하면 현맥弦脈을 겸할 수도 있으며, 맥이 느릴 때 원활하지 못한[不流利] 맥상을 겸하기도 한다.

3) 허풍내동虛風內動이 확실하면 세현맥細弦脈을 겸할 수도 있다.

4) 전형적인 심기부동心氣浮動은 좌촌부에 허부맥虛浮脈을 겸할 수도 있다.

5. 삼오불조맥三五不調脈

삼오불조맥의 상

삼오불조맥三五不調脈은 수시로 휴지가 나타나며 촉맥促脈(삭맥數脈에 휴지가 나타나며 그 휴지가 불규칙함)과 결맥結脈(지맥遲脈에 휴지가 나타나며 그 휴지가 불규칙함)이 반복적으로 나타난다. 맥박의 횟수도 삼삼오오 불규칙해서, 어떤 때는 세 번 뛰다 한 번 쉬고, 어떤 때는 다섯 번 뛰다 한 번 쉬고, 어떤 때는 스무 번 뛰다 한 번 쉬는 등 맥박의 횟수와 휴지가 모두 불규칙하다. 삼오불조맥은 복합맥이나 여기서 거론하는 것은 맥률脈律의 이상이 위주가 되기 때문이다.

삼오불조맥의 형성 원리와 진단 의의

삼오불조맥三五不調脈은 양의의 심방세동, 전도장애, 심근병증에서 많이 나타난다. 본 맥상은 기혈허의 기초 위에서 다른 원인으로 인한 기혈의 막힘, 혹은 음양허의 기초 위에서 생긴 기혈의 막힘[氣血阻滯]에서 나타난다. 병태적으로 나타나는 삼오불조맥은 위중한 징후에 속하며, 그 예후가 결맥結脈이나 촉맥促脈보다 훨씬 나쁘다. 이때 사진四診을 참조해 진단하며 치료 시 통보겸시해야 한다. 보방補方의 기초 위에서 통법通法을 쓰며, 보약補藥을 많이 쓰고 통약通藥을 보조로 쓴다.

맥체脈體에 따른 이상맥

1. 세맥細脈

세맥의 상

세맥細脈은 맥체가 실과 같은 맥상으로서, 맥관脈管이 정상맥보다 가늘다. 맥박이 뛸 때 손끝에서 느껴지는 맥박의 형태가 작아서, 마치 바이올린의 두 번째 줄을 잡을 때와 비슷한 느낌이다. 다년간의 임상 실천을 통해, 나는 세맥細脈과 소맥小脈이 단지 이름만 다를 뿐 실제로는 같은 맥상이라고 여긴다.

세맥의 형성 원리와 진단 의의

1) 혈허(혹은 과다출혈[失血]): 세맥細脈이 생기는 원리를 살펴보면 우선

혈허를 들 수 있다. 세맥은 임상에서 혈허를 판단하는 주요한 맥상 중 하나이다. 그래서 세맥이 나타날 경우 문진問診을 보충할 수도 있는데, 환자한테 머리 어지러움[眩暈], 가슴 두근거림[心悸], 사지 저림[肢麻] 등과 같은 증상이 있는지 물어보고, 만약 있다고 하면 혈허를 확진할 수 있다. 급성이나 만성 출혈을 포함해서, 각종 원인에 의한 영혈부족 營血不足은 맥관 내 혈류량을 감소시키므로 세맥이 나타날 수 있다.

2) 음허: 만성 소모성 질병이나 체질적 음허陰虛 또한 혈맥을 채우지 못해 세맥이 나타날 수 있다. 혹은 구토嘔吐, 설사[腹瀉], 심한 땀[大汗](질병 혹은 한법과 하법을 잘못 써서[誤汗下] 생김)으로 인해, 음진陰津이 크게 손상되어 급성으로 혈맥의 음혈을 채우지 못해 세맥이 나타나기도 한다.

3) 양기대허: 임상에서 양허陽虛로 인한 세맥은 비교적 드물지만, 양기가 매우 허한[陽氣大虛] 경우에도 세맥이 나타날 수 있다. 예를 들어, 『상한론』제280조에 이르기를, "소음에 병이 생기면 맥이 미세하고 잠만 자려 한다[少陰之爲病, 脈微細, 但欲寐也]"라고 하였다. 기는 혈을 통솔하므로[氣爲血之帥] 양기가 심하게 허할 경우, 특히 심양心陽이나 신양腎陽이 허쇠虛衰하면 양기가 맥관에 흐르는 혈액을 밀지 못해서 결국 기혈이 맥도脈道를 채우지 못하고 세맥이 나타난다.

4) 정사가 같이 물러나서 병세가 회복됨: 위에 언급한 세 가지는 고대 의서나 현대 교재에 잘 설명되어 있으므로 상세히 거론하지 않겠다. 여기서는 이 네 번째 원리를 자세히 분석해 보자.

『상한론』제270조에 이르기를, "상한한 지 사흘 만에 소양맥이 작아졌으면 이미 나으려는 것이다[傷寒三日, 少陽脈小者, 欲已也]"라고 하였다. 왜 "소양맥이 작아지면[少陽脈小者]" 치유되는 것일까? 상한병이 사흘이 지나면 소양에 전해지는데, 진맥을 하니 소맥小脈이었다고 하는 부분에서 소맥小脈은 바로 세맥細脈이다. 세맥은 무엇을 의미할까? 장중경은 병이 다 나을 조짐이라고 하였다. 왜일까? 병기病氣가 쇠하여 정사가 투쟁하지 않기 때문이다. 정사가 투쟁하지 않으니, 환자의 맥상 또한 빠르거나 긴장되거나 커지지 않고 작아진 것이다. 이것은 정사正邪가 모두 전쟁터에서 퇴각했음을 의미한다. 사기가 거의 다 없어졌다는 말은 사기가 전쟁터를 떠났다는 말이며, 더이상 싸울 필요가 없으니 정기 또한 그곳을 떠나게 마련이다. 정사가 모두 물러났으니[正邪同退] 곧 병이 나을 조짐이다.

정사가 모두 물러나서 나타난 세맥의 원리와 임상에서 전한戰汗 다음 정사동퇴正邪同退하는 원리는 동일하다. 임상 경험이 풍부한 의사라면 전형적인 전한을 본 적이 있을 것이다. 예를 들어, 날씨가 더울 때 환자가 수액을 맞은 다음 추워서 벌벌 떠는데 체온을 재니 40도이다. 양의라면 수액 반응으로 간주하고 어떤 의사는 페너간Phenergan을 사용하겠지만, 일단 온몸에 갑자기 심한 땀[大汗]이 나면 고열은 내리기 마련이다. 이것은 우리가 말하는 전한으로, 한전寒戰과 동시에 발열하거나 연이어 발열한다. 왜냐하면 한전 시에는 열을 느끼지 못하고, 나중에 고열이 날 때 발열을 느끼기 때문이다. 연이어 온몸에서 대한大汗이 나면 한전과 고열은 모두 내린다. 이것이 바로 고대 의서에서 언급한 "전한해戰汗解"이다.

전한은 어떤 원리일까? 정사상쟁으로 정사가 격렬하게 싸운 다음, 정기가 이기고 사기가 물러날 때, 특히 한사가 퇴각할 때, 온몸에서 땀이 나고 병이 낫는다. 전한 다음 체온이 떨어지는 과정에서 환자의 맥상은 보통 약맥弱脈을 보이며, 그다음으로 세맥細脈도 두드러진다. 양자 모두 이른바 "맥이 고요해지고 몸이 식는다[脈靜身涼]"에 해당한다. 맥정脈靜이란 바로 맥박이 빠르거나 탄지하지 않는 것으로 맥상이 세약하다. 이것은 정기와 사기가 같이 물러난 다음 정기가 약간 허약하다는 뜻이다.

만약 큰 병을 앓은 후에 나타난 세약맥細弱脈이라면 정기가 허한 것으로 보약을 적당히 써야 한다. 한편 급성병에서 전한하는 과정에서 나타난 세약맥이라면, 이것은 정사동퇴를 의미하며 약을 최대한 줄이고 쉬도록 당부해야 한다. 이때는 죽 같은 담백한 음식을 먹으며 휴식을 취해야 하며, 절대 온보약溫補藥을 쓰면 안 된다. 온보약을 쓰면 며칠 지나지 않아 또 열이 난다. 바로 엽천사가 말한 "화로의 연기는 비록 없어졌으나 잿더미 속에는 아직도 불씨가 남아 있다[爐煙雖熄, 灰中有火]"와 같은 형국이 되어서, 며칠 가지 않아 재가 되살아나 또 열이 나게 되는 것이다. 기가 넘치면 화가 되므로[氣有餘便是火] 약간 정기를 보한 것이 화근이 될 수가 있다.

임상에서는 수액 반응으로 인해 확실히 고열이 나타나거나 혼미해지는 예가 적지 않다. 이때는 질병사와 임상의 증상 및 사용한 처방 등 다방면의 요인을 고려해 감별진단해야 한다. 만약 수액 반응에 해당되면 즉시 수액을 중단하고 중서의中西醫의 다양한 방법으로 해열, 항아나필락시스Antianaphylaxis 처방을 하여 돌발적 사고를 막아야 한다. 내가 과거 농촌에서 진료할 때 체온계의 온도가 끝까지 올라갔던 적이 두 번 있었다. 한 명은 수액 반응으로 인해 고열에 정신이 혼미했었는데[高熱神昏] 중서의의 방법을 동원해서 살려 냈다.

"상한병 사흘에 소양맥이 작아졌다[傷寒三日, 少陽脈小]"는 장중경의 말은 맥상으로 예후를 판단할 수 있음을 보여 준다. 만약 소양병에서 세맥이 나타났다면 환자의 열이 오늘이나 내일 자연히 내릴 것이라고 단언할 수 있다. 맥은 보통 다른 증상보다 앞서 나타나기 때문이다. 그러나 그에 앞서 상한병이 소양에 있거나 소양의 울화가 있음을 먼저 진단해야만 한다. 환자의 평소 맥상이 가늘지 않은데, 이때 맥이 가늘어졌다면 정기와 사기가 같이 물러나는 상태로서 병세가 호전되는 확실한 증거이므로, 환자에게 곧 나을 것이라고 알려 줄 수 있으며, 이 예측은 거의 틀림없다. 맥을 예측함으로써 맥진이 중요함을 다시 한번 알 수 있다.

세맥의 감별진단

1) 심혈허心血虛 위주라면 좌촌만 침沉한 맥상을 겸할 수도 있으며, 간혈허肝血虛인 경우 세현細弦한 맥상을 겸한다.

2) 간신음허肝腎陰虛가 심한 편이라면 침약沉弱한 척맥을 겸할 수도 있으며, 심폐음허心肺陰虛가 심한 편이면 촌맥이 침沉할 수도 있다.

3) 양기대허陽氣大虛하면 침약맥沉弱脈을 겸할 수도 있으며, 심하면 미맥微脈을 겸할 수도 있다.

4) 정사동퇴正邪同退하여 병세가 치유되는 경우 맥상은 세연하고 조화롭다: 이때 나타나는 세맥은 앞의 세 가지 세맥과는 구별되어, 맥이 오는 기세가 세연하고 조화롭고[細軟和緩] 조용하며 급박하지 않은 것이 심지어 약한 듯하다.

2. 대맥大脈

대맥의 상

맥체가 크면 대맥大脈이다. 대맥의 모양은 홍맥洪脈과 유사하나, 혈류가 확 밀려오는 듯한 거센 느낌이 없다.

대맥의 형성 원리와 진단 의의

1) 사기가 성해 병이 가중됨[邪盛病進]: 임상에서 대맥大脈이 나타나는 가장 흔한 병사는 화火와 열熱이며, 기타 사기들 또한 대맥을 일으킬 수 있다. 사기가 성해 병세가 발전하고 정기 또한 허하지 않다면, 몸은 자연적으로 전신의 정기를 동원하여 사기와 서로 다툰다. 그리하여 기혈이 맥에 들어차므로 맥이 커진다. 그 예로 『상한론』 제189조에서 "상한 사흘에 양명맥이 크다[傷寒三日, 陽明脈大]"라고 하였다.

2) 정기가 크게 손상됨[正氣大虧]: 이러한 원리는 앞의 사기가 성하고 정기가 실한[邪盛正實] 원리와는 반대로, 정기가 크게 손상되어 나타난 대맥大脈이다. 이때 이미 몸의 가장 기본적인 기능조차 유지하기가 힘들어져, 생명을 지속하기 위해서 부득이하게 남은 음양기혈과 정기를 전신으로 보내 중요한 기능을 유지하도록 하기 때문이다. 그리하여 평소 비교적 비장秘藏되어 있던 정기가 신체의 표리(경맥經脈 포함)로 떠올라 보충되므로, 대맥과 같은 반강反強의 현상이 나타난다. 개인적으로 임상에서 관찰한 바에 따르면, 정기가 크게 손상[正虧]되어 대맥이 나타날 확률은 음휴陰虧, 허양외월虛陽外越, 정대휴精大虧, 정기폭탈正氣暴脫의 순이다.

3) 정상인: 대맥은 건강한 사람에게도 나타나는데, 보통 맥이 크면서도 규칙적이고 원활하며 삼부의 촌구맥이 모두 크다. 이러한 사람은 보통 병이 나든 안나든 상관없이 항상 맥이 크며 장기적으로 이런 맥상을 보인다. 이것은 생리적인 '삼양맥三陽脈'에 해당한다.

대맥의 감별진단

1) 사기가 성해 병이 가중되어[邪盛病進] 생긴 대맥大脈은 반드시 크고 힘이 있다: 한편 정기가 크게 손상되면[正氣大虧] 맥이 크면서도 허할 수 있다. 예를 들면, 맥이 비어서 누르면 바로 없어지는[不受按] 경우이다.

2) 허양이 밖으로 나오면[虛陽外越], 맥은 부대浮大하면서도 속이 빈다: 한편 원기가 갑자기 빠져나가면[元氣暴脫], 맥은 허대虛大하면서도 속이 빈다. 정이 크게 손상되면[精大虧] 혁맥革脈이 나타나기도 한다.

앞에서 설명하였듯이 대맥大脈이 생기는 원리를 살펴보면 서로 상반된 병기가 존재한다. 그래서 진단 의의도 뚜렷하게 구분된다. 사기가 성해 병이 가중되어 나타난 대맥은 『상한론』에서 "상한 사흘에 양명맥이 크다[傷寒三日, 陽明脈大]"라고 한 바와 같이, 사기가 성하나 정기가 손상되지 않았으면 실성實性 병변이 나타나 틀림없이 맥상이 크고 힘이 있다. 반드시 '과감하게' 치료해야 한다.

허로虛勞는 허손虛損이라고도 하며, 여러 가지 원인으로 인해 장부의 음양기혈이 심하게 손상되어, 오랫동안 회복하지 못하는 각종 만성적 쇠약병증을 통칭한다. 현대 의학의 많은 만성병에서 각종 허손 증후나 위중한 질병 후기의 악액질惡液質(Cachexia) 상태에서도 나타난다. 허로에서 일단 대맥이 나타나면 위중증을 의미하며, 이것은 우리가 평소 말하는 '노손勞損', '휴손虧損', '망갈亡竭' 류의 병증에 해당한다. 음허陰虛, 음고陰枯로 인한 대맥도 여기에 해당한다.

『금궤요략』에 이르기를, "맥이 크면 허로하다[脈大為勞]"라고 하였다. 허로로 인한 대맥은 일반적으로 허상虛象을 겸해 맥이 부대浮大하고 속이 빌 수도 있다. 이것은 규맥芤脈과 다르다. 규맥도 속이 비었으나 눌렀을 때 좌우 양 옆이 손가락을 약간 튕기는[略彈指] 듯하고, 부대중공浮大中空의 경우 누르면 바로 사라지는 느낌이며[不受按] 맥관이 전체적으로 힘이 없다. 그러나 허로로 인한 대맥 또한 소수의 경우 유력한데, 이때는 사진四診을 서로 참조하여 환자의 나이, 병증의 경과를 고려해 종합적으로 분석해야 한다. 망진望診 시 얼굴빛[面色]과 정신 상태[神態]를 잘 살피고, 문진問診 시 대소변을 실금하지 않는지 특히 주의해야 한다. 신주이관腎主二關하므로, 신기腎氣가 허손되면 대소변을 실금한다.

급성병에서 허양외월虛陽外越이나 원기폭탈元氣暴脫이 나타나면 맥상은 허대虛大하나 가운데가 빈다. 임상에서 일단 이런 상황이 나타나면, 중서의 협진 치료를 한다고 해도 병세가 매우 위중하므로 치료가 힘들다.

만성 소모성 질병에서 나타나는 정이 크게 손상된 증후[精虧證]에서 일반적으로 혁맥革脈이 나타난다. '정精'은 음陰에 속하며, 인체를 구성하고 생명 활동을 유지하는 기본 물질 전반을 가리킨다. 『소문』「금궤진언론金匱真言論」에 이르기를, "무릇 정이란 몸의 근본이다[夫精者,

身之本也]"라고 하였듯이, 정은 선천지정先天之精과 후천지정後天之精을 모두 포함한다. 부모로부터 물려받아 수곡지정水穀之精에 의해 충실充實해져 신腎으로 귀장歸藏하는 것을 선천지정이라 부르며, 음식으로부터 화생化生되는 정精은 수곡지정이라 부른다. 수곡지정이 오장육부 등 조직, 기관으로 수포輸布되면 오장육부지정五臟六腑之精이라 부른다. 사람의 몸이 형성된 이후 원음元陰, 원양元陽은 원정元精으로부터 분화되어 생긴 것으로, 정精을 보하는 방법은 반드시 원음을 보함과 동시에 원양을 보해야만 효과가 있다.

전보정수填補精髓의 대표방은 귀록이선교龜鹿二仙膠이다. 귀판교는 원음을 전보하고, 녹각교鹿角膠는 원양을 보익補益하며, 인삼은 원기元氣를 대보大補하고(주로 비기脾氣), 구기자는 보혈補血과 보정補精 작용을 한다. 네 가지 약이 어우러져 음양기혈을 동시에 보한다. 일반적으로 보정하는 대표 약으로 녹각교를 꼽는데, 내가 문헌 연구와 임상적 실천을 통해 느낀 경험상 어두교魚肚膠야말로 전음보정填陰補精하는 대표약으로 볼 수 있다. 어두교는 음분陰份에서 보정하지만 보양補陽은 못한다.

정휴精虧가 나타난 주요한 원인은 만성 소모성 질병에서 과도한 소모, 육체적, 정신적 노동의 과다, 부절제한 성생활 등을 들 수 있다. 보통 눈빛에 총기가 없고[目光乏神], 동작이 어둔하며[動作遲鈍], 정신이 멍하고[精神呆鈍], 잘 잊어버리는[健忘] 등의 증상을 보이며, 혁맥革脈이 나타나기도 한다.

일반적으로 인체의 생명 기능을 유지하는 직접적 물질은 기혈이며 이것을 뒷받침하는 물질이 음양陰陽이고, 체표 가까이에 있는 물질이 영위營衛이며 정精은 근본적인 물질이다. 기혈음양의 허손은 식이요법이나 일반적 약물로 치료가 가능하나, 정이 매우 손상되어[精大虧] 혁맥이 나타난 경우 반드시 동물성 약재[血肉有情之品]를 다량 써서 전보塡補해야만 한다.

선천성 유전병인 다운증후군Down syndrome 소아의 일례를 들어 보자. 현재 전 세계적으로 마땅한 치료 방법이 없는 상태이나, 화담거습化痰除濕의 기초 위에서 동물성 약재[血肉有情之品]를 다량 써서 전보한 결과 확실하게 증상이 호전될 수 있었다. 다운증후군의 병리적 기초 또한 정휴精虧이므로, 임상에서 어떤 경우 소시호탕小柴胡湯, 금궤신기환金匱腎氣丸으로 치료하나, 만약 수습담음水濕痰飮이 환자의 체내에 막혀 있을 때 이들을 제거하지 않고 보하면 기기는 더 못 움직이므로 반드시 먼저 이들을 해결한 뒤에 전보해야 한다.

양의와 비교하면, 중의나 중약은 허증의 치료에서 우세를 보인다. 중의에는 각종 보약이 있지만, 양의는 저지방 유유나 아미노산 등과 같은 음식을 활용할 뿐이다.

아래에서 구체적인 병례를 통해 대맥大脈의 상이한 진단 의의와 그것을 어떻게 구분하는지 살펴보자.

예전에 궈郭씨 성을 가진 어느 성인 남성이 진료를 받으러 왔다. 그는 당시 자동차 공장 공장장이었다. 원래 만성위염에 위궤양이 있었고, 초조하고 불안해 보였으며 대맥이 나타났는데 왼손은 약간 탄지맥彈指脈을 보였다. 앞서 언급한 내 경험에 근거해 환자에게 병세가 좀 위험한 상황임을 말해 주었다. 직접적으로는 위염과 위궤양으로 인한 대출혈의 가능성을 배제할 수 없었는데, 이러한 결론을 내리게 된 근거는 바로 맥이 부대浮大하며 탄지彈指했기 때문이다. 맥상이 현부대弦浮大하며 탄지유력彈指有力할 경우 절대 방심해서는 안 된다. 그 환자의 위궤양은 주요하게 양기가 울결되어 화火가 생긴 것으로, 대맥大脈은 화열지사가 성함을 의미한다. "기가 남으면 화가 된다[氣有餘便是火]"라고 하였는데, 생리적 상화相火가 지나치게 왕성하면 병리적 상화가 되므로, 유하간劉河間, 주단계朱丹溪, 이동원李東垣 등의 의학 대가들이 모두 이 문제를 거론하였다.

장중경은 "이 사람은 위기가 약해서 쉽게 움직인다[以其人胃氣弱, 易動故也]"라고 하였는데, 내가 임상을 통해 경험한 바로는 신체의 특정 부위나 장부가 약하면 이러한 조직이나 장기는 쉽게 사기의 침범을 받아 우선적으로 병변이 생긴다. 양기가 남아[陽氣有餘] 생겨난 화사는 쉽게 혈관을 손상시키므로, 이렇게 맥이 현부대弦浮大한 환자라면 매우 쉽게 뇌혈관이 손상될 수 있으며, 두 번째는 심혈관, 바로 관상동맥이며, 세 번째는 몸에서 상대적으로 약한 부위이다. 이 환자와 같은 위궤양의 경우, 쉽게 소화기 대출혈로 이어져 다량의 토혈吐血이나 변혈便血을 동반할 수 있다.

치료 시 나는 지실치자시탕을 기초 방으로 하였는데, 이것은 환자가 심하心下의 오뇌懊憹(몹시 답답함: 옮긴이 보충)를 위주로 호소하였기 때문이다. 다량의 지실치자시탕으로 치료한 뒤, 위궤양은 점차 사라지고 대맥도 줄고 다른 증상 또한 사라졌다. 그리고 2009년 5월 1일 그 환자가 재진을 왔을 때, 대맥大脈에 약간의 탄지맥彈指脈을 보였다. 나의 여러 차례 권고에 따라 환자는 장시간 고향으로 돌아가 휴양하고, 반복해서 치료한 후에야 완전히 건강을 회복했고 대맥도 사라졌다.

이러한 발병 원리를 정리하면, 한마디로 "양기는 과로하면 밖으로 뻗친다[陽氣者, 煩勞則張]"라는 말로 개괄할 수 있다.

현대 경제의 발전에 따라 빨라진 생활 리듬은 사람의 재능을 고갈시키고 영웅 만들기를 부추겨, 날마다 인류를 극한에 도전하게 만든다. 그러나 그 결과 인체의 잠재 능력은 부단히 소모되고 체내의 원음元陰과 원양元陽은 계속 오장육부, 사지백해로 흘러나온다. 게다가 일상 음식 또한 양기를 부추기는 것들을 좋아하게 되어 인체의 양기는 점점 더 우세해지므로, "과로하면 밖으로 뻗친다[煩勞則張]"라는 말과 부합하는 상태가 된다. "기가 남으면 화가 된다[氣有餘便是火]"라고 하였듯이, 양기가 우세할수록 체내에 모인 화사는 더 성해진다.

어떤 사람은 스스로 겨우 조절하지만, 일단 "음양이 조화를 이뤄야 정신이 잘 다스려진다[陰平陽秘, 精神乃治]"라는 말과 같이 인체의 안정적 시스템이 붕괴되면, '항진된 힘을 제압하여 균형을 이루는[承乃制]' 작용을 잃어버리고, '화산처럼 폭발'하게 되어, 인체 본연의 음陰만으로 대응하기에는 역부족인 상황이 벌어진다. 그러므로 우리는 매사에 취사선택을 잘해야만 한다. 우리로 하여금 부단히 '번로하게' 만드는 탐욕을 버려야 양기가 비장秘藏하여 정신이 다스려지고 대맥大脈이 사라질 수 있다.

맥이 부대浮大한 것은 임상에서 위중한 질병의 경고 신호로서, 유력하거나 탄지맥彈指脈을 동반하는 경우가 이에 해당한다. 맥이 현부대弦浮大한 탄지맥은 대부분 예후가 좋지 않으며, 대맥大脈이라도 눌러서 부드러우면 상대적으로 예후가 좋은 편이다.

3. 단맥短脈

단맥의 상

단맥短脈은 손끝으로 느끼는 맥관 박동의 길이가 짧은 것을 가리킨다. 단맥의 맥동脈動은 관부에서 느껴진다. 세 손가락에 모두 맥박의 박동이 느껴지지는 않고, 촌맥의 앞 절반에 맥동이 없거나 척맥의 뒤 절반에 맥동이 없거나 양자가 공존한다. 단맥의 길이가 짧은 것은 촌전寸前과 척후尺後가 불응지不應指, 즉 맥동이 느껴지지 않기 때문이다. 촌전이 짧은 것을 촌단寸短이라 하고 척후가 짧은 것을 척단尺短이라 부르며, 한 부部만 단맥인 경우도 있다. 그러나 관부만 짧은 경우는 드물다. 왜냐하면 뒤의 맥이나 앞의 맥이 그것을 보충하기 때문이다. 다만 관부를 반으로 나누면 뒷부분만 침하고[關後沉] 앞부분은 부하거나[關前浮], 관후關後가 부浮하고 관전關前은 침沉하면서 응지應指한 힘이 약한 편이나 아주 없는 것은 아닌 경우도 있다.

쉬디화徐迪華 교수가 말한 바와 같이 삼부의 총 길이가 대략 6센티미터라면 단맥은 단지 5~4.5센티미터, 심지어 3센티미터 길이에서만 맥동이 느껴진다. 따라서 촌부와 척부의 맥이 짧은 경우가 존재하며, 둘이 동시에 짧은 경우 삼부가 모두 짧다고 말할 수 있다. 다시 말해 삼부가 부족하여 진맥 시 손가락을 가득 채우지 못하는[不滿指] 박동을 단맥短脈이라고 한다.

단맥의 형성 원리와 진단 의의

임상에서 나타나는 빈도에 따라 단맥의 형성 원리를 살펴보면, 우선

음의 고갈[陰枯]이 가장 많으며 다음이 정의 손상[精虧], 그 다음으로 심心, 폐肺, 신기부족腎氣不足을 들 수 있으며, 마지막으로 심기음대허心氣陰大虛에 심경어혈心經瘀血을 겸한다. 이러한 순서는 아직 엄격한 수학적 통계를 거친 것은 아니나, 병례를 정리하는 과정에서 발견한 경향성이므로 참고하기 바란다.

1) 음의 고갈: 단맥의 형성 원리 중 임상에서 가장 흔히 나타나는 것이 음의 고갈[陰枯]이다. 음고는 음허가 아니며, 이는 음허의 기초 위에서 발전한 것으로 음허보다 더 심하다. 음고에서 단맥이 나타나는 것은 병세가 위중한 상태임을 반영한다.

『상한론』 제214조에 이르기를, "발한한 다음, 다시 발한하면, 망양하여 헛소리를 한다. 맥이 짧으면 죽고, 맥이 조화로우면 죽지 않는다[發汗後, 若重發汗者, 亡其陽, 譫語, 脈短者死, 脈自和者不死]"라고 하였다. 양명병은 본래 속裏에 열이 항성亢盛하여 원래 땀이 많은 편이다. 이때 의사가 거듭 발한發汗하게 한다면, 진액津液의 외설外泄을 가중시키게 된다. 과다하게 땀을 흘리면 음고뿐만 아니라 망양할 수도 있다. 음고는 혈血에 영향을 주어, 혈의 생체 활성 물질이 감소되므로 맥관이 채워지지 않아 단맥이 나타난다. 혈액의 원활도가 떨어지면 삽맥澁脈을 겸한다.

2) 정휴: 만성 소모성 질병에서 흔히 나타나며, 음정휴陰精虧는 인체의 생명 활동을 구성하고 유지하는 기본 물질이 부족한 상태를 가리킨다. 임상에서 환자가 확실하게 음휴陰虧나 양휴陽虧 증상이 있다고 해도 바로 죽음으로 이어지는 것은 아니다. 단지 생활의 질이 떨어지

거나 발육 부진 같은 특징만 나타날 뿐이다. 즉 '정혈동원精血同源'하므로 혈에 영향을 주어서, 기혈이 매우 모자라 맥관을 채우지 못하므로 단맥이 나타난다.

내가 일찍이 접한 다운증후군 아동 차오(曹)○○ 군은 초진 당시 생후 10개월도 채 되지 않았다. 전형적인 다운증후군 외모였고 추운 것, 배부른 것, 음식을 삼키는 방법조차 알지 못했으며 어떤 위험한 상황도 자각하지 못했다. 수족은 허약하고 소변의 양은 적고 맑았으며, 야뇨가 더 많았다. 대변은 네댓새에 한 번 보았으며, 지문指紋은 짧았다. 혀의 색은 연하고[舌質淡], 설태는 희었으며 전체적으로 엷고 모자란 편이었고[舌苔薄白而淨], 자주 혀를 날름거렸다[吐舌]. 머리를 들 수 없는 상태이니 천주天柱는 이미 내려앉았고 독맥督脈은 휴손虧損되었다. 맥상은 침세미沉細微하며 삽澁하고, 양쪽 척맥은 불응지不應指하였다. 양허한 편인 정휴로 진단하고 귀록이선교龜鹿二仙膠에 대반하탕大半夏湯을 합방하고 전갈全蠍을 더한 것을 기본방으로 썼다. 녹각鹿角으로 녹교鹿膠를 대신하고, 귀판龜板으로 귀교龜膠를 대신하였으며, 한국 홍삼[朝紅蔘], 구기자, 육계를 더하였다. 이후에 주로 철갑상어의 부레를 끓여 만든 풀[鰉魚肚膠]을 써서 신정腎精을 전보하였다. 환자의 맥상은 점차 개선되어서, 원래의 침세미맥沉細澁脈은 침세약맥沉細弱脈으로 변하다가 다시 약간 침세약沉細弱한 맥상으로 변하더니 나중에는 약간 세약細弱한 맥상을 보였다. 여섯 살이 되자 원래 양쪽 척맥이 불응지했던 것이 단지 척후尺後만 약간 짧게 바뀌었다. 환자는 현재 특수 학교에서 교육받고 있다. 전형적인 선천先天 정휴로 인한 단맥을 보였으며, 특히 척맥이 짧았던 병례이다.

3) 심心, 폐肺, 신기부족腎氣不足: 만성병 환자에게 자주 나타나며, 심心, 폐肺, 신腎의 기부족氣不足은 종기宗氣의 "심맥을 통해 기혈을 움직이는[貫心脈以行氣血]" 기능에 영향을 주어 심폐 기능의 감퇴를 초래하여 맥상에 반영되므로, 맥동이 꽉 차지 않게 된다. 심폐의 기가 부족하면 왼쪽 촌맥이 짧거나[左寸短] 불응지不應指하고, 혹은 촌전寸前(촌맥을 길이 방향으로 이등분하여 엄지손가락 쪽의 2분의 1 부분: 옮긴이 보충)에서 불응지하거나 침沉하다. 오른쪽 촌맥이 짧은 경우도 있다. 신기腎氣가 부족하면 왼쪽 척맥이 절반으로 짧아지거나 약하다.

4) 심기음대허에 심경어혈을 겸한다: 현대인은 과로와 과다한 스트레스의 연속에 살고 있는 경우가 많다. 무릇 음양소장陰陽消長하여 양기가 왕성해지면 음기를 소모한다. 심음허心陰虛나 심기허心氣虛인 사람들이 적지 않다. 만약 심경어혈心經瘀血을 겸하면 맥이 짧다.

현대는 경쟁 사회로서 이익을 최상의 가치로 추구하고 '영웅'이 되기를 부추긴다. 빌 게이츠 한 사람이 유명해지자 천만 명의 새싹 빌 게이츠가 쓰러질 지경이 되는 현실이다. 현대인이라면 이와 유사한 심리적 문제를 크든 작든 가지고 있다. 심리적으로 억압됨으로써 신체는 점차 기울혈어氣鬱血瘀로 발전된다. 이러한 부류의 사람들은 심음과 심혈이 손상되어 심기가 약해지고 정서적으로 억압되어 기울혈어가 보통 좌촌이 짧은[短] 것으로 나타나거나 심지어 좌촌 맥동이 느껴지지 않을 수도 있다. 촌맥은 아주 미微하고 단약短弱하여, 관척부에서만 맥이 잡히기도 한다.

5) 기울혈체나 담식적체: 의서醫書에서는 일반적으로 기울혈체氣鬱血滯나 담식적체痰食積滯의 경우 단맥短脈이 나타날 수도 있다고 언급

한다. 그러나 내 경험에 비춰볼 때 전형적인 단맥은 매우 드물며, 관맥만 부현왕浮弦旺하면서 유력한 반면, 촌과 척은 침한 편[偏沉]으로 손끝에서는 맥이 짧게 느껴지는 경우가 대부분이었다.

음식이 중초中焦 비위脾胃에 적체되면 기기 또한 중초에 울체되므로 우관맥만 현왕해진다. 이때 비기는 오르고 위기는 내려가야 하는데 [脾升胃降] 중초에 식체가 있으면 비기가 운화되지 못해[脾失健運] 위기는 내려갈 수 없고[胃失和降], 환자는 음식 섭취를 거부한다. 비위기울脾胃氣鬱과 상대적으로 다른 부위에서는 기氣가 오히려 부족해져서 촌척寸尺이 침沉하여 확연하게 대비되므로 마치 맥이 짧아진 것 같다. 기울혈체에서 일단 단맥이 나타났다면 틀림없이 심경어혈心經瘀血이다. 더욱이 좌맥이 짧다면 단순히 기체혈어氣滯血瘀만 있는 것이 아니라, 대부분 심장에 기질성 병변이 있으며 기음양허氣陰兩虛 증상을 겸한다.

단맥의 감별진단

1) 음고陰枯와 정휴精虧는 보통 촌구맥이 삼부에 부족하여 촌과 척이 모두 손가락 너비의 반 정도로 짧으며(즉, 촌전寸前과 척후尺後가 불응지不應指함), 보통 세삽맥細澀脈을 겸한다.

2) 심폐의 기가 부족한 경우 일반적으로 촌맥이 짧다(촌전寸前이 불응지不應指함).

3) 심기음대허心氣陰大虛에 심경어혈을 겸하면 보통 좌촌이 짧다.

4) 기울혈체나 담식적체의 경우 보통 관부맥은 현왕弦旺하나 다른 부의 맥은 상대적으로 부족하다.

맥상 감별진단의 첫 단계는 사진四診을 참조하는 것이다. 여기에서는 단지 단맥 자체의 감별만 나열했을 뿐이며, 이는 감별진단 시 주요하게 참고할 부분으로서 의의가 있다.

단맥의 관점에서 보면, 촌관척의 분리는 확실히 필요하다. 여기서 촌부가 짧다거나 척부가 짧은 것은 매우 확실한 진단 의의가 된다. 위에 언급한 단맥은 치료 시 대부분 보약을 써야 하며, 어혈이 있는 경우는 보補와 통通을 겸해야 한다. 생맥산生脈散(음飮), 복맥탕復脈湯에 이기활혈약理氣活血藥을 더해 쓴다.

허증으로 인해 단맥이 나타나는 경우, 허한 정도는 비교적 심하며 특히 음정陰精의 휴손이 심하다. 그 예로 『상한론』 제214조에 이르기를, "발한한 다음, 만약 다시 발한하면, 망양하여 헛소리를 한다. 맥이 짧으면 죽고, 맥이 조화로우면 죽지 않는다[發汗多, 若重發汗者, 亡其陽, 譫語, 脈短者死, 脈自和者不死]"라고 하였으며, 제215조에서는 "상한하였는데 만약 토법이나 하법을 쓴 다음 (사기가) 풀리지 않고[傷寒, 若吐若下後, 不解] …… 약간 숨을 몰아쉬며 직시하는데, 맥이 현하면 살고, 삽하면 죽는다[微喘直視, 脈弦者生, 澀者死]"라고 하였다. 위중한 환자는 음허 증상이 확실할 때 일단 단맥이 나타나면 치료가 상당히 어려워진다. 이때는 다량의 보음전수약補陰填髓藥과 동물성 약재를 써야 한다. 예를 들어, 귀판교龜板膠나 아교阿膠, 앞서 언급한 어두교魚肚膠를 쓴다. 어두교는 물고기의 부레를 끓여 만든 풀로서, 약용 가치가 가장 큰 것은 장쑤성江蘇省과 저장성浙江省 일대에서 포획한 철갑상어로 만든 어표교鱼鳔胶이다. 요즘은 백화교白花膠(보구치, 수조기의 부레풀: 옮긴이 보충)나 황화교黃花膠(참조기의 부레풀: 옮긴이 보충)도 약으로 쓴다.

4. 장맥長脈

장맥의 상

장맥長脈은 손끝으로 느끼는 맥관의 길이에 대한 개념으로서, 촌구맥의 맥동이 세 손가락을 넘는다. 촌부와 척부가 손가락에 가득 차고[滿指], 촌전寸前이나 척후尺後에도 맥박의 움직임을 느낄 수 있어 맥체가 길다. 심한 경우 촌부가 어제魚際를 넘거나 척부가 무명지를 벗어난다. 장맥은 촌과 척에서만 느낄 수 있으며, 관부에서는 느낄 수 없다.

장맥의 형성 원리와 진단 의의

1) 기혈음양이 충만함: 생리적 맥상의 하나로서 기혈음양氣血陰陽이 충만함을 의미하여 의가들은 대부분 장수를 뜻한다[主長壽]고 언급하였다. 『내경』에 이르기를, "길면 기가 왕성하다[長則氣治]"라고 하였다. 맥상이 길면서 조화로우면 신체가 건장함을 의미한다. 장맥인 사람이 정말 장수하는지, 또 과연 얼마나 장수하는지는 말할 수 없다. 내 임상경험이 40여 년밖에 되지 않아 아직도 관찰이 부족하고, 심지어 일부 환자들은 연락이 끊어져 알 수가 없기 때문이다. 그러나 나는 여전히 역대 의가들의 관찰을 믿는다.

2) 양열항성: 양열陽熱이 성盛하면 기혈을 움직여 맥에 영향을 주므로 장맥이 나타난다. 양성陽盛하고 열이 차면[熱壅] 맥박 또한 손가락을 그득 채우며[滿指], 어떤 경우에는 삼부를 넘기도 한다. 기혈이 항성하여 혈맥을 자극해 길어지는데, 기혈이 항성하는 원인은 대부분 열

사가 증발하며 밀어내기[熱邪蒸迫] 때문이다. 양陽과 열熱로 인해 맥관이 모두 길어지고 항성되었지만, 병인에 따라 증상이 달라지므로 임상에서 구분해야 한다. 또한 임상에서 일부 부대맥浮大脈인 환자도 맥이 길다. 그런데, 맥이 부대浮大하면서 탄지彈指하고 유력하다면 비록 기혈음양이 충만하지만 '넘치는 것[過]'은 재앙이 되기 마련이므로 주의해야 한다.

여러분들은 이후에도 예전처럼 많은 수업을 듣게 될 터이고, 다양한 학술 세미나에서 많은 관점들을 접해서 어리둥절해질 수도 있다. 다양한 관점은 근거가 있으므로 이상할 게 없다. 그렇다면 누가 옳은 것일까? 어떻게 그들의 옳고 그름을 판가름할 수 있을까? 사실은 장시간을 거쳐야만 결론에 도달할 수 있다. 또한 임상적 사실과 장기적 관찰을 제외하고도 두 가지 변별법이 있다. 그들의 논거가 충분한지, 그리고 그들의 관점이 가장 기본적인 도리에 부합하는지를 살피는 것이다.

요즈음 여러 사람들이 ○○중의원에 '화신火神'을 모셔왔다고 말한다. 그 '화신'들은 98퍼센트 이상의 처방에서 부자를 100그램, 200그램씩 쓴다고 한다. 사실 나도 그들의 강의록을 본 적이 있다. 98퍼센트의 환자들에게 부자나 계지와 같은 뜨거운 약을 쓰므로, 사람들은 그들을 '화신'이라 부른다. 일부 사람들은 '이렇게 병이 안 낫는데 다량의 부자를 써봐야 하는 게 아닐까? 그러면 금방 효과를 볼 수도 있지 않을까?'라고 종종 생각한다. 왜냐하면 '화신'들이 수집한 자료가 많고, 언급하는 예 또한 생동적이어서 사람들이 쉽게 그 이론을 믿어 버리기 때문이다. 그러나 모든 일에는 정도라는 게 있는데, 바로 그 '화신'들이 우리에게 좋은 표본을 제시해 준다. 우리는 결코 책 속에 갇혀 버려서는 안 된다. 사실 부자를 다량 써야 할 때도 있다. 다량을 쓰더라도 책에 언급한 것처럼 그렇게 무서운 것은 아니다. 그래서 나는 그들을 존경한다. 책의 틀을 깬 점은 정말 대단하다. 그러나 우리가 그들에게 배울 점이 무엇인가, 어떻게 '화신'들의 이론과 약물을 이해하고 응용할 것인가 하는 문제들이 남는다.

『내경』에서부터 중의에서는 '너무 지나침[太過]'과 '못 미침[不及]'을 강조하였다. 아직 때가 되지 않았는데 먼저 왔거나[未至而至], 왔는데 너무 지나치면[至而太過] 모두 태과太過이며, 때가 되었는데 아직 오지 않았거나[至而不至], 왔는데 그 정도가 못 미치면[至而不及] 모두 불급不及이다. 무슨 뜻일까? 예를 들어, 봄이 되면 반드시 따뜻해져야 하는데 여전히 춥다면 불급이고, 봄이 되었는데 너무 따뜻하다면 태과이다. 철학적으로나 수학적으로 양적 변화가 질적 변화를 초래한다고 본다. 모든 일에는 정도라는 게 있어서, 태과도 병인이고 불급 또한 병인이 되어 모두 인체에 유해하다. 이것은 중의의 기본적 이론이며 각종 학과의 공통된 원리이다. 우리가 공부를 할 때 가장 본질적이거나 기초적인 것을 잃어버려서는 안 된다. 양의처럼 세균이나 바이러스는 발견하면서 한열寒熱과 같은 가장 기본적인 사실을 부인하는 착오를 범해서는 안 된다.

사람의 안정적 시스템에는 일정한 양적 개념이 존재한다. 사람이 체외의 주변 환경과 열량 데이터를 교류하는 데도 한계가 있어서, 너무 지나쳐도 안 되고 너무 모자라도 안 된다. 만약 사람을 어두운 방에 몇 년간 가두면 야수로 변해 버리고 말이나 사고를 하지 못하게 된다. 바로 '불급'인 것이다. 반대로 들어온 자료의 양이 너무 많다면 '태과'

이다. 맥이 현부대弦浮大하면서 탄지彈指한 사람은 돌연사를 할 수도 있는데, 그것은 양기가 태과하기 때문이다. 천하를 집어삼킬 것처럼 너무 과로하는 것은 태과인 반면, 어떤 사람들은 늘 재수가 없다고 생각하며 인상을 찌푸리다가 우울증을 앓게 되는데, 그것은 불급이다. 거꾸로 태과로 인해 운이 없다고 여기는 사람도 있다. 맥상은 매우 복잡하고 변화무쌍하지만, 종합해 보면 태과와 불급 두 종류로 나뉜다. 태과는 정상맥[平脈]보다 과도한 것을, 불급은 그것에 못 미치는 것을 가리킨다.

약은 어떤 작용을 할까? 약은 무기와 같아서, 약을 복용하면 몸이 싸우는 것을 돕는다. 약은 안 쓸 수 있다면 쓰지 않는 게 우선이다. 마치 "싸우지 않고 상대 병사를 굴복시키는 것이 상상책이다[不戰而屈人之兵, 上之上策也]"라는 말과 같다.

약이란 무엇일까? 약은 성질이 평이한 식품보다 훨씬 편향성이 강하다. 그래서 소량을 써도 몸에 큰 변화를 가져올 수 있다. 우리는 체내로 들어오는 음식물보다 약을 더 주의해야 한다. 당연히 독극물과 일부 방사능을 포함한 유해 물질은 더 위험해서 인체에 유해한 정도가 개인의 마음대로 조정되는 것이 아니다. 개인적으로 좋아하는지 여부나 얼마나 공부했느냐에 관계없이, 일단 일정량을 넘으면 인체에 해가 된다. 따라서 이제 공부할 때 스스로 주관을 세워야 한다. 이러한 주관은 상관된 이론과 경험 증거가 충분한지 여부에 의거하며, 기본적으로 믿을 만한 이론과 공리公理 및 자신의 지식에 근거한다. 그렇지 않으면 뒤죽박죽되어 버릴 것이다. 중의는 금원사대가金元四大家의 범주와 수준을 뛰어넘은 지 이미 오래다.

중의는 임상에서 '삼인에 따른 적절한 치료[三因制宜]'를 주장한다. 인간은 자연에 의존해 살아가며, 다른 모든 동식물과 마찬가지로 지구 환경에 의한 산물이다. 인간의 생명은 환경적 요인과 밀접하게 연관되며, 유전적 요인도 환경의 편향성과 긴밀한 관련성을 가진다. 따라서 우리들은 환자의 발병과 관련한 전제에 주의해야 한다.

일찍이 내몽고에서 온 환자를 치료한 적이 있다. 그는 고향에서 두부를 만들어 팔았다. 냉기가 심해 여름에도 솜옷을 입었다. 만약 교재에 나오는 치법대로 부자 10그램을 썼다면 분명 치료 효과가 좋았을 것이다. 또 중국 쓰촨四川성 충칭重慶은 높은 산지여서 한랭한 데다 안개가 심하게 끼어 한기가 누적되므로 쓰촨 사람들은 종종 부자를 삶아 먹는다. 마찬가지로 광동 사람들은 플루메리아[雞蛋花], 금은화金銀花, 맥문동麥門冬을 종종 끓여 마신다. 일상의 생활 습관은 환자의 약물에 대한 내성을 높인다. 광동이나 홍콩 사람들은 본래 습열이 심한데, 거기다 100~200그램의 부자를 쓴다면 그 결과는 뻔하다. 그래서 임상에서 약을 쓰는 데 있어 그 '정도'에 주의해야 한다.

이러한 정도는 중의의 '삼인에 따른 적절한 치료[三因制宜]'와 결합하여 판단할 줄 알아야 한다. 약을 쓸 때 도박하듯 요행을 바라서는 안되며, 대중의 심리에 부합해서도 안 된다. 타인의 좋은 경험을 받아들이되 만일의 의료 사고를 예방하기 위해 반드시 자신의 주관을 세우고, 맹목적으로 믿거나 편협하게 부분만을 봐서는 안 된다.

3) 양기가 회복됨: 단맥短脈인 환자의 맥이 점차 길어진다면 병세가 호전된다는 신호이다. 예를 들어, 『상한론』 제273조에 이르기를, "태음에 풍사가 들어와 사지가 답답하게 아프고, 맥이 부취에서는 미하고

침취에서는 삽하면서도 길면 나을 조짐이다[太陰中風, 四肢煩疼, 陽微陰澀而長者, 為欲愈]"라고 하였다. 왜냐하면 태음경은 족경이 위주가 되며[足經司令], "태음은 습기가 위주이다[太陰之上, 濕氣主之]"라고 하였기 때문이다.

환자의 증상을 다시 분석하면, 이 병은 태음경의 풍風에 습濕을 겸했거나 태음풍습표증일 가능성이 크다. '사지번통四肢煩痛'은 사지가 시큰거리는 것으로 실제로는 불편한 느낌에 해당한다. 불편하기 때문에 '답답한[煩]' 것이다. 이러한 환자들은 다리를 꼬는 것을 좋아하는데, 사실 다리를 어떻게 해도 불편하다. 기본적으로 모두 습사로 인한 것이다. 맥이 삽한 것[脈澀]은 불유리맥不流利脈일 가능성도 있는데, 이렇게 된 원인은 아마도 한寒, 음飮, 습濕 등의 사기가 기기를 막았기 때문이다. 이런 병은 '배가 부르며[腹滿] …… 음식이 내려가지 못함[食不下]'과 같은 태음리증太陰裏證이 없으므로, 병이 체표 조직 속에 있어서 태음의 표表에 속한다. 비는 근육을 주관하기[脾主肌肉] 때문이다. 태음풍습표증 진단을 내린 후 장맥長脈이 나타났다면 정기가 회복되어 사기를 외부로 쫓아낼 조짐이므로 병세가 회복됨을 의미한다. 이른바 "길면 기가 왕성하다[長則氣治]"에 해당한다.

장맥의 감별진단

1) 생리적 성질에 속하는 장맥長脈은 맥이 오는 기세가 조용하고 부드러우며[從容和緩] 육맥六脈이 곧바르다[平直].

2) 양이 성해 열이 막혀[陽盛熱壅] 나타난 장맥은 홍맥洪脈이나 화실滑實하면서도 힘이 있는 맥상을 겸하기도 한다.

5. 곡맥曲脈

곡맥의 상

촌구맥의 촌관척 삼부가 일직선상에 있지 않으나, 맥관이 구부러졌다고 해서 반관맥反關脈이나 사비맥斜飛脈은 아니다. 이것은 맥관이 한 줄로 곧은 혈관이 아닌 상태로서, 장중경은 이를 "맥이 뱀과 같다[其脈如蛇]"라고 표현하였다.

곡맥의 형성 원리와 진단 의의

곡맥은 대부분 풍風이나 풍담風痰이 심하게 움직이거나[鼓動] 움직임과 숨기[流竄]를 반복할 때 나타나며, 임상에서는 곡현曲弦하거나 곡활曲滑한 맥상이 자주 나타난다. 『금궤요략』「경습갈병편痙濕暍病篇」의 경증痙證은 근육경련[抽筋], 각궁반장角弓反張을 주요 증상으로 하며, "맥이 마치 뱀과 같다[其脈如蛇]"라고 한 맥형脈形이 나타날 수도 있다.

맥박이 뛰지 않을 때도 맥관은 여전히 구부러져 있는데, 이는 대부분 동맥경화로 인한 것이며 외감병外感病으로 인한 경우는 드물다. 내 경험상 곡맥曲脈은 주로 중풍中風, 급성고혈압 위기, 갑상선 폭풍 Thyroid storm, 출산전 자간子癎, 갈색세포종Pheochromocytoma 등에서 나타난다.

풍담고동風痰鼓動은 보통 내풍內風, 즉 간풍肝風을 가리킨다. 식풍화담熄風化痰의 방법으로 치료하나, 풍담은 완고한 편이어서 곡맥을 바로 잡기는 힘들고 장기적으로 약을 쓰면서 식이 요법을 병행해야 한다. 국화菊花나 해철두환海蜇頭丸 같은 것을 쓸 수 있는데, 해철두환은 우리 집안에서 전해 내려온 가전방家傳方으로서 해철두海蜇頭(해파리), 발제荸薺(올방개), 얼음설탕을 고아 만든 엿이다. 음허풍담陰虛風痰 환자에게 특히 잘 맞다.

제12강

맥위脈位에 따른 이상맥

1. 부맥浮脈

부맥의 상

부맥浮脈은 몇 가지 강령이 되는 맥상의 하나로서, 역대 의가들이 너무나 강조한 맥상이다. 『최씨맥결崔氏脈訣』을 봐도 금방 알 수 있다. 부맥의 맥상을 "들면 남음이 있고, 누르면 부족하다[擧之有餘, 按之不足]"라고 표현했는데, 부맥은 가볍게 눌렀을 때 매우 확실하며, 중취하면 약간 약해지고, 침취하면 더욱 약해진다. 손끝에서 뛰는 느낌이 중취와 침취에서 모두 약하면 전형적인 부맥이다. 어떤 부맥은 위치가 높지만, 중취에서도 힘이 있는 경우 나는 보통 부왕맥浮旺脈이라고 표기하는데 이것은 전형적인 부맥이 아니다. 전형적인 부맥은 "들면 남음이 있고, 누르면 부족하다[擧之有餘, 按之不足]"라고 표현하며, 침취로 내려갈수록 점차적으로 부족해진다. 이른바 '남음이 있다[有餘]'는 것은 맥박의 박동이 가장 확실한 부위가 얕다는 뜻이며, 대부분 세기가 정상인보다 강하다.

실제 임상에서는 비전형적인 부맥이 더 흔하다. 따라서 맥진 조작 시 반드시 엄격하게 조작 규범을 준수해야 한다. 부맥을 짚어 내는 관건은 세 손가락을 반드시 살짝 올리는 것이다. 자연스레 올려놓지 않고 손가락에 힘을 주면, 부완맥浮緩脈이나 허부맥虛浮脈 등은 놓칠 수도 있다.

부맥은 "거지유여擧之有餘"에서 점점 "안지부족按之不足"으로 변화하는 과정으로서, 대략 네 종류로 구분된다.

1) 부浮: 부취하면 확실하고, 중취하면 약간 부족하고, 침취하면 더욱 부족하다. 바로 위에 언급한 전형적인 부맥이 여기에 해당한다.

2) 편부偏浮: 전형적인 부맥에 근접하나, 확실한 정도가 약간 부족하다. 부취하면 확실하게 손끝에 닿는 느낌이 있고[應指], 중취해도 비교적 확실하며, 부취와 중취에서 응지應指 정도가 비슷하나, 침취하면 부족하다.

3) 약부略浮: 정상적인 부취의 지력指力에 약간 힘을 더하면 비교적 확실하게 느껴진다. 만약 부취에서 확실하지 않지만 부취와 중취에서 모두 느껴지다가 침취에서 부족하다면, 이 또한 약부略浮이다.

4) 미미부微微浮: 부취에서 상당히 약하며, 중취에서도 힘이 크지 않으며, 침취하면 확실하지 않다. 『금궤요략』「중풍역절병편中風歷節病

篇」에 이르기를, "소음맥이 부하고 약할 경우, 약맥은 혈이 부족하기 때문이며 부맥은 풍사를 의미한다. 풍사와 혈이 서로 부딪쳐 통증이 끌어당기는 듯하다[少陰脈浮而弱, 弱則血不足, 浮則爲風, 風血相搏, 卽疼痛如掣]"라고 하였다. 여기서 말하는 부맥을 정확하게 말하면 미미부微微浮이다. 부취에서 침취까지 맥상의 확실한 정도가 점점 줄어들며, 부취에서 느껴지고, 침취에서 느껴지는 정도가 부취에 못 미친다면 부浮라고 표기할 수 있다. 그러나 그 확실한 정도의 점진적 감소를 감안해서 부취해서 약함[浮取弱] 또는 미미부하며 약함[微微浮而弱]으로 표기하는 것이 가장 좋다.

그 밖에 왕맥旺脈, 부실맥浮實脈, 부완맥浮緩脈의 지감 특징에 대해서도 반드시 살펴봐야 한다.

왕맥旺脈: 부취에서 확실하며, 맥력도 비교적 좋고 정상인보다 강하다. 그러나 중취에서 부취의 힘보다 더 강하여 마치 약간 손끝을 튕기는[彈指] 듯한 느낌이다. 역대 고서에 기록된 부맥은 실제 왕맥인 경우가 많다. 왕맥이 반드시 표증을 의미하지는 않지만, 부맥은 대부분 표증이다.

부실맥浮實脈: 부취의 맥력은 대부분 정상인보다 크며, 중취에서 더 커지고, 심지어 침취에서 더욱 커지기도 한다.

부완맥浮緩脈: 부취의 힘은 크지 않으며 부드럽지만, 확실하게 손끝에 닿는다[應指]. 그러나 그 힘이 정상인보다 더 센 것은 아니며, 중취하면 힘은 더욱 약해진다. 부완맥은 부취에서 연맥軟脈을 보이며, 중취와 침취에서 더욱 부드럽다. 부취의 맥력이 중취와 침취에서보다 좀 남음이 있을[有餘] 따름이다. 따라서 임상에서 부맥을 판단하는 주요한 포인트는 바로 '부취에서 맥박이 아주 뚜렷한가'이다.

부맥의 형성 원리와 진단 의의

1) 사기가 표에 들어와 정사가 체표에서 다툼: 외사外邪가 근표肌表에 침입할 경우, 몸이 외사를 물리치기 위해 기혈이 겉으로 나와 들어온 외사와 싸운다. 태양표증은 피모皮毛에서 정사상쟁正邪相爭하므로 보통 부맥이 나타난다. 태음풍습표증太陰風濕表證의 경우, 비脾의 표표인 사지 말단 부위에서 정사상쟁하므로 맥이 부완浮緩하다. 양명陽明의 경우 근육 등의 부위에서 정사상쟁하므로 또한 부맥을 보인다.

기혈음양이 외부로 향하면 맥상은 얕은 위치에서 확실히 느껴진다. 역대 의가들은 모두 "부맥주표浮脈主表"라고 언급하였으나, 임상의 경험과 문헌 기록을 살펴보면 부맥의 증후가 모두 표증인 것은 아니며, 표증 또한 반드시 부맥을 보이지는 않는다.

2) 풍사고동風邪鼓動: 풍사고동은 기혈이 체표에서 움직이도록 한다 여기서 말하는 풍사風邪란 주요하게 내풍內風, 혹은 경맥經脈의 풍을 가리킨다. 다시 말해 풍이 경수經隧에 들어간 것이다. 내풍은 체내 기혈의 역란逆亂과 망동妄動으로 인해 생긴 것으로, 특히 양기陽氣가 항역亢逆하여 나타난다. 그 병변이 외감육음外感六淫 중 풍사의 급취急驟, 동요動搖, 다변성多變性과 유사하므로 내풍이라 부른다. 내풍고동內風鼓動으로 인해 기혈이 항역亢逆하면, 영혈營血이 위로 올라 외부로 향해 체표에 돌아 맥에 기혈이 충만해진다.

중약에서는 전갈全蠍, 오공蜈蚣이 경수와 근골 속의 풍을 찾아 들어가는데, 이런 부위는 피부나 근주筋腠에 비해 더 깊다. 따라서 맥상이 침沉할 수도 있으나 풍은 끼어드는 성질이 매우 강해서 부맥浮脈이 나타나기도 하여, 간풍찬요肝風竄擾에도 역시 부맥이 나타날 수 있다. 이러한 표풍表風은 계지탕桂枝湯의 표풍보다 약간 더 깊은 것이다. 반면, 이풍裏風의 부맥은 종종 왕旺하거나 부실浮實하며, 전형적인 부맥을 보이는 경우는 소수에 불과하다.

3) 양기가 바깥으로 부월함: 부월浮越이라는 말은 예로부터 자주 사용하는 용어로서 양허陽虛, 기혈대허氣血大虛 등 허성虛性 병기病機를 의미한다.

한편, 지나치게 성격이 호탕하며 야심찬 사람들 또한 양기가 바깥으로 부월할 수 있다. 양기는 조밀해야 견고한데[陽秘乃固], 이러한 양기가 비장秘藏하지 못하고 달아나는 것이다. 같은 이치로 기氣 또한 내렴內斂, 내수內守하지 못하게 된다.

몸을 정상태로 유지하려면, 양기가 비장하고 기가 내수해야 한다. 정상태에서 양기는 4분의 1이나 3분의 1만 나와 움직이며, 대부분 속에 숨겨져 있다. 예를 들면, 우리가 보통 '황기는 움직이며 머물지 않는다[黃芪走而不守]', '당삼은 머물고 움직이지 않는다[黨蔘守而不走]' 라고 표현한다. 황기는 사람의 비기脾氣나 폐기肺氣를 상승시키고, 외일外溢, 통달通達을 촉진시키며, 당삼은 기의 부분적 운행을 촉진하고 대부분 내수한다. 만약 이러한 정기가 완전히 수렴되지 못하고 모두 밖으로 나온다면, 그것은 허부虛浮에 해당한다. 인체에 저장된 것이 없고, 투자가 이미 가산을 탕진하기에 이르러 이제는 어떤 자금도 끌어 쓸 것이 없는 형세이니, 바로 허虛이다.

부맥의 감별진단

1) 사기가 표를 침범해[邪氣犯表] 나타난 부맥은 사기의 종류에 따라 겸맥兼脈이 다르다: 현대인은 표사表邪로 인해 맥이 부浮하거나 부현浮弦할 수 있다. 장중경 시대에 비허脾虛한 사람들이 풍사를 감수感受하여 보이는 '맥부완脈浮緩'과는 현저히 다르다. 현대 사회는 들뜨고 리듬이 빠른 결과, 사람들이 상풍傷風하면 보통 소아를 제외한 성인들 대부분은 부현맥浮弦脈을 보인다. 현맥弦脈 또한 주풍主風한다. 상한병 중풍中風의 경우, 특히 남성 환자들은 표풍表風이어도 대부분 현맥弦脈을 보인다. 한사寒邪를 겸하면 부긴맥浮緊脈을 보이기도 하며, 습濕을 겸하면 부완맥浮緩脈을 보이거나 맥상이 원활하지 못하거나[不流利] 덜 원활하거나[欠流利] 심지어 부삽맥浮澀脈을 보인다. 당연히 이때는 몸의 습기가 너무 심해서 표리에 모두 습이 있다. 표습은 맥이 부유浮濡할 수도 있으나, 표리가 모두 습濕하다면 단순한 부유맥은 매우 드물게 나타난다. 풍화風火나 풍열風熱을 겸할 경우 부삭맥浮數脈을 보인다. 사기가 표를 침범하면[邪氣犯表] 일반적으로 전형적인 부맥이 나타나야 하지만, 이러한 경우는 드물다. 사기가 침범할 때 환자의 몸에 병이 전혀 없으라는 법은 없기 때문이다. 표표表는 이裏에 영향을 주며 신병新病 또한 숙질宿疾에 영향을 주므로, 사기가 표를 침범할 경우 전형적인 부맥을 만나기가 오히려 흔치 않다.

2) 풍사고동風邪鼓動의 부맥은 흔히 떠 있고 현하며 중취에서 더욱 유력하다: 내풍으로 인한 풍사고동의 부맥은 보통 중취에서 유력하다. 더 정확하게 말하면, 중취의 현맥弦脈은 부취의 현맥보다 더욱 현하다.

3) 기혈 혹은 양기대허로 인한 부맥은 허부虛浮, 부대浮大, 부대중공浮

大中空하다: 정기대허正氣大虛하여 기탈하거나 양기부월陽氣浮越하여 양탈하거나 망양하려 할 때, 체력이 좋은 사람은 좀 버틸 수도 있다. 이때 나타나는 부맥이 허부맥虛浮脈이며, 부대浮大 혹은 부대하면서도 속이 비었을 수도 있다. 부대하나 속이 비지 않은 맥상은 표면적으로만 강해 보이는 현상으로서 탄지맥彈指脈이나 혁맥革脈이 나타날 수도 있다.

부맥을 형성하는 원리를 비교함으로써 뚜렷한 과녁을 겨냥해 화살을 쏘듯 임상에서 정확한 치료를 할 수 있다. 표사表邪는 투표透表하고 풍사로 인한 것은 식풍熄風하며, 양기허부陽氣虛浮한 경우에는 보補하여 잠강潛降하고 수렴收斂해야 한다.

2. 침맥沉脈

침맥의 상

침맥沉脈의 느낌은 부취에서 맥박이 불분명하나 중취와 침취로 갈수록 박동의 느낌이 확실해진다. 『맥경』의 "들면 부족하고, 누르면 남음이 있다[擧之不足, 按之有餘]"라는 말은 그 느낌을 매우 정교하게 표현하고 있다. 전형적인 '거지부족擧之不足'은 정상맥에서 부취했을 때보다 그 힘이 약하다. 이른바 '안按'은 손가락에 일정 정도 힘을 가해 근육층 가까이 갔을 때 손가락 아래에서 확실한 저항감이 느껴지는 것을 가리킨다. 정상인과 비교해서 '안지유여按之有餘'라는 것은 침취에서 정상인의 맥박보다 더 확실한 것을 말하는데, 이는 절대적인 유여

有餘이다. 그러나 상대적인 유여도 있어서, 단지 침취에서 맥력이 부취와 중취를 넘지만 정상인보다는 약한 경우도 있다.

침맥의 형성 원리와 진단 의의

1) 사기가 장부(주리主裏)를 침범하여 기나 혈이 속에 울결되거나 음양이 사기로 인해 억압됨: 역대 맥학서와 현대 중의 교재에서는 기본적으로 모두 침맥주리沈脈主裏라고 기재하지만 사실은 그렇지 않다. 침맥은 대부분 이증裏證에 속하는 것이 사실이지만, 침맥주리가 상례常例라고 말한다면 좀 억지인 듯하다.

사기가 체표體表, 피皮, 모毛, 근육肌肉, 근골筋骨, 맥脈 등의 체표 조직을 손상했다는 것은 병변이 얕다는 것을 의미하므로 생명에 위협을 줄 정도는 아니다. 그런데 사기가 장부臟腑를 손상했다면 이미 사기가 체내 핵심 부위까지 파고든 것으로서 생명에 위협을 줄 수도 있다. 육부六腑에 병변이 나타났다면 사기가 이미 체내에 파고든 것이며, 인체의 근본인 오장五臟에까지 병이 미쳤다면 사기가 이미 매우 깊숙이 들어간 것이다.

실제로 정기가 이裏에서 사기의 억압을 받아 정사상쟁하면 침맥이 나타날 수 있다. 사기가 장부지기臟腑之氣, 심지어 장부의 음액과 혈, 장부의 양을 손상시키면 정기가 솟구쳐 이裏에서 사기와 다투게 된다. 마치 제2차 세계 대전 중 레닌그라드 공방전과 스탈린그라드 전투처럼 몇십만 전쟁에 투입되어 핵심 지대에서 혈전을 벌이는 것과 같은 이치다. 이때 맥박은 비교적 깊은 곳에서 나타나는데, 기혈 전투의 장소가 심층부임을 반영하며, 전형적인 침맥을 보인다.

한편 "사기가 향하는 곳은 그 기가 반드시 허하다[邪之所湊, 其氣必虛]"라고 하였는데, 정사가 투쟁하면 보통 정기가 소모되므로, 누를수록 유력해지는 전형적인 침맥은 임상에서 비교적 드물다. 정기가 약간 허해지면 중안重按할 경우 맥박이 무력해지므로, 일반적인 침맥은 부취에서 부족하고 중취에서야 확실해지고 침취에서도 확실하지만, 반드시 중취보다 더 확실한 것은 아니다. 사기가 장부로 깊이 들어가 정기와 상박相搏하면, 바로 중의에서 말하는 이증裏證이다. 따라서 일반적인 상황에서 침맥주리沉脈主裏라는 말은 성립된다.

2) 기, 혈, 음이나 양의 허휴고갈虛虧枯竭: 임상에서 허증은 대부분 침맥沉脈을 보인다. 기허, 혈허, 음허, 양허에서 정기허가 일정 정도에 달한 전형적인 허虛이거나 정기가 약간 휴손虧損된 경우 맥상이 모두 침沉해진다. 허증의 인체는 동력이나 생리적 활성 물질의 부족으로 인해 맥관을 채울 수가 없으므로, 맥박의 박동 폭이 줄어들어 맥상이 깊은 곳에 숨어 버린다.

고갈枯竭이나 망탈亡脫에서 모두 침맥이 나타날 수 있다. 인체의 기혈은 주로 내장을 보호하므로, 음양기혈이 허한 사람은 겨울이 되면 손발이 차다. 기혈이 내장을 보호해야 하니까 체표를 보호하는 것을 포기할 수밖에 없기 때문이다. 그러나 허한 정도가 심해지면 정기외월正氣外越하여 부浮해진다. 이른바 허양외부虛陽外浮로서 정기와 기기가 외부外浮하여 탈脫하려 한다. 사기내폐邪氣內閉하고 정기외탈正氣外脫하면 부맥이 나타난다. 그러나 휴손이나 약간 고갈인 경우 보통 침맥이 나타난다. 이허裏虛 또한 이증裏證으로서 맥상은 자연히 침沉하다.

3) 사기(주로 한한寒, 습습濕, 음음飮, 담담痰, 어어瘀)가 궐음이나 소음의 표표表에 막히거나 심지어 양명, 소양, 태음의 표 일부가 사기에 의해 닫힘[폐閉]: 이 세 번째 원리는 우리 집안의 가학家學과 임상 경험을 통해 얻은 것으로서 적잖은 사람들이 이것에 대해 의구심을 품을 것이다. 그 주요한 원인은 현재 '표증表證'의 증상에 대한 인식이 『상한론』에 기재된 태양상한증太陽傷寒證과 중풍증中風證 및 온병溫病 위분증衛分證의 증상을 벗어나지 못함으로써, '표증'의 개념과 임상적 의의가 협소해졌기 때문이다. 이것은 우리 중의가 급성병의 진영을 양의에게 빼앗겨 버린 가장 중요한 원인이기도 하다. 다시 말해 많은 질병의 치료 시 '표의 증상을 잘 관찰하지 않아[실표失表]' 표증을 인식하지 못하며, 표증에서 침맥이 나타날 수 있다는 사실을 모른다. '실표失表'하면 질병은 '표를 통해 푸는[표해表解]' 기회를 잃게 된다.

예를 들면 앞서 서술한 결대맥結代脈에서 언급한 바이러스성 심근염의 치료 시 상국음桑菊飮에 곽향藿香, 울금이나 석창포, 원지를 더하기만 해도 자감초탕보다는 효과가 좋으며, 양의처럼 바로 '이裏'를 치료하는 것보다 훨씬 낫다. 임상에서 많은 심근병이 십여 년간, 혹은 수십 년간 계속되는 주요한 이유가 바로 대다수의 중의, 양의의 치료에서 '표表'를 고려하지 않았기 때문이다. 이 병은 표표表에서 폐폐肺를 침범하고[범犯], 폐에서 다시 삼초三焦로 빠지고[함陷], 삼초에서 다시 심포心包로 빠진[함陷] 것으로, 애초의 표한이 다 풀리지 않아 기침[해수咳嗽], 인후 가려움[후양喉癢]이 있는데 이들의 근본 원인은 표풍表風이다. 만약 상국음과 같은 방제로 표를 풀지[해표解表] 않는다면, 주요한 치료 방법을 선택할 때 착오를 범하는 것이다. 중의 치병治病의 제1원칙은 흐름에 따라 유리한 쪽으로 이끄는 것이다[因勢利導]. 우선 바이러스성 심근염은 표表에서 온 것이며, 그다음으로 표한 등 표사表邪는 본 병의 근원이다. 양의적 각도에서 보면, 콕사키바이러스는 여전히 호흡기에서 번식하고 있으며 부단히 심근을 손상시키므로, 우선 호흡기를 청소하여 바이러스의 성장을 막아야 심근이 편안해질 수 있다. 본 병의 병세는 표表에서 이裏로 함陷했으므로, 치료 시 "병의 근원을 파악하여[見病之源]" 속에서 밖으로 사기를 투발透發해야 하는 방향성을 혼동해서는 안 된다. 환자가 줄곧 완강하게 기침, 재채기, 콧물, 발열 등의 증상을 보이며 신체의 비특이성 면역력을 강력하게 드러낸다. 이것은 몸이 체표의 사기들로 인해 편치 못하므로, 반드시 이들을 깨끗이 몰아내야 한다는 뜻이다. 비록 눈앞의 질병이 이미 바이러스성 심근염으로 변화했어도, 몸은 여전히 기침, 재채기, 콧물의 형식을 의사에게 드러낸다. 주요한 전쟁터는 여전히 표에 있으며, 정기는 여전히 사기를 바깥으로 쫓기 위해 완강하게 투쟁하고 있다. 몸은 여전히 발열하며 체내의 정기는 모두 체표에 집중되어 있고, 영위營衛 모두 체표에서 병사와 투쟁한다. 따라서 치료 시 반드시 신체의 기세에 따라 약을 써서 인세리도因勢利導해야만 큰 효과를 얻을 수 있다.

그 밖에 질병 발전의 흐름을 이해할 때는 질병의 전후를 파악해야만 한다. 만약 어떤 병이 상호흡도 감염에서 시작하여 하루 이틀이 지나서야 기침이 나고, 다시 며칠 후에야 가슴이 답답하면서[胸悶], 결대맥結代脈이 나타났다고 하자. 병변의 발전이 빠른 경우 하루 이틀 만에 결대맥이 나타날 수도 있지만, 이 병의 초기는 표증表證으로서 상호흡도 감염으로부터 빠르게 혹은 천천히 발전된다. 따라서 임상에서 실제

표증의 증후에 대한 분류를 새로 진행할 필요가 있다.

다시 예를 들면, 현재 용감사간탕龍膽瀉肝湯으로 대상포진을 치료하는 내용이 학술지에 다량 게재되며, 그 치료 효과도 괜찮은 편이다. 그러나 치료 시간이 길며 근치가 어렵다. 주요한 문제는 바로 '표증을 놓친[失表]'데 있다. 용감사간탕으로 대상포진을 치료하는 착안점은 바로 용담사간탕이 간담肝膽의 습열을 청설淸泄하는 데 있다. 그러나 중요한 문제 두 가지를 빠뜨렸다.

첫째, 본 병의 초기 증상은 기본적으로 90퍼센트가 표증表證에 속한다.

둘째, 사지백해四肢百骸와 체표 조직의 기관이 표에 속하는 것 외에도, 경맥經脈 또한 장부臟腑와 상대적으로 표에 속한다.

간경肝經의 병변이 완전히 간장肝臟의 이증裏證에 속하는 것은 아니다. 사기가 경맥經脈에 있으면서 아직 간장으로 들어간 것이 아니기 때문에, 용감사간탕으로 체표의 대상포진을 치료하는 것은 오치誤治라고 말하기는 힘들고 '실표失表'에 해당한다. 마땅히 금은화金銀花, 고정차苦丁茶, 청호靑蒿와 같이 표로 가는 약을 써야 빨리 근본부터 치료할 수 있다.

임상에서는 표증이 많아 '실표'하는 병도 많다. 백혈병, 전신홍반루푸스Systemic lupus erythematosus, 암, 뇌성마비, 하지대마비 등의 치료에서 이러한 문제가 부지기수로 생긴다. 나를 찾아오는 발열 환자의 90퍼센트 이상이 수액을 맞으라고 권해도 이제는 수액 맞기를 두려워한다. 환자들이 보통 하루 반나절이면 열이 내리는 중약의 묘미를 알아 버렸기 때문이다. 관건은 바로 표증을 밝혀내고 다스릴 수 있는지 여부이다. 표증은 주요한 문제이며 '실표失表' 또한 큰 문제이다.

그런데 왜 '실표'를 할까? 직접적인 원인은 현재 중의학 교재에 있다. '육경六經[5]에는 모두 표증이 있다'라는 것조차 언급하지 않음으로써, 마황부자세신탕麻黃附子細辛湯을 태소양감太少兩感으로 간주한다. 실제로 마황부자세신탕은 소음표증少陰表證에 쓰는 방제이다. 그렇지 않다면 어떻게 마황麻黃과 세신細辛으로 발표發表할 수 있겠는가? 또한 임상적인 부분에서도 실표의 원인이 있다. 왜냐하면 임상에서 많은 표증에서 침맥이 나타나기 때문이다. 예를 들어, 장중경은 『상한론』제300조에서 "소음병의 초기에 오히려 열이 나며 맥이 침하면 마황부자세신탕을 주로 쓴다[少陰病, 始得之, 反發熱, 脈沉者, 麻黃細辛附子湯主之]"라고 확실하게 언급하였다. 본래 발열은 체표로 드러나는 증상으로서, 소음병에서 '시득지始得之'라고 했으니 아마도 발병 2, 3일 정도 되었으며, 맥은 마땅히 부浮해야 하고 이는 외감外感으로 인한 한사寒邪 때문이다. 그러나 왜 태양太陽 표층表層의 영위營衛가 전혀 저항을 하지 않을까? 이것이 바로 비정상적인 현상이므로, 장중경은 여기서 '반反'자를 썼다. 대부분의 사람들은 정기가 감기도 이겨 내지 못할 정도는 아니므로, 코막힘, 콧물, 재채기, 두통, 근육통조차 없이 사기가 양경陽經을 거치지 않고 바로 음경陰經으로 들어가 침맥을 보이는 것을 장중경은 비정상적인 현상으로 간주하였다. 이것은 중의의 조사祖師가 정리한 것으로서, 과학자에 대한 어떤 찬사도 장중경에

---

5 '육경'이란 동일한 음양의 성질을 가지고 교류하는 수족의 두 경맥經脈과 이들이 귀속되는 장부를 하나의 긴밀한 시스템으로 보는 중의적 해부, 생리, 병리학적 개념으로서 인체의 생리와 병리를 여섯 개의 큰 시스템으로 파악한다.

게라면 결코 과분하지 않다. 그는 중화 민족의 자랑이다.

임상의 실제 요구에 부응하기 위해 내가 여러모로 궁리한 결과, 침맥의 형성 원리와 관련하여 세 번째 내용을 첨가할 수밖에 없었다. 무슨 말이냐면 '맥이 침한 것은 주로 이증이다[脈沉主裏]'라는 말은 혼동의 여지가 있기 때문이다. 대부분 침맥이 이증裏證을 반영하는 것은 틀림없다. 그러나 우리는 자주 맥이 침한 표증을 접한다. 의사와 환자 사이에 신뢰가 쌓여 환자 수가 일정 정도 되면, 유행병이나 급성병에서 맥이 침한 표증을 매일 만날 수도 있다. 따라서 표증에서 침맥이 나타나는 경우를 침맥의 형성 원리에 포함시켰으며, 경전經典에서 이미 언급되었음은 말할 필요도 없다.

내가 일찍이 중국 광동성중의원廣東省中醫院에서 '태음풍습표증太陰風濕表證'에 관한 강의를 한 적이 있었는데, 그중 전형적인 임상례가 바로 어느 뇌성마비 아동이었다. 그 환자는 눈도 못 뜨고, 목으로 삼키지도 못하고, 손발도 못 움직이며 몸을 돌릴 수도 없었다. 당시 내가 해표解表의 방법을 쓰자, 거의 모든 사람들이 그런 치료 방법을 의아해했다. 변증 근거는 바로 『상한론』 제278조이다. "상한하여 맥이 부완하며 손발이 따뜻하면 태음과 연관된다[傷寒脈浮而緩, 手足自溫者, 是為系在太陰]". 내가 치료하기 전에 대다수의 의사들이 치료 과정에서 '실표失表'하였다. 감기부터 치료하지 않아 오치誤治된 까닭에 과거에는 치료를 받으며 심장 박동과 호흡이 세 차례나 정지되었다. 그 주요한 원인을 따져 보자면, '침맥주리沉脈主裏'가 많은 의사를 혼동시킨 것 같다.

만약 소음이나 궐음 표증이라면 보통 맥이 침하다. 거의 반드시 맥이 침하다. 그러나 태음경太陰經은 폐肺와 연결되어 폐주피모肺主皮毛하며 족태음경은 비脾와 연결되어 비주근육脾主肌肉하므로, 맥이 부할수도 있고 침할 수도 있다. 폐기나 비기가 약간이라도 남아 마치 앞에서 언급한 뇌성마비 아동처럼 심장과 호흡이 회복하기만 하면 정기는 사기와 피부나 근육에서 싸우므로 수족자온手足自溫이 나타난다. 비록 폐기와 비기가 매우 허하거나 심지어 살이 다 빠져 버려도, 일단 호흡과 심장이 회복되면 정기가 습사와 사지의 말단에서 싸워서 손발에 따뜻하게 열이 난다[手足溫溫發熱]. 이것은 바로 대자연이 우리에게 마치 '해표解表하여 주세요, 정기가 모두 몸의 표층表層으로 나와서 병사와 싸우고 있단 말이에요'라고 말하는 것 같다. 일부 사람들은 '하느님'과 같은 이미지를 표방하며, 인공주기니 인공관절이니 돼지의 심장으로 사람의 심장을 대신한다느니 떠든다. 의학의 주요한 방향은 그런데 있는 것이 아니다. 그런 것은 정 방법이 없을 때 쓰는 최후의 수단일 뿐이다. 의학의 본질은 관찰에 있으므로, 세심하게 신체의 반응을 관찰하여 표에서 정사상쟁하는 경우 반드시 해표解表해야 한다!

태음풍습표증에서 왜 부맥浮脈이 나타날까? 폐주피모肺主皮毛하고 비주근육脾主肌肉하므로, 『상한론』의 주해가들은 태음太陰을 '연다[開]'고 언급했다. 이론적으로 양경에서 태양太陽이 '개開'하므로 "육경의 울타리[六經之藩籬]"가 된다. 양명陽明은 '합闔'하여 삼양의 속을 주관하며[主三陽之裏], 소양少陽은 반표반리를 주관하는[主半表半裏] 축이 되는 경[樞紐之經]이므로 '추樞'라고 부른다. 삼음三陰에서는 태음太陰이 '개開'하고, 소음少陰은 주리主裏하여 '합闔'하며, 궐음厥陰은 축을 주관한다[主'樞']. 임상적으로 '개開'는 장부의 생리, 병리와 불가분의 관계에 있다. 왜냐하면 폐肺는 상부에서 주상主上, 주피모主皮毛하며 비주근육脾主肌肉하므로 체표 조직과 밀접한 관계가 있어서, 태음에 사기가 들어오면 부맥이 나타날 수 있으며 침맥인 경우도 있다.

한편 양명은 주主'합闔'하고 주리主裏하므로 양명표증일 때 침맥이 나타날 수 있으나 부맥이 더 많이 나타난다. 침맥인 경우도 드물지는 않다. 임상적으로 태양표증太陽表證, 수태음폐풍온증手太陰肺風溫證을 제외하고 기타 표증에서 모두 침맥이 나타날 수 있다. 다시 말해, 태양표증과 수태음폐풍온증에서는 일반적으로 부맥이 나타나며 가끔 침맥이 관찰된다. 족태음표증에서는 부맥인 경우도 있고 침맥인 경우도 있다. 양명표증에서는 침맥이 나타나지만 부맥 또한 적지 않다. 다른 경의 표증, 특히 소음과 궐음표증에서는 거의 대부분 침맥이 나타나며 적어도 부맥은 나타나지 않는다.

삼음경三陰經은 오장五臟으로 들어가므로 정기가 허하지 않으면 사기는 양경을 넘어 삼음三陰으로 바로 들어가기 어렵다. 따라서 사기가 삼음으로 직중直中했다면 보통 환자의 정기가 부족한 것이다. 앞서 언급한 태음표증은 흔히 비폐지기脾肺之氣가 부족한 경우 발생한다. 오장五臟은 주장主藏하여 정을 저장하고 내보내지 않지만[藏精而不泄] 오장이 허손虛損되면 삼음표증일지라도, 장기의 부족으로 체표에서 사기와 다투기 어렵거나 사기와 정기의 다툼이 극렬하지 않아 부맥이 나타나기 힘들다. 태음은 주主'개開'하여 태음의 풍습표증에서 당연히 부맥이 나타날 수 있지만, 태음상한표증에서는 침맥이 나타날 수도 있다.

다른 예로 양기허한 효천哮喘 환자는 감기가 들면 재채기를 두어 번하거나 기침을 할 새도 없이 천식이 발작하며 전혀 열도 없다. 현대 의학자들이 똑똑하지만 그 한계도 보인다. 똑똑한 점은 과학자들이 매우 객관적이어서 질병의 임상적 증상을 그대로 묘사한다는 것이다. 효천병哮喘病이 발작하면 열이 나지 않으며, 수한受寒하거나 에어컨을 쐬면 바로 천식이 나타난다. 왜 열이 나지 않을까? 왜 폐렴의 천수喘嗽처럼 발열하지 않을까? 양의 서적에서는 설명이 없고, 중의 서적에서도 거의 다루지 않고 있다. 이건 매우 비정상적인 증상이다. 원래 정기가 부족한 효천哮喘 환자가 천식 발작 시 발열하지 않는 원인은 사기가 삼음三陰에 직중直中했기 때문이다. 만약 주표主表하는 폐肺의 정기가 허하지 않으면 사기는 삼음三陰에 직중하기 어렵다. 위에 언급한 효천 발작 원리의 관건은 위양衛陽, 폐기肺氣, 양기가 부족하여 체표의 한사와 다투기 힘들어 발열되지 않는다는 점이다. 또 대다수 마황탕증麻黃湯證 환자처럼 발열오한, 두통, 전신통, 관절통과 같은 증상도 없다. 『상한론』제7조에 따르면, "병을 앓는데 발열오한하면 양경에서 일어난 것이며, 무열오한하면 음경에서 일어난 것이다[病有發熱惡寒者, 發於陽也, 無熱惡寒者, 發於陰也]"라고 한다. 따라서 이러한 환자는 열이 없으며[無熱]하며 추위를 탄다. 특히 소아 환자는 양陽의 부족이 확실히 나타나므로, 반드시 양陽을 길러야 한다. 다시 말해, 사기가 삼음三陰에 정체되어 있다면 흔히 정기가 원래 부족한 상태이다. 질병은 체질을 따라가기 마련인데, 현재 양의에서는 이 점을 별로 주의하지 않지만 중의에서는 이 점을 염두에 둔다. 바로 중의의 우월성을 보여 주는 일면이다. 만약 효천哮喘 환자가 복약 후 양기를 억압하는 요인이 점차 없어지면, 다시 적당히 양기를 보해야 환자의 몸이 스스로 회복하게 되고 천식이 재발하지 않는다. 이 점은 소아 환자에게서 확실하게 나타난다. 음飮, 한寒, 습濕 등 소아의 양기를 억압하는 요인들을 투透하면, 양기는 스스로 점차 생발生發하게 된다. 이후 효천 발작 전, 감기에 걸리면 환자는 열이 나기 시작한다. 이때 우리는 '축하'해야 한다. 만약 40도까지 열이 오른다면 더욱 축하할 일이다. 열은 사람의 저항력을 나타내는 중요한 기전이자 중요한 현상이다. 그러나 열이 나자마자 그 열을 내려 버리곤 하는데, 효천은 바로 그렇게 생긴 것이다. 원래 감기와 같은 가벼운 병에 항생제, 스테로이드제나 청열해독약 같은 것들을 대량 쓰면 몸의 양기를 억압하여 뒤에 기관지염으로 발전해 거듭 양기를 억압하게 된다. 점차 심해져 습기와 한기는 가중되고 심지어 음사飮邪로 변하여 효천이 발생한다. 현재 효천은 아마도 상당 부분 이렇게 생긴 의원성질병醫源性疾病이다. 병원은 점점 더 늘어나니 환자 또한 점차 많아질 수밖에 없다.

중의의 기반은 임상적 효과에 있다. 만약 우리가 '실표失表'하지 않고 열심히 임상적 수준을 향상시키면, 양의에게서 급성병이나 계절병 환자들을 대거 빼앗아 올 수 있으며 심지어 위중증 환자까지도 찾아오게 할 수 있다. 우리는 지금 반드시 미래 항생제 시대를 위한 준비를 해야 한다. 항생제는 반드시 효과를 잃을 것이기 때문이다. 그때가 되면 급성병은 반드시 우리 중의 치료의 주요한 부분이 될 것이다. 미래의 대부분 계절병 환자들은 반드시 중의로 치료해야 할 것이다. 이러한 기회는 준비된 자를 위한 것이다. 의사가 실력이 있다면 환자들이 끊이지 않을 것이다. 단, 앞서 언급한 표증을 파악해야 하고, 표증에서도 침맥이 나타날 수 있음을 알아야 한다. 그렇게 하면 많은 만성병과 완고한 질병의 근원을 공략할 수 있어서, 세상에 환자들이 많이 줄어들 것이다.

임상에서 어떻게 표증을 판단할까? 그 진단의 근거는 세 방면으로 요약된다.

첫째, 우선 환자의 증상이 체표의 조직, 기관, 경맥經脈에 치중되어 있는지 관찰한다.

둘째 환자에게 외사外邪를 접촉한 질병사가 있는지 관찰한다. 이때 외사란 주요하게 풍風, 한寒, 서暑, 습濕, 조燥, 화火의 육음六淫과 역력지기疫癘之氣 등을 가리킨다.

셋째, 환자의 증상에 확실한 이증裏症이 없음을 관찰한다. 이른바 이증이란 바로 『상한론』제252조에서 언급한 "상한 6~7일에 눈이 흐릿하고 눈동자가 조화롭지 않으며, 표증이나 이증이 없이 대변이 힘들고 몸에 미열이 있으면 실증이다. 급히 하법을 써야 하며 대승기탕이 적합하다[傷寒六七日, 目中不了了, 睛不和, 無表裏證, 大便難, 身微熱者, 此為實也. 急下之, 宜大承氣湯]"의 이증裏症이다. 병이 장부臟腑, 기혈氣血, 골수骨髓로 들어가면, 일반적으로 각종 장부의 증상이 주로 나타난다. 표증은 대부분 질병의 초기에 나타나지만, 20~30년씩 만연된 경우도 있다. 보통 영위營衛 증상이 주로 나타난다. 위분衛分 증상으로는 주요하게 오한, 코막힘, 콧물 등이 나타나며, 영분營分 증상으로는 주로 반진斑疹, 마목감麻木感, 가려움, 통증, 피부 홍종紅腫 등이 나타난다. 태양표증이나 수태음手太陰의 풍온증風溫證을 제외하고 기타 표증들은 대부분 맥이 침沉하다.

실제로 마황부자세신탕은 소음표증少陰表證에서 해표解表하는 것이다. 침맥에만 근거해서 태소양감太少兩感으로 판단하기에는 증거가 부족하다. 반드시 이증裏證의 유무와 결합하여 진단해야 한다. 소음리증少陰裏證 증상이 없다면 태소양감 진단은 근거가 불충분하다. 만약 변증을 잘못해서 치료법이 틀리면 환자가 사망할 수도 있다. 진정한 상한의 태소양감은 『상한론』 제92조 "상한하여 의사가 하법을 쓰자 소화되지 않은 음식물을 계속 설사하며 몸에 통증이 있는 자는 급히 이증을 다스린 다음, 몸에 통증이 여전하고 대변이 정상이면 급히 표를 다스려야 한다. 이증을 다스리는 데는 사역탕이 적합하며, 표를 다스리는 데는 계지탕이 적합하다[傷寒, 醫下之, 續得下利清穀不止, 身疼痛者, 急當救裏, 後身疼痛, 清便自調者, 急當救表, 救裏宜四逆湯, 救表宜桂枝湯]"에서 보인다. 장중경은 그 특징을 매우 객관적으로 묘사하였다. 이른바 '하리청곡下利清穀'이란, 첫째 소화되지 않은 음식물이 배설되는 것이다. 둘째 대변의 색깔이 연하며 물이 나오며, 이 물은 투명하다. 병기 19조病機十九條에 이르기를, "맑고 찬 것은 모두 한에 속한다[澄澈清泠, 皆屬於寒]"라고 하지 않았는가. 장중경은 여기에 소음의 허한증虛寒證이 있다고 여겼다. 그 밖에 '몸의 통증도 보이는데 그것은 표증의 증상이며, 장중경 또한 확실하게 표증의 증상으로 보았다. 태양표증으로서 마황탕의 요통, 전신통, 관절통과 같으나, 단지 병세와 통증이 그 정도로 심하지 않을 뿐이다. 따라서 장중경은 위에 언급한 증상이 나타나면 태양과 소음에 동시에 병이 난 것으로 간주하였다.

양감兩感은 후세 의가들이 『내경』의 내용을 인용하면서 태양과 소음이 동시에 발병한 것을 언급할 때 두 경經이 동시에 한사를 감수할 경우 태소양감이라고 불렀다. 양감兩感의 기본적 특징 중 하나는 "시기를 다하지 못하고 죽는[不得盡期而死矣]"것이다. 전해진 다음 엿새째 죽거나 다 한 번 돌고 나서 죽는 것이 아니라 이삼일 만에 죽을 수도 있다는 것이다. 태소양감은 일종의 급성 위중증으로 보이는데, 만약 그렇지 않다면 장중경이 "급히 속을 다스려야 한다[急當救裏]"와 같은 어휘를 엄선해 쓸 리가 없다. "급히 속을 다스리려면" 우선 사역탕四逆湯으로 환자의 생명을 구해야 한다. 그렇지 않으면 사람이 죽을 수도 있다. 그다음, 이때는 해표解表할 수 없음을 강조한다. 단지 "그런 다음 몸에 통증이 있고 대변이 정상인 자[後身疼痛, 淸便自調者]"는 다시 계지탕을 쓸 수 있다. 장중경은 여기서 엄격하게 치료의 순서를 정했다. 이때 바보처럼 멍해지면 안 된다. 왜냐하면 태양의 이裏는 바로 소음이기 때문이다. 환자는 이미 양기대휴陽氣大虧하여 허한虛寒이 하리청곡下利淸穀할 정도이다. 만약 태양의 표를 발發하여 땀이 나면 망양할 수도 있다!

임상에서 우리는 이러한 교훈을 적잖이 경험한다. 예를 들어, 예전에 치료했던 71세 당뇨병 환자 티엔田 씨는 디아미크론*Diamicron*, 아카보스*Acarbose*를 장기적으로 복용함으로써 음정陰精이 소모되어 척맥尺脈이 현세弦細하면서도 단단해 음고陰枯하는 추세를 보였으며 기氣 또한 대휴大虧하였다. 한번은 풍열 감기에 기침을 동반했는데 부주의하게 해표解表하지 말 것을 거듭 강조하였다. 왜냐하면 그는 이미 언제

죽을지 모르는 상태였기 때문이다. 앞에서 '실표失表'는 사람을 죽일 수도 있다고 언급했으나, 이 때의 해표 또한 그러하다.

이러한 예는 흔히 나타나며 큰 교훈을 안겨 준다. 내 어머니조차도 그렇게 세상을 뜨셨다. 어머니는 폐기종이었는데 수년간 여섯 차례 발작하였으며, 또한 급성 심원성 뇌빈혈인 애덤스-스토크스 증후군 _Adams-Stokes syndrome_ 이었는데 심부전으로 인한 산소 결핍과 빈혈 때문에 혼미와 경련 발작이 다섯 차례 있었다. 그래서 어머니가 감기에 걸릴 때마다 나는 가족들(가족들 중 몇 명은 학식과 경험이 풍부한 중의사들이다)에게 경솔하게 상국음桑菊飮을 쓰지 않도록 당부하였다. 상국음을 일단 이틀 정도 복용하면 반드시 혼미해질 것이기 때문이었다. 어머니의 병은 바로 태소양감이었다. 본래 양기대허하여 어렵게 조금은 좋아졌으나, 도우미 아주머니가 유행성 독감에 걸리는 바람에 전염되어 반나절도 되지 않아 갑자기 재채기에 콧물을 흘리기 시작했다. 당시 입원했던 병동의 의사가 마황부자세신탕麻黃附子細辛湯을 썼고, 이튿날 바로 돌아가셨다. 과연 그때 발표發表해도 되는 것이었을까? 태소양감에 마황과 세신을 써도 될까? 그러면 목숨과 맞바꿔야 한다. 정확한 치료법은 먼저 사역탕四逆湯을 써서 소화가 안 된 음식물을 설사하는 것[下利淸穀]을 완전히 멈추게 한 다음, 침미沉微한 맥상이 사라지고 약간 힘 있게 뛰기 시작하며 곡기를 받아들이기 시작할 때 계지탕으로 약간 화和해야지 설령 신통身痛이 있다 해도 마황을 쓰면 안 된다.

여기서 짚고 넘어갈 점은, 계지탕은 발한제發汗劑가 아니라는 것이다. 비록 계지탕이 태양중풍太陽中風에서 땀이 나는 것[汗出]을 치료할 수 있지만, 그 주요한 작용은 조화영위調和營衛이다. 사실 계지탕은 약간 수한收汗한다. 만약 계지탕조차 써서는 안 될 상황이라면 마황이나 세신은 더 말할 필요도 없다. 일부에서는 마황부자세신탕이 태소양감을 치료한다고 말하며 그 내용을 교재에까지 실어 놓았는데, 실로 환자를 해치는 일이 아닐 수 없다. 마황부자세신탕은 주요하게 소음의 표에 한사가 직중直中한 경우에 쓴다. 증상으로는 발열, 경미한 오한, 무한無汗, 맥침脈沉 혹은 약맥弱脈이나 세맥細脈을 겸하며, 두통, 항강項强, 체통體痛은 없다. 잡병에서는 요통이 나타날 수도 있다. 병이 생긴 지 이삼일이 되어 소음의 양기가 약간 허해 한사가 소음에 직중直中하기도 한다. 그러나 양기가 매우 허한 것은 아니며 한사가 이裏에 억압되어 맥이 침沉하지만 미맥微脈은 아니다. "소화가 덜 된 음식물을 설사하거나[下利淸穀]", "자꾸 자려고만 하거나[但欲寐]" 사지가 냉한 증상[肢厥]은 더욱 나타나지 않는다. 바로 이증裏證이 없기 때문이다. 게다가 양기 또한 허한 정도가 그렇게 심하지는 않다. 그러나 정기와 한사가 이裏에서 상쟁하므로 "오히려 열이 난다[反發熱]". 따라서 부자로 한사를 쫓아 양을 북돋고[驅寒助陽], 마황으로 "태양지기를 발산하여[發其陽]" 소음의 표한을 발산하며, 세신 역시 소음을 발산하고 표리를 모두 통섭할 수 있다.

침맥의 감별진단

1) 사기가 장부를 침범한 경우 맥이 침沉하고 유력하다(현맥弦脈, 긴맥緊脈, 탄지맥彈指脈을 겸하는 경우도 포함).

2) 기혈음양이 휴허虧虛하여 나타난 침맥은 부족한 맥상을 겸한다(허맥虛脈, 약맥弱脈, 경미한 규맥芤脈, 세맥細脈, 단맥短脈 등 포함).

3) 모든 경의 표증으로 인한 침맥은 대부분 침취에서 허약한 맥상이 나타나지 않는다.

마황부자세신탕을 쓰는 경우, 환자는 원래 정기가 부족하나 크게 손상된 건 아니다. 비록 양기가 부족하나 일반적으로 한사가 소음의 표를 침입한 경우 몸이 정기를 고무시켜 싸우므로, 침취한 맥상에서 허약하지 않다. 다시 말해 침세미맥沉細微脈이나 침세맥沉細脈이 나타나지 않는다. 그렇다고 침취에서 상당히 유력하다고 말할 수는 없으며, 단지 침취에서 그다지 약하지는 않다는 뜻이다.

3. 복맥伏脈

복맥의 상

복맥伏脈은 침맥沉脈보다 더 깊숙한 맥상으로서 부취나 중취에서 안 잡히고 침취에서 아주 약간 느껴지나 확실하지는 않다. "근육을 밀어 뼈에 닿아야[推筋著骨]" 확실하게 맥동을 느낄 수 있으므로 복맥伏脈이라 부른다. 손끝이 이미 뼈에 닿아서 더 이상 누를 수 없는 상태에서 맥박의 움직임이 느껴지는 데다 이 위치에서 박동이 가장 확실하기 때문이다. 따라서 복맥은 침맥보다 더 가라앉아 있어 위치도 더 깊다.

복맥의 형성 원리
1) 폐증閉證(열폐熱閉, 서폐暑閉)

2) 풍담이 속에 막힘[風痰內閉]

3) 중풍中風의 폐증閉證

복맥의 형성 원리에 관해 개인적인 임상 경험과 경전經典의 내용을 종합해 보면, 거의 하나의 가능성으로 집중된다. 정사가 모두 속[裏]에 있으며, 사기가 이裏의 비교적 깊은 부위에 울폐鬱閉된다. 정기 또한 이裏에 억압되어 속에서 정사상쟁한다.

복맥의 형성 원리는 일반적인 울鬱이 아니라 폐閉이다. 따라서 병기는 폐閉이므로 울鬱로 표기해서는 안 된다. 폐閉는 닫힌 것을 열어야 [開閉] 하며 울鬱은 소통疏通, 소투疏透, 소리疏理하면 된다. 폐閉는 단지 소통만 해서는 안 되고 강한 약으로 개폐開閉해야 한다.

폐증閉證을 일으키는 병사로는 주요하게 열熱, 서暑, 담습痰濕이 있다. 담습내폐痰濕內閉는 일반적으로 풍風과 결합하며 기기는 이미 역란逆亂된 상태이다. 폐閉하기 전에 기기역란氣機逆亂이 먼저 발생한다. 폐閉한 다음 만약 맥이 나오고 정기도 투발透發된다면, 이때 풍상風象 또한 확실해진다. 복맥은 폐閉의 상태가 심한 병기를 뜻하며, 임상에서 열폐熱閉의 경우 화열지독火熱之毒으로 인한 내폐內閉가 있다.

한편 독毒으로 인한 온병류溫病類가 후기에 접어들면, 양의에서 말하는 독혈증이나 패혈증이 나타나는데 고열, 혼미, 천식에 호흡 곤란을 동반하거나 소아의 경우 심한 복부 팽만감[腹脹]이 나타나기도 한다. 이때 복맥에 질맥疾脈을 겸하기도 한다. 화열이 극에 달해 속에서 울폐되면 열폐熱閉가 나타나는데, 이것은 화열지독으로 인한 내폐이다.

중서中暑하여 한여름에 밭에서 건장한 남자가 한참 일을 하다가 작열하는 태양 아래 쓰러졌는데 체온이 41도이며 표기表氣도 폐閉하여 전신에 무한無汗하다고 가정하자. 서사내폐暑邪內閉하여 혼미해져 만약 한 시간 내에 구조하지 못하면 사망할 수도 있다! 이때 우선 십선혈十宣穴에 사혈하여 개폐開閉하는 것이 바람직하다. 이러한 서폐暑閉는 열도 심하고 정신도 혼미해지며 심하면 땀도 안 난다. 이기裏氣가 울폐鬱閉되어 전신의 기기가 선산하지 못하기 때문이다. 확실히 열사와 서사暑邪로 인한 병인데 땀조차 나지 않는 것은 한폐寒閉가 아니라 기기가 막힌 것[氣機閉阻]이 그 원인이다.

폐증閉證 환자는 보통 심한 혼미 증상을 동반하는데, 이른바 심포가 이미 닫힌[閉] 것이다. 이때 일반적인 여는[開] 약은 소용이 없다. 우리가 보통 쓰는 안궁우황환安宮牛黃丸이나 지보단至寶丹 같은 구급약에 반드시 사향麝香을 첨가해야 한다. 사향은 뚫는 힘이 강하기 때문이며, 이때 석창포石菖蒲는 소용이 없고 구절창포九節菖蒲는 그래도 좀 쓸 만하다. 그 밖에 짚어 넘어갈 것은 속에 심포지기心包之氣의 폐조閉阻를 열기 위해서는 궐음경을 열 필요가 있다는 것이다. 심포는 궐음에 속하며 심포지기가 막히면 간기肝氣 또한 울결鬱結되므로 신향통찬약辛香通竄藥을 쓴다. 간은 소설疏泄을 담당하는 장부이며 궐음은 지도리[轉樞] 역할을 한다. 따라서 이렇게 전추轉樞하는 경經을 열어야 전신의 기기가 선통宣通할 수 있어 "몸에 땀이 확 나고[身漐然汗出]" 점차 열이 내리고 정신이 돌아오고 맥도 올라온다.

그 밖에 임상에서 흔히 나타나는 폐증閉證으로 중풍中風 폐증을 들

수 있다. 현재 중풍 치료에 있어 고정된 방제로 일관하는 경향이 있다. 임맥任脈이나 독맥督脈으로 치료하거나 보양환오탕補陽還五湯을 즐겨 쓴다. 사실 이러한 방법이 크게 틀린 것은 아니나, 임상에서 어떤 체질의 환자들은 뇌출혈 또는 뇌혈전으로 인한 혈액결핍성 중풍이나 혈관 경련 때문에 일시적 혼미가 발생한 경우 대부분 폐증閉證이다. 돌발성 혈관 경련이나 혈압이 아주 높은 상태에서 나타난 혼미나 조요불안躁擾不安은 노인일지라도 기기가 심하게 닫힌다. 그런데 중의에서는 개약開藥를 감히 쓰려고 하지 않는다. 특히 뇌혈관 사고일 때 대부분 개약을 쓰지 않는다. 마황, 세신, 부자나 소속명탕小續命湯은 고려하지 않는다. 단지 지보단이나 안궁우황환으로 심포를 좀 열고 말지 신산약辛散藥으로 열려고 하지 않는다.

혈압이 아주 높아서 뇌혈관 사고가 발생한 경우, 혈관 경련이 심한 상태여서 환자의 맥상은 침복沉伏하여 잘 잡히지 않아 마치 무맥無脈 같다. 찬찬히 뼈 가까이에서 맥이 잡히는데, 맥동이 손끝을 약간 퉁기려는 듯 유력하다면[鼓指有力] 풍담내폐風痰內閉를 의미한다. 이런 경우에는 소합향환蘇合香丸을 쓰기도 하는데, 담폐痰閉에 심지어 습탁폐濕濁閉를 겸할 수 있기 때문이다. 현대인은 음식이 풍요로워 실증實證이 많으며 중풍폐증中風閉證 또한 흔히 나타난다. 따라서 중풍中風에는 폐개閉開를 염두에 둬야 한다. 복맥이 나타나는 이러한 폐폐閉는 폐가 극에 달한 경우로서 사기의 억압이 매우 심하므로 반드시 강력한 개약을 써야 한다. 만약 외풍外風이 내풍內風을 끌어 움직인다면 소속명탕이나 견정산牽正散에 세신을 더할 수도 있다. 고혈압으로 인한 중풍에서 나타나는 복맥의 경우, 의사가 '열[開] 수 있는 시간'은 아마 십여 분

밖에 안 될 것이다. 이때 가능하다면 안궁우황환이나 소합향환을 풀어서 환자에게 먹여야 한다. 나는 이때 사향, 죽력竹瀝, 생강즙으로 풍담내폐를 급구急救하여 단시간에 정신이 돌아오도록 한다. 이러한 방법은 양약보다 빨라서 환자가 혼미해지고 입이 돌아갔는데, 약을 먹이고 나면 입이 돌아오고 정신도 되돌아온다. 풍담내폐는 진단을 확실하게 해야 한다. 이때 맥상은 매우 중요한 진단 수단이다.

복맥의 감별진단

1) 열폐熱閉, 서폐暑閉의 맥상은 침복유력沉伏有力하고 삭數하며 심지어 질맥疾脈을 겸한다: 열폐熱閉와 서폐暑閉의 경우 일반적으로 맥상은 침복유력沉伏有力하고 삭數하며 심지어 질맥疾脈을 겸한다. 이때는 냉개冷開해야 하며 신서단神犀丹이나 지보단至寶丹 등을 쓴다. 냉개약冷開藥을 써야 하는 환자의 맥상은 일반적으로 침沉(혹은 복伏)실유력實有力하며 삭數(혹은 질疾)하다.

2) 풍담내폐하면 복현伏弦하며 고지鼓指하고 심지어 활맥滑脈을 겸한다: 만약 풍담내폐風痰內閉하여 맥이 복伏해서 "근육을 밀고 뼈에 닿아야 느껴지면[推筋著骨始得]", 현弦하고 고지鼓指하거나 심지어 확실한 활상滑象을 보이기도 한다. 혼미한 환자는 활맥이 많이 나타난다. 고지鼓指는 맥이 탄지彈指하지만 그 폭이 별로 크지 않으며 충격이 강하지 않고 누르면 불룩거리며 유력하다. 이때 풍담을 없애는 동시에 개규開竅하는 약을 같이 써야 한다. 예를 들어 우황牛黃은 서우황西牛黃이 효과가 좋지만 인공우황이라도 다량 쓰는 것이 더 현실적일 수도 있다. 또한 죽력수에 생강즙을 더해서 쓰기도 한다. 죽력이 거풍담祛風

痰하며 생강즙으로 약간 열[開] 수 있다. 이때 생강즙을 충분하게 써야 하는데, 성인은 일반적으로 10밀리리터를 쓴다. 만약 환자에게 그다지 열상이 없으면 조협皂莢으로 열[開] 수도 있지만, 조협은 많이 쓰면 안 된다. 신조辛燥하고 통천通竄하는 힘이 강하기 때문이다. 이러한 방법으로 열면 실제 작용은 복약 후 두 시간 내에 나타난다. 그중 사향이 인체에 빠르게 흡수된다. 일단 위장으로 전해지면 바로 전신에 반응이 나타나기 때문이다. 죽력에 생강즙을 가미해도 몸에 빨리 흡수되어 30분도 안 지나서 효과가 나타난다. 따라서 30분 후 다시 진맥하면 복맥이 점차 올라오는데, 이것은 호전됨을 증명하는 중요한 증상이다.

그런데 죽력은 직접 만들어 써야 한다. 상품으로 판매되는 것은 대부분 가짜라서 효과가 진품의 10분의 1도 안 된다. 진짜 죽력은 후베이湖北 징저우荊州에서 나는 형죽荊竹이나 고죽苦竹으로 만든 것이다. 그러나 그것이 없다고 해서 걱정할 필요는 없다. 장난江南 지방 어디서나 볼 수 있는 거친 모죽毛竹 같은 것도 상관없다. 모죽을 잘라서 중간 마디를 남겨 두고 양쪽으로 구멍을 낸 다음 가장 센 불로 굽는다. 석탄불로는 안 되며, 장작불로 넓게 구워야 한다. 모죽이 열에 의해 팽창되면 양쪽 구멍에서 거품이 나면서 물이 떨어진다. 떨어지는 물은 짙은 노란 액체인데, 향이 매우 강하며 훈연향이 약간 난다. 만약 어떤 사람이 갑자기 중풍이 와서 복맥이 나타났다면 풍담내폐로서, 죽력과 생강즙을 다량 먹여야 한다. 1회량은 20~40밀리리터 정도이나 중풍 환자를 구할 때 150밀리리터까지 복용시킨 기억이 있다. 독이 없어서 많이 써도 큰 문제는 없으며, 복용량이 많을수록 효과가 더 좋다.

일찍이 죽력에 생강즙을 가미해 중풍으로 혼미해진 환자를 여럿 구한 적이 있다. 그중 한 환자는 당시 양의에서 뇌혈관 경련에 의한 뇌출혈을 뇌혈관 경색으로 오진한 경우였는데, 이 환자에게 혈관 확장제를 정맥주사하자 바로 입이 돌아가며 땅바닥에 쓰러졌다. 틀림없는 출혈성 중풍이었다. 바로 죽력수를 투여하자 30분도 안 되어 돌아간 입이 제자리로 돌아오고 천천히 깨어났으며 마비된 손도 움직였다.

제 13강

맥력脈力에 따른 이상맥

1. 실맥實脈

실맥의 상

맥박 박동의 세기가 정상맥보다 유력하며 부드럽지 못하면 실맥實脈이다. 그러나 어떤 실맥은 부취에서는 그다지 확실하지 않지만 중취나 침취에서 유력하거나, 부중침浮中沉에서 모두 유력하기도 하며, 어떤 경우 약간 큰 맥상을 보이기도 한다. 앞에서 언급한 왕맥旺脈과 부실맥浮實脈이 이런 경우에 해당한다.

혁맥革脈이나 뇌맥牢脈, 홍맥洪脈에 실맥의 요소가 존재하며 약한실맥은 임상에서 흔히 나타나지만 맥상 표기에는 생략할 때가 많으며, 보통 매우 두드러지는 경우에만 표기한다.

실맥의 형성 원리와 진단 의의

1) 사기가 성盛하고 정기는 허虛하지 않음: 실맥實脈은 주요하게 실증에 나타나며 사기가 성실盛實하고 정기가 허虛하지 않아 정사가 싸우면서 기혈이 고무되어 실맥이 나타난다. 이러한 사기는 표사表邪일 수도 있고 이사裏邪일 수도 있다. 다시 말해, 표실증表實證과 이실증裏實證에서 모두 실맥이 나타날 수 있다.

표실증과 관련하여, 『상한론』 제245조에 이르기를, "양맥이 실하여 발한으로 인해 땀이 너무 많이 났다면 이 또한 태과이다[陽脈實, 因發其汗出多者, 亦爲太過]"라고 하였다. 이른바 '양맥이 실하다는 것'은 촌구맥寸口脈 삼부가 유력한 것을 가리키며, 아마도 왕맥旺脈이나 부실맥浮實脈을 가리킨다. 이런 경우 한법을 쓸 수 있으며, 대부분 사기가 표表에 있어 인체가 전신의 정기를 고무시켜 싸우므로 맥상이 충실하고 유력하다.

이실증의 경우, 내상잡병內傷雜病에서 실맥이 나타났다면 이러한 실맥의 형성 원리는 비교적 복잡하다. 만약 맥실脈實, 설홍태황舌紅苔黃하며 다량의 열상을 동반한다면 화열의 실증에 속한다. 맥실脈實하나 설태가 누렇지도, 설질이 붉지도 않으며 확실한 열상이 없다면 담탁痰濁, 어혈, 식적食積 등의 사기가 속[裏]에 있어 정사가 다투는 과정에서 기혈이 충만하여 실맥이 나타날 수도 있다.

2) 사기가 성盛하나 정기는 대휴大虧함: 어떤 특수한 상황에서 실맥은 거꾸로 허증에서 나타난다. 『상한론』 제367조에 이르기를, "상한하여 설사를 십여 일간 계속하였는데 맥이 오히려 실하다면 죽는다[傷寒, 下利日十餘行, 脈反實者, 死]"라고 하였다. 이러한 설사는 허한하리虛寒下

利로서, 만약 사기가 성실盛實하며 정기가 허하지 않은 하리下利에서 실맥이 나타났다면 정상이지 사증死證일 수가 없다. 반면에 허한하리에서 맥상이 미세하거나 미약하다면, 이것은 정기가 허한 것으로 사기가 심하지 않다는 뜻이다. 이때 만약 실맥을 보인다면, 정기대휴正氣大虧의 기초 위에서 거꾸로 강해 보이듯 나타나는 반강反强 현상으로서 사성邪盛하지만 정기가 이미 대휴하므로 쉽게 사증死證이 나타날 수 있다.

실맥의 감별진단

실맥은 맥상만으로 감별할 수 없으며, 반드시 사진합참四診合參해야 한다.

2. 탄지맥彈指脈

탄지맥彈指脈은 현재 교재에서는 아직 언급되지 않는 맥상이나 반드시 알아야 할 맥상이다. 탄지맥은 생사를 판가름하는 맥상으로서, 이것을 모르고 진료한다면 위험한 병변이 바로 눈앞에 있어도 그것을 알 길이 없다. 탄지맥은 고서에서도 언급하였으며, 내 아버지인 야오 허성 교수가 특히 강조하였다.

탄지맥은 엄격히 말해 실맥實脈의 범주에 속하지만, 일반적인 유력한 맥상의 느낌과 동일하지는 않다. 일단 탄지맥이 나타나면 특수한 진단 의의가 있으며 실맥과 완전히 동일하지는 않다. 탄지맥이 나타나면, 병세는 갑자기 위험해진다. 따라서 손끝의 느낌이나 실제 임상에서 쓰임새로 보나 탄지맥을 이론상 독립시킬 필요가 있다. 그래야만 중의 이론과 서적이 실제 임상에서 더 유용해질 수 있고, 임상의 요구에 부합하는 학습을 위한 기초를 잘 다질 수 있다.

탄지맥의 상

탄지彈指라는 말은 맥이 올 때 손끝에서 확실히 아래에서 위로 향하는 충격이 느껴지는 것을 가리키며, 심하면 '태기성抬起性 박동'을 보인다. '탄지'라는 단어는 매우 생동적이다. 통통하면서 손가락을 튕기는 태기성 박동은 아래에서 위로 손가락을 튕기거나, 심지어 손가락이 맥의 박동을 따라 아래위로 움직인다.

탄지맥彈指脈은 마치 밑에서 아기가 뛰어서 머리가 손끝에 닿는 느낌이다. 맥이 오는 느낌이 꽉 차지 않을 수도 있고 꽉 찰 수도 있지만, 가장 큰 특징은 아래에서 위로 통통거리며 손끝에 전달되는 충격이다. 탄력이 비교적 약하다면 '약간 탄지하다[略彈指]'고 기록하는데, 아래에서 위로 향하는 충격이 손끝이나 지목指目의 피부를 통통거리며 자극하는 정도를 말한다. 탄지맥彈指脈의 정도가 심하면 손가락이 덩달아 같이 움직여서 세 손가락이 맥이 뛸 때마다 아래위로 같이 움직이며, 이것을 '태기성 박동'이라 부른다. 맥이 뛸 때 손가락이 움직일 정도면 맥도 그만큼 크고 유력하다는 말이다.

한편, 고지鼓指라는 것은 이만한 힘은 느껴지지 않으나 손끝의 느낌이 상당히 꽉 차 있음[滿指]을 뜻한다. 탄지맥은 맥박이 단단한 데다 손끝을 들썩거리므로 억지로 안 움직이려 해도 안 움직인다. 전형적인 탄지맥의 경우, 환자의 손을 꽉 잡고 있지 않는 이상 정상적인 힘으로 중취하면 이러한 태기성 박동이 나타난다.

탄지맥의 형성 원리와 진단 의의

1) 양성조동陽盛躁動하여 화열이 생김(보통 내장 대출혈의 전조 현상): "음양이 조화로우면 정신이 잘 다스려진다[陰平陽秘, 精神乃治]"라고 했듯이, 생명은 "양기가 조밀해야 견고하다[陽密乃固]".

현대의 버블경제 속에서 현대인의 양기는 숨어 있지 못하고 사람들을 들뜨게 만든다. 인체 내부에서 양기는 우리에게 양보할 기색이 전혀 없다. "양기는 번로하면 드러난다[陽氣者, 煩勞則張]"라고 하였듯, 밖으로 튕겨 나와 움직인다. 양기가 조동躁動하여 무절제하게 항진되는 쪽으로 발전하고는 있지만, 아직 완전히 항진된 정도는 아니다. 만약 양기가 과도하게 왕성하다면, 그 결과는 매우 심각하다. 중의의 병리적 각도에서 볼 때,『내경』에서 "양이 성하면 열이 나고, 음이 성하면 한하다[陽盛則熱, 陰盛則寒]"라고 언급하였듯, 양성陽盛하면 화열化熱, 화화化火한다. 앞에서 '맥진의 가치'에서 언급한 고위직 친구 여섯 명은 누구 하나 음허를 나타내는 증상이 없었고, 모두들 양陽이 절대적으로 과도하게 왕성했다. "양성하면 열이 난다[陽盛則熱]"고 한 것처럼, 그들은 더위를 매우 많이 타서 중앙 에어컨이 있는데도 불구하고 사무실에 비치된 개별 에어컨을 틀었는데 그래도 머리 가득 땀을 줄줄 흘리곤 했다.

양성조동이 심하면 화열이 생기고, 이런 화는 갑자기 대출혈을 일으킬 수도 있다. 화가 양락陽絡이나 혈락血絡을 손상시키면 토혈한다. 화와 열은 다른 성질의 사기로서, 화는 쉽게 혈락을 손상시키나 열은 꼭 그렇지 않다. 열은 화처럼 급하지 않으나, 화는 돌발적으로 쉽게 혈락을 손상시킨다. 뇌출혈의 경우 어떤 환자는 혈압이 200mmHg까지 오르며, 보통 뇌출혈 전에 코피가 좀 난 뒤 바로 혼미해지는데, 이것은 화火의 표지이다. 몸이 건강할 때는 평형 유지 시스템에 의해 몸의 보호 기능이 강화되지만, 무절제하게 극한에 도전하면서 체력을 소모하면 몸에 저장된 에너지가 고갈되어 결국 최후 1초에 화가 생기며, 이 조그만 화가 바로 내장 대출혈로 이어져 목숨을 잃게 된다.

나는 이런 만화를 본 적이 있다. 절벽에 아슬아슬하게 붙은 비래석飛來石이 결국 바람에 쓸려 온 낙엽 한 장에 균형을 잃고 굴러 떨어졌다. 이처럼 과다하게 양기가 왕성한 고위직 분들은 최후에 순간적인 화로 인해 목숨을 잃고 말았다. 잘 살펴보면, 양기가 화로 변하기 전후, 특히 화로 변한 다음 맥상은 매우 조동하며 탄지맥을 보인다. 화사가 왕성해서 나타난 탄지맥은 보통 증상이 나오기 전에 이미 나타난다. 나 역시 현재 맥상이 큰 편이지만, 심해지지 않도록 주의한 결과 약한 탄지맥을 보인다. 이 탄지맥이 심해진다면 정말 퇴직하는 수밖에 없다. 만약 화나 열이 극에 달하면 탄지맥은 더욱 심해지기 때문이다.

임상이나 일상에서 탄지맥이 나타나면 바로 쉬도록 당부해야 한다. 설화약泄火藥을 써서, 즉 설양泄陽하여 양기를 꺾어야 한다. 고한약苦寒藥은 패양敗陽하여 설양泄陽한다. 한약寒藥은 설양하므로 손양損陽하는데, 이때는 반드시 손양해야 한다.

2) 허기부동虛氣浮動하거나 심하면 탈脫하려 한다: 탄지맥이 생기는 두 번째 원리는 허기虛氣가 떠서 움직이는 것으로서 주요하게 비기脾氣와 심기心氣가 부동浮動하는 것을 가리킨다. 환자의 본래 맥상이 상

당히 좋다가, 삭맥이 나타나고 바로 대출혈로 이어지면서 "기가 혈을 따라 빠져나가는[氣隨血脫]" 상황이 일어난다. 특히 부인과의 대출혈이 그 예로서, 일단 출혈되면 맥상이 무력해지나 허하면서도 맥이 움직일 때마다 손끝을 약간 튕기는 탄지맥을 보인다.

이러한 탄지맥은 두 가지 문제를 말해 준다.

첫째, 기가 혈을 따라 탈脫하려 하며, 혈탈은 기탈을 부추긴다.

둘째, 화火가 동반될 가능성을 암시한다.

기가 혈을 따라 탈脫하는데, 맥이 약간 허하며 약한 탄지맥彈指脈을 보인다면 예후는 괜찮은 편이다. 환자가 약간 화火가 있기 때문에, 공보겸시攻補兼施하여 보기약補氣藥의 기초 위에서 황련, 황금, 대황 같은 설화약泄火藥을 써야 한다. 일단 보해야 하지만, 보약만으로는 절대 안 된다. 하지만 출혈이 없다면 또 다르다. 양기가 떠서 움직이는[浮動] 것은, 몸의 기가 수렴하지 못하기 때문이다. 기는 혈을 이끄는 장수이므로[氣為血之帥] 맥박이 규칙적이지 못하고, 세기 조절도 안 되어 탄지맥이 나타난다.

3) 풍담고동風痰鼓動으로 인한 고혈압이나 뇌출혈: 고혈압 환자의 뇌혈관이 경직된 경우, 풍담고동하여 뇌혈전을 형성하거나 뇌출혈이 생기면 탄지맥이 나타난다. 고혈압 환자 뇌출혈의 경우 확실한 탄지맥을 보이며, 이때 양의에서는 치료가 매우 힘들다. 출혈량이 너무 많으면 수술한 뒤에도 회복이 매우 힘들다. 실제 이런 풍담고동의 경우, 임상에서 가장 흔히 나타나는 맥이 탄지맥이다. 만약 이러한 풍담고동을 치료하려면, 우리가 앞서 예로 든 것처럼 다량의 죽력에 생강즙을 더해 쓴다. 당연히 화가 있는 경우에 해당된다. 한 환자에게 풍담風痰과

풍화風火가 동시에 나타나는 경우는 드물지 않다. 풍담고동은 풍에 의해 기혈이 역란逆亂했기 때문이며, 담으로 막혀 있어 맥상은 '퉁퉁' 뛰면서 탄지할 수도 있다.

탄지맥의 감별진단

1) 양성陽盛하여 맥이 탄지한 경우, '태기성 박동'이 흔히 나타난다: 중취하는 힘으로 그것을 억누르기 힘들며 삭맥數脈을 겸한다.

2) 허기부동虛氣浮動의 경우 탄지맥을 보이나, 보통 누르면 바로 없어지거나[不受按] 심지어 허대虛大한 맥상을 겸하거나 규맥芤脈으로 나타난다: 그러나 정기대허하여 심비지기心脾之氣가 크게 허하거나, 특히 원기대허元氣大虛한 경우 반드시 허맥만 나타나는 것이 아니라 크고 유력한 탄지맥과 같은 반강反強 현상이 나타날 수 있으므로 주의해야 하며, 대부분 허상虛象을 동반하므로 사진합참四診合參해야 한다.

3) 풍담고동風痰鼓動으로 인한 탄지맥은 흔히 현맥弦脈, 활맥滑脈, 고지맥鼓指脈, 곡맥曲脈을 겸하기도 한다: 곡맥曲脈은 풍담고동을 의미하며, 장중경이 『금궤요략』에서 언급한 "간병으로 인해 죽기 전의 진장맥은 부취에서 약하며, 누르면 끈과 같아 다시 오지 않거나 구부러진 모습이 마치 뱀이 움직이는 듯하다[肝死臟, 浮之弱, 按之如索不來, 或曲如蛇行者, 死]"라는 말에서 유래한다. 그는 곡맥曲脈을 간장의 사맥死脈, 진장맥真臟脈으로 간주하였으나, 사실 곡맥이라고 반드시 죽는 것은 아니다. 풍담고동은 보통 태기성 박동이 나타나며, 현맥弦脈을 겸할 경우 주풍主風하고, 활맥滑脈을 겸할 경우 주담主痰하며, 곡맥曲脈을 겸할 경우 풍담風痰이 고무鼓舞한다. 비록 풍담고동하여도 열이나 양기조동

陽氣躁動하여 화火를 겸할 수 있으나, 풍담고동으로 인한 탄지맥은 보통 삭맥을 겸하지는 않는다. 하지만 개별적으로 삭맥을 겸하는 경우가 있기는 하므로, 대부분 삭맥을 보이지 않는다고 말하는 것이 정확하겠다.

3. 허맥虛脈

허맥의 상

허맥虛脈은 임상에서 자주 나타나는 맥상의 하나로서 일반적으로 이것을 모든 무력맥無力脈의 총칭으로 쓴다. 임상적으로 흔히 나타나는 허맥은 부취에서 맥박이 비록 확실하나 부드럽다[軟]. 정상적인 부드러움[和軟]보다 더 무력한데, 중취와 침취에서 모두 확실하게 무력하며 심지어 침취에서 손끝에 닿는 느낌이 없다[不應指]. 옛사람들이 "부취에서 허맥을 잡고, 침취에서 약맥을 잡는다[浮以候虛, 沉以候弱]" 라고 말한 것은 임상의 실제와 부합한다.

허맥과 유사한 맥상으로는 부맥浮脈, 규맥芤脈, 혁맥革脈, 산맥散脈, 미맥微脈, 약맥弱脈, 유맥濡脈이 있으며 이들과 감별해야 한다.

허맥의 형성 원리와 진단 의의

1) 기허

2) 혈탈(보통 기가 혈을 따라 빠져나감[氣隨血脫])

3) 양허(보통 양陽과 기氣가 모두 허함)

4) 음陰이 고갈되려 함(보통 기음氣陰이 모두 허함)

5) 진허津虛(보통 기진氣津이 모두 허하거나 조열燥熱이 진津을 손상시켜 나타난 진대휴津大虧)

6) 정휴精虧

이상 열거한 것은 흔히 나타나는 허맥의 형성 원리이다. 그러나 인체의 정상적 생명 활동을 유지하기 위한 기본적 생물 활성 물질이 허약해지거나 휴손되면 모두 허맥을 초래할 수 있다고 말하는 것이 더 옳을 것이다. 이러한 물질에는 주요하게 기氣, 혈血, 음陰, 양陽, 영營, 위衛, 진津, 액液, 정精이 포함된다. 임상에서 허증은 일반적으로 부족, 허약, 휴손, 고갈, 망탈의 다섯 단계로 나뉘며, 이들의 차이는 이미 앞에서 상세하게 언급한 바 있다.

임상에서 허맥이 나타나면 틀림없이 정기가 허쇠虛衰함은 의심의 여지가 없다. 그러나 주의해야 할 점이 두 가지 있다.

첫째, 정기휴허正氣虧虛의 정도에 따라 나타나는 허맥은 차이가 있지만, 맥상이 무력한 것은 이들의 공통점이다. 예를 들어, 혈탈은 보통 규맥芤脈이 나타나며, 음陰이 고갈되려 하면 삽맥澁脈이나 경맥硬脈 등과 같은 맥상이 나타난다. 한편 고갈하거나 망탈하려 하면 흔히 대맥大脈이나 탄지맥彈指脈 같은 반강反强을 뜻하는 맥상을 겸하기도 한다.

둘째, 기허는 허맥을 형성하는 가장 주요한 원리이다. 기氣와 혈血, 음陰, 양陽, 영營, 위衛, 진津, 액液, 정精은 생리, 병리적으로 밀접한 관계에 있으며, 뒤의 여덟 가지 물질의 휴허虧虛는 보통 기허에 연이어 나타나거나 기허와 이러한 여덟 가지 물질의 휴허가 합병되어 나타난다. 기혈양허氣血兩虛, 기진양휴氣津兩虧, 양기휴허陽氣虧虛 등이 그러한 예다. 이러한 여덟 가지 물질의 휴허는 모두 기氣의 휴허를 초래한다. 그렇지 않다면 임상에서 어떻게 독삼탕獨蔘湯으로 혈탈을 치료하겠는가? 혈탈은 보통 기가 혈을 따라 빠져나가므로[氣隨血脫], 보기補氣하면 섭혈攝血하고 생혈生血할 수 있기 때문이다. 그 밖에 이러한 여덟 가지 물질 또한 서로 영향을 주므로 관계를 잘 이용하면 일부로써 전신을 움직일 수 있는데, 이 또한 중의의 질병관이 양의보다 훨씬 우세함을 보여 주는 일례이다.

인체의 어느 부위, 어느 장부에 허증이 생겼는지에 관해서, 때로는 촌구맥의 부위와 결부해서 판단하기도 한다. 그러기 위해서는 맥진 조작의 표준화가 전제되어야만 한다. 손가락 힘이 너무 세다거나, 삼부의 위치가 정확하지 않다면 맥진 결과는 더 말할 필요도 없다. 만약 촌맥이 허하다면 보통 인체의 상부上部나 표表, 심心이나 폐肺, 혹은 심폐心肺가 동시에 휴허하다. 그리고 만약 관맥이 허하다면 주로 중초中焦나 비위脾胃의 휴허이며, 척맥이 허하다면 주로 신腎이나 하초下焦의 휴허이다. 물론, 대부분 그렇지만 그렇지 않은 경우도 있다. 우리 인체는 하나의 유기적 시스템으로서, 오장육부 상호 간에도 생리, 병리적으로 서로 영향을 미치기 때문이다.

허맥의 감별진단

기氣, 혈血, 음陰, 양陽, 영營, 위衛, 진津, 액液, 정精 중에서 어떤 종

류의 물질이 휴허하여 허맥이 나타났는지 맥과 신神, 색色, 혀의 상태
와 증상 등을 결합하여 사진합참해야 한다.

4. 약맥弱脈

약맥의 상

약맥弱脈은 부취에서 손끝의 느낌이 불확실하며, 중취와 침취에서
비록 확실하게 맥동脈動이 느껴지나 모두 무력하다. 임상에서 약맥은
보통 세상細象을 겸하나 그렇지 않은 경우도 있다. 그리고 대다수의
약맥이 연軟하다. 이것은 사실상 맥동이 무력함에 따른 느낌이다. 약
맥과 허맥은 모두 무력한 맥상이나, 둘은 '침취에서 약맥을 잡고[沉以
候弱]', '부취에서 허맥을 잡는다[浮以候虛]'라는 차이가 있다.

약맥의 형성 원리와 진단 의의

1) 비위기허脾胃氣虛

2) 양허陽虛

3) 장부臟腑의 기허

4) 음액허陰液虛

이상 열거한 것은 흔히 나타나는 약맥의 형성 원리로서 그 원리와
진단 의의는 허맥과 동일하다. 그러나 약맥에서 가장 많이 나타나는
형성 원리는 비위기허이다. 비위기허의 경우 맥이 허虛할 수도 있고

허약虛弱할 수도 있다. 흔히 맥이 허약하다고 말하는데, 허맥과 약맥이 같이 있거나 허하지 않고 약한 경우가 이에 해당한다. 비위기허의 맥 상은 이론적으로는 관맥이 약하나 반드시 그런 것은 아니다. 어떤 경우에는 촌관척 삼부가 모두 약하거나 심지어 육맥이 모두 약한 경우도 있다. 예를 들어『상한론』제 279조에 이르기를, "태음에 병이 생겨 맥이 약하고 사람이 계속 설사를 하는데, 만약 반드시 대황과 작약을 써야 한다면 양을 줄여야 한다. 이 사람은 위기가 약해 쉽게 움직일 수 있기 때문이다[太陰為病, 脈弱, 其人續自便利, 設當行大黃, 芍藥者, 宜減之, 以其人胃氣弱, 易動故也]"라고 하였는데, 이것은 비위기허 혹은 비위의 양기허로 인한 약맥의 일례이다.

제279조의 앞 제278조에는 태음경맥太陰經脈에 사기가 들어와 "속이 더부룩하고 때때로 통증이 있으면 태음에 속하므로 계지가작약탕을 주로 쓴다. 통증이 심하면 계지가대황탕을 주로 쓴다[腹滿時痛者, 屬太陰也, 桂枝加芍藥湯主之; 大實痛者, 桂枝加大黃湯主之]"라고 언급하고 있다. 대실통大實痛이란 아주 심한 복통으로서 이러한 통증은 거안拒按한다. 이러한 복만시통腹滿時痛과 대실통은 어떻게 나타난 것일까? 제278조에 확실하게 언급해 놓았다. 원래는 태양병으로서 마땅히 한법을 써야 하며 공하하면 안 되는데, '거꾸로[反]' 공하해서 나타났다. 태음경太陰經은 족경사령足經司令하며 족태음비경足太陰脾經은 복부를 지나므로, 오하誤下하면 사기가 내함內陷해 비위운화脾胃運化가 제대로 되지 않아 기기氣機가 막히면 복만腹滿하고 경락이 통하지 않으면 복통이 나타난다. 그래서 '태음에 속한다[屬太陰也]'라고 하였다. 비록 태음병이지만 태음병의 제강증提綱證은 아니므로, 환자는 복만시통

을 제외하고 식불하食不下나 구토嘔吐, 하리下利 등의 증상은 없다. 계지가작약탕이나 계지가대황탕으로 이러한 복통을 치료한 것으로 보아 이러한 병기에 허虛의 요소가 섞여 있으나, 주요하게는 기울혈체로 인한 불통즉통不通則痛이라고 봐야 한다. 따라서 제279조의 내용은 쉽게 이해할 수 있다. 원래 태음의 병이어서 "마땅히 대황과 작약을 써야[當行大黃, 芍藥者]"하나 맥이 약하고 "계속 설사를 하면[續自便利]" 왜 치료 방법이 변해야만 할까? 약맥은 태음병의 주맥主脈이다. "실하면 양명이고 허하면 태음이다[實則陽明, 虛則太陰]"라고 하지 않았는가? 이것은 환자가 비위기허함을 의미하므로, 장중경 또한 "이 사람은 위기가 약하므로 쉽게 움직일 수 있기 때문이다[以其人胃氣弱, 易動故也]"라고 해석하였다. 질병은 사람의 체질을 따라가므로 몸의 약한 부위를 따라 사기도 쫓아간다. 비위가 약하면 사기 또한 비위로 향하기 마련이다. 약육강식은 자연계의 법칙으로서 우리 인체에도 동일하게 적용된다. '속자변리續自便利'는 원래 하리下利가 없었는데 지금 나타났으니, 이것은 "이 사람은 위기가 약하므로 쉽게 움직일 수 있기 때문[以其人胃氣弱, 易動故也]"이거나, 사기가 내함內陷하여 비위를 손상시켰기 때문이다. 임상에서 이러한 예는 매우 많으며, 만성위장염, 만성결장염, 오랜 이질[久痢] 등의 질병에서 모두 약맥이 나타날 수 있다.

5) 사기가 물러나고 정기가 회복됨[邪退正復]: 『상한론』 제358조에 이르기를, "하리하는데 미열에 갈증을 동반하고 맥이 약하면 치유될 것이다[下利, 有微熱而渴, 脈弱者, 令自愈]"라고 하였으며, 제363조에 이르기를, "하리하는데 맥이 침현하면 배변 후에도 하복이 뻐근하다. 맥

이 크면 멈추지 않을 것이며, 맥이 약간 약삭하면 스스로 멈출 것이므로 열이 난다 하더라도 죽지 않는다[下利脈沉弦者, 下重也. 脈大者爲未止, 脈微弱數者爲欲自止, 雖發熱不死]"라고 하였다. 원래 사실邪實했던 맥이 약하게 변한 것이다. 원래 사실邪實할 때 정기와 심하게 싸워서, 병사病邪가 쫓겨 나갔거나 이미 싹 사라졌다면 정기 또한 반 이상 다치게 된다. 정기가 크게 손상되어 다시 회복해야 하므로 맥이 약해진다.

약맥의 감별진단

맥상만으로는 감별이 매우 힘들어 반드시 사진합참해야 한다.

5. 미맥微脈

미맥의 상

미맥微脈은 맥박이 약해서 거의 없는 정도의 상태를 가리킨다. 매우 약한 맥상이라서 누르면 거의 없어질 듯하며, 중안重按하면 올라오는 느낌이 불확실해서 횟수조차 세기 힘들다. 맥상은 세細하기도 하고 그렇지 않을 수도 있다. 많은 의서에서 복합맥을 다루면서 미微라고 한 것은 대부분 미맥을 가리키는 것이 아니라 형용사로서 '미미한'의 의미로 쓰였다. 이때는 미맥으로 간주해서는 안 된다.

미맥의 형성 원리와 진단 의의

1) 양기가 쇠함: 양기가 쇠한 것[陽氣衰]과 양기가 부족한 것[陽氣不

足], 양기가 허한 것[陽氣虛]은 다르다. 이것은 양기허가 더 발전한 것이나 아직 양기망陽氣亡이나 양기탈陽氣脫 정도까지 간 것은 아니다. 양쇠陽衰한 환자의 경우 일반적으로 추위를 잘 타고, 손발이 차며[手足厥], 기분도 가라앉고, 덜 소화된 음식물을 설사하거나[下利淸穀], 대변에 소화가 되지 않은 음식물이 보이는[完穀不化] 등의 증상을 보이며, 이때 미맥이 나타나기도 한다. 미맥은 주로 소음병少陰病에서 나타난다. 양이 허쇠하여 혈맥을 밀어 갈 동력이 없으면 맥이 미微해지기 때문이다. 그 예로 『상한론』 제280조에 이르기를 "소음에 병이 생기면, 맥이 미세하고 잠자려고만 한다[少陰之爲病, 脈微細, 但欲寐也]"라고 하였으며, 제285조에서는 "소음병에서 맥이 미하면 발한해서는 안 된다. 망양하기 때문이다[少陰病, 脈微, 不可發汗, 亡陽故也]"라고 하였다.

2) 기가 혈을 따라 빠져나감[氣隨血脫], 원기가 갑자기 빠져나감[元氣暴脫], 기음氣陰의 망탈: 『상한론』 제163조에 이르기를, "상한하여 토하법을 쓴 다음 발한하여 허번하고 맥이 매우 미하며, 8~9일간 심하心下가 더부룩하고 단단하며 갈비뼈 아래 통증이 있다. 기가 인후로 솟구치고, 눈이 어지럽고 머리에는 무엇을 덮어쓴 듯하다. 경맥에 경련이 있는 자는 오래 두면 위증이 된다[傷寒吐下後, 發汗, 虛煩, 脈甚微, 八九日心下痞鞕, 脅下痛, 氣上衝咽喉, 眩冒, 經脈動惕者, 久而成痿]"라고 하였다. 본래 환자가 상한병에 걸려서 발한汗發해야 마땅하나 토하법吐下法으로 오치誤治하였다. 그런데 토하한 다음 다시 발한하여 설상가상으로 정기가 손상될 수밖에 없는 상황이다. 이렇게 몸이 시달리고 나면 기氣, 음陰, 진津이 과연 얼마나 남게 될까? 심지어 원기元氣가 갑자기 탈脫하려 하니, 옛사람들은 "한법, 토법, 하법을 쓴 다음, 남은 혈액이 얼마

나 될까?[汗吐下後, 血液之所存幾何]"라고 말하기도 했다. 혈액을 손상하기도 하고 피육皮肉, 근골筋骨과 맥이 자양을 받지 못해 위증痿證이 나타나기도 한다.

미맥의 감별진단

1) 일반적으로 양기쇠陽氣衰로 인한 미맥은 수십 시간이나 반나절 정도 지속된다.

2) 음양기혈의 망탈로 인한 미맥은 일반적으로 몇 분 또는 한 시간 정도 지속되다가 무맥無脈으로 변해 생명이 위태로워지거나 혹은 호전되어 맥상이 점차 허맥虛脈, 약맥弱脈, 세맥細脈 등으로 변화한다.

6. 무맥無脈

현재 '무맥無脈'은 일종의 특수한 상황에서 나타나는 맥상이다. 일단 이 단어를 언급하면 중의 관련 종사자는 대부분 양의의 무맥증을 떠올린다. 일부 사람들만이 무맥이 중의 임상에서 흔히 나타나는 병리적 맥상의 하나라는 것을 알고 있다.

고대 의서에서는 무맥을 "맥이 끊어지다[脈絕]", "맥이 멈추다[脈停]", "맥이 오지 않다[脈不至]"라고 언급하였다. 야오허성 교수는 무맥의 임상적 진단 가치를 매우 강조하였으며, 생사를 판가름하므로 의사가 반드시 관찰해야 하는 맥상으로 보았다. 현 중의대 교재에서는 무맥을 거의 언급하지 않으며, 무맥의 느낌에 대한 묘사나 그 형성 원리와 진단 의의에 관한 해석이 부족하다. 무맥을 언급하여도 흔히 무맥증으로 귀납하거나 "맥이 미하여 끊어지려 한다[脈微欲絕]"고 표현하거나 혹은 복맥伏脈과 함께 다뤄 총체적이지 못하다. 그리하여 개인적 소견을 가지고 여러분들과 함께 토론하고자 한다.

무맥의 상

무맥無脈은 한 손의 촌관척, 혹은 두 손의 촌관척이 모두 무맥인 것을 가리킨다. 부浮, 중中, 침沉을 막론하고 어디에서도 맥박의 박동은 없으나, 호흡과 심장 박동은 여전히 존재한다. 무맥은 특수한 맥박의 박동 상태로서, 현대 의학에서 언급하는 무맥증을 제외하고 임상적으로 무맥이 나타나는 시간의 길이에 따라 '일시적 맥박 정지[脈驟停]'와 '무맥' 두 종류로 나뉜다.

이른바 일시적 맥박 정지는 맥상이 질삭疾數할 때 맥박이 갑자기 사라지는 것으로서, 몇 초나 십여 초에서 몇 분 후 맥박이 다시 점차 나타난다. 정확하게 말하면 일시적 맥박 정지는 무맥의 특수한 유형이다. 일시적 맥박 정지는 지속되는 시간이 매우 짧아서 흔히 극히 짧은 시간에 맥박의 박동이 회복되며, 임상적 진단 의의가 무맥과 구분되므로, 제16강 '일부 병맥病脈 변화의 특수한 진단 의의'에서 설명하도록 하겠다.

한편 무맥은 일정 시간 동안 맥이 없는데, 십여 분에서 몇 시간 동안 지속되기도 한다. 일시적 맥박 정지에는 몇 가지 전제가 있다.

첫째, 갑자기 정지한다.

둘째, 지속되는 시간이 아주 길지는 않다.

셋째, 정지하기 전 맥상이 매우 빠르며, 심지어 상당히 유력하다.

무맥無脈과 복맥伏脈은 확실히 다른 두 종류의 맥상으로서, 복맥은 맥이 숨어 있으므로 중안重按하여 근골筋骨 가까이에서 느껴지는 맥상이다. 따라서 이 둘을 혼동해서는 안 된다.

현대 의학에서 언급하는 무맥증 외에도 우리가 임상에서 접하는 무맥의 경우, 그 지속 시간이 십여 분에서 몇 시간까지 계속되기도 한다. 일반적으로 십여 분이나 몇십 분 정도 지속되는데, 40여 년 임상 기간 동안 단 한 명에게서 한 시간 반 동안 지속되는 것을 관찰하였다. 1960년대쯤 한 지방 병원에서 근무할 때였다.

한편 장기간 한 손이 무맥인 경우와 양손이 무맥인 경우를 동일시해서는 안 된다. 만약 환자의 맥박이 사라진 지 십여 분, 심지어 한 시간이 지났다면, 의사는 틀림없이 매우 긴장되고 두려워진다. 왜냐하면 그 진단 의의가 일시적 맥박 정지[脈驟停]와는 다르기 때문이다. 만약 호흡이 있고 청진기로 심장의 박동을 들을 수 있다면, 바로 우리가 말하는 무맥無脈이다. 일반적으로 수축압이 너무 낮거나(40mmHg), 심방세동, 심실세동이나 심실조동으로 인한 것이다. 일부 심방세동은 무맥이 나타날 수 있으며, 대부분 박동이 3회 뛰다 5회 뛰는 등 고르지 못하며 때때로 휴지가 있다[三五不調, 時時歇止]. 심실세동은 일반적으로 무맥이 나타나는데, 이때 청진기로 청진聽診하면 심장 박동은 들을 수 없으나 호흡은 있다. 장중경은 이것을 무맥으로 언급하고, 어떤 때는 '맥이 끊어진다[脈絶]'라고도 하였다.

장중경이 무맥을 형용하는 어휘는 몇 가지 있으나, '무맥無脈'이 가장 적합하다고 본다. 무맥은 제때 잘 조치하면 대부분 맥상이 다시 회복된다. 만성 심장병의 경우 갑자기 심실세동이 나타나면서 무맥이 되는데, 의사들이 즉시 잘 판단해야지 정신없이 당황해서는 절대 안된다.

무맥의 형성 원리와 진단 의의

1) 정기허극正氣虛極(음양기혈허陰陽氣血虛 혹은 폭탈暴脫), 상탈上脫, 하탈下脫(가장 많이 나타나며, 보통 대변실금大便失禁 동반), 외탈外脫(드물게 나타남): 신기腎氣의 허극虛極은 무맥이 생기는 가장 일반적인 원리의 하나로서, 만성적 허손虛損으로 인해 점차 음양이 쇠갈衰竭한 경우에 나타난다. 또한 대한大汗, 토사吐瀉, 망혈亡血 등의 급성 발작으로 인해 폭탈暴脫허극虛極하여 나타나는 음양기혈의 탈증脫證인 경우도 있다.

탈증脫證은 상탈上脫, 하탈下脫, 외탈外脫로 분류할 수 있고, 무맥을 동반하는 경우는 대부분 상탈과 하탈이며, 외탈은 매우 드물다.

먼저 하탈을 살펴보자. 하탈은 임상에서 가장 많이 나타난다. 뒤에 언급할 '경맥硬脈'에서 노인 환자 후胡 씨는 전형적인 하탈에 해당한다. 항문 괄약근 또한 이미 느슨해져 대변 실금이 나타났다. 하루에도 10~20여 회 계속해서 대변을 보다 보니 몇 회인지 알 수도 없었다. 나중에는 대변을 봐도 아무것도 나오지 않았다. 양陽 또한 하탈하여 양탈이 된 것이다. 장중경은 "이것은 망혈로 하법을 쓰면 죽는다[此爲亡血,下之死](『상한론』 제346조)"라고 설명하였다. 사실상 망음亡陰으로서 설사를 억제하지 못해[自利無度] 음액이 하탈한 것이다. 음탈, 양탈, 기탈, 혈탈 모두 아래로 빠져나가며, 모두 무맥이 나타날 수 있다.

하탈은 현대 의학의 관점에서 물과 전해질의 다량 소실, 혹은 혈액량 부족 등에 해당한다. 대변의 실금, 계속되는 설사가 바로 하탈이다.

또 산부인과에서는 출산 시 전치태반으로 인해 태반이 미리 박리가 되면서 심한 기능성 자궁출혈이 나타나는데 이 또한 하탈이다. 장티푸스에서 장출혈을 동반하는 경우 심한 대변출혈이 나타나서 갑자기 피를 한가득 흘리며 쇼크 상태가 되는데, 이 또한 전형적인 하탈이다. 여기에서 강조할 것은, 심실세동에서만 맥이 없는 것이 아니라 대부분 계속되는 설사[泄下無度], 대출혈大出血, 실정失精으로 인해 무맥無脈이 나타난다는 점이다. 임상에서 주의 깊게 관찰하면 느낄 수 있을 것이다.

임상에서 수축압이 40mmHg 혹은 30mmHg 이하로 떨어지면 대부분 맥이 안 잡힌다. 이 때는 쇼크 단계이므로 유효한 혈액량이 크게 부족해 혈액이 맥관을 채우지 못하고 혈압차도 매우 적어서 20mmHg 정도 밖에 안 된다. 하탈, 혈탈의 경우 혈압이 매우 낮으며, 어떤 경우 0까지 내려가기도 한다.

하탈은 실정失精한 환자에게 나타나기도 한다. 현대 사회에서는 문란한 일들로 인해 임상에서 실정한 병례病例를 점차 자주 보게 되며, 실정으로 인한 무맥도 많이 나타난다. 예전에는 실정 병례를 거의 중의경전中醫經典이나 문학 작품을 통해서 볼 수 있을 뿐이었다. 『홍루몽紅樓夢』에 나오는 가서賈瑞의 죽음이나 『금병매金瓶梅』에 나오는 서문경西門慶의 죽음이 실정으로 인한 것이다.

상탈은 임상적으로 적지 않으며 위, 십이지장 궤양이나 간문맥고혈압으로 인한 상소화도출혈에서 나타날 수 있다. 특히 간경화 복수의 경우 흔히 식도정맥류, 위정맥류, 목의 혈관류가 일단 파열되면 대출혈로 이어진다. 내가 치료한 흡혈충 간경화 환자의 경우 갑자기 한꺼

번에 한 대야 정도의 혈액을 토했다. 이것은 바로 우리가 말하는 혈탈로서, 그 후 기氣 또한 혈血을 따라 탈脫하므로 무맥이 나타난다. 과다한 출혈로 인해 혈액량이 매우 부족해졌기 때문이다.

한편 외탈의 경우 가장 흔히 나타나는 증상은 갑자기 대한림리大汗淋漓한 것으로, 표기表氣가 견고하지 못하고 정기가 흩어져 진액津液을 수렴할 수 없어 나타난다. 장중경은 일찍이 "환자의 맥이 침취와 부취에서 모두 긴한데, 오히려 땀이 나는 자는 망양이다. 이것은 소음에 속한다[病人脈陰陽俱緊, 反汗出者, 亡陽也, 此屬少陰]", "소음병에서 맥이 미하면 발한해서는 안 된다. 망양하기 때문이다[少陰病, 脈微, 不可發汗, 亡陽故也]"라고 하였다. 양허하여 속에 음한陰寒이 응폐凝閉하여 양을 내모는[陰盛格陽] 경우, 대한림리大汗淋漓하다면 망양될 가능성이 크다. 어떤 사람은 마황부자세신탕麻黃附子細辛湯 또한 소음병을 치료한다고 말한다. 그러나 마황부자세신탕의 경우 맥이 오히려 침沉하며, 발열과 같은 정사상쟁의 증상이 있어 외부로 허양이 부월하지 않으므로 약간 발한할 수 있다. 원칙적으로 소음한증少陰寒證에서는 "땀이 나서는 안 된다[不得有汗]". 비록 마황부자세신탕에 약간의 발한 작용이 있을지라도, 그 주요한 작용은 한사를 쫓는[祛寒] 것이지, 발한이 아니다. 부자의 주요한 작용은 거한祛寒이지 회양回陽이 아니며, 건강乾薑 또한 마찬가지다. 본초서적을 살펴보면 때때로 부자의 온양溫陽, 보양補陽에 대해 언급하고 있는데, 그 성질이 비록 온열하지만 보약은 아니며, 육계肉桂야말로 보약이다. 부자의 주요한 작용은 소음의 한寒을 쫓는 것이며, 온보溫補의 성질을 약간 갖고 있을 따름이다.

소음병에서 발한하려면 허실을 확실하게 파악해야만 한다. 소음허한증少陰虛寒證의 경우 유한有汗할지라도 양기외탈陽氣外脫이라면, 생부자를 주로 쓰며 돼지의 담즙[豬膽汁]이나 인뇨人尿를 가미해 반좌反佐한다. 이때는 삼부탕蔘附湯이 적합하며 생부자를 많이 써야 한다. 반면 사역탕四逆湯의 약효는 약간 떨어져서 삼부탕을 쓰는 기초 위에서 삼용흑석단蔘茸黑錫丹과 녹용鹿茸을 가미하는 것이 좋다. 흑석단의 흑석黑錫은 잠양潛陽, 회양回陽, 진양振陽하여 양기를 수렴한다. 사역탕이 치료하는 소음허한少陰虛寒의 경우 일단 유한有汗하면 주로 허虛하므로, 이때는 허실협잡虛實夾雜이라 말할 수 없고 반드시 부자를 써야 한다. 허와 실은 정반대로서 음양陰陽, 표리表裏, 한열寒熱, 허실虛實 팔강八綱의 대전제를 반드시 확실하게 파악하고 있어야 한다. 이것은 다년간 임상 경험으로 알게 된 것이다. 나는 일찍이 산후 여성을 치료하면서 대한大汗을 동반한 망양증亡陽證을 접한 경험이 있는데, 지금까지도 그때의 교훈이 남아 있다.

1960년대에 나는 농촌에서 근무했다. 당시 한 산모가 찾아왔는데, 찬바람을 쐬고 오한발열하였다. 나는 형방패독산荊防敗毒散을 썼고 양도 좀 많이 썼다. 얼마 지나지 않아 환자의 남편이 찾아와 말하기를, 아내가 대한림리大汗淋漓하며 정신이 오락가락한다는 것이다. 확실한 쇼크 증상이었다. 진맥을 하니 맥이 미微하였고, 눈은 실눈을 뜨고서 불러도 눈을 뜨지 못했다. 극도로 지친 상태였으며 손발은 찼다. 몸은 마치 방금 목욕이라도 한 듯 젖어 있었다. 나는 다급히 사역탕四逆湯에 당귀보혈탕當歸補血湯을 합방해 썼고, 환자는 비로소 정신을 차렸다. 그 원인을 살펴보니, 환자는 산후에 몸의 혈이 매우 부족한[大虧] 데다 형방패독산 외에도 아날긴*Analgin*(해열진통제)을 두 알 복용한 상태였으니 어찌 발한해표發汗解表를 견딜 수 있었겠는가? 해표했다 다시 사역 탕을 복용했으니 그야말로 병이 어지러워졌다. 기는 혈을 이끄는 장수 인데[氣爲血之帥] 외탈하니, 맥상이 정기의 도움을 받지 못하고 혈액도 충만하지 않아서, 맥관 내 혈액이 양기의 추동推動과 고섭固攝을 받지 못해 무맥이 나타났다. 다행히 그 산모는 급히 조치하여 살아났다.

2) 음양이 분리되려 하거나 이미 분리된 빈사 상태: 음양의 분리는 대부분 오래된 병증이 위중한 경우 발생한다. 오랜 병증은 양기와 음혈을 모두 손상시켜 음양이 서로 어울리지 못하기 때문이다. 음이 고갈되고 양이 빠져나가면 심이 혈을 주관하지 못한다. 따라서 혈이 맥에 들어가지 못하면 미맥微脈, 복맥伏脈 혹은 무맥이 나타난다.

3) 기혈음양이 서로 만나지 못함[不接]: 이러한 상황은 흔히 외상으로 인한 극렬한 통증[劇痛]이나 훈궐暈厥 등으로 인해 나타난다. 갑자기 사기가 들어와서 기혈음양이 궐厥하여 순환이 끊어진 경우이다. 혹은 기氣나 담痰, 어혈이 일시적으로 막혀 무맥이 나타나기도 하는데, 근본 원인은 기혈의 역란逆亂이다.

4) 현대 의학에서 언급하는 무맥증: 현재 무맥증의 원인은 아직 확실하지 않다. 일반적으로 외상으로 인한 혈관 손상 외에 감염에 의한 알레르기 증상으로서 교원병膠原病 범주에 속한다고 본다. 무맥증은 일반적으로 대동맥과 그 분지 혈관의 만성적, 진행적인 폐색성 염증으로서 협착성 대동맥염으로도 불린다. 관련된 동맥에 따라 임상적 유형도 달라지며, 그중 머리와 상지부 동맥과 관련된 상지 무맥증이 흔히 나타난다. 그다음으로는 하대동맥, 복부대동맥과 관련된 하지 무맥증이다. 무맥증은 일반적으로 발전이 느리며, 질병 과정은 보통 1년 반에

서 14년 이상에 달한다. 무맥증은 대동맥의 협착 정도에 따라 증상이 달라진다. 경미한 협착이나 비폐색성 협착의 경우 맥이 아주 미약하게 나타날 수도 있어 복맥伏脈에 해당하거나 촌맥 부위에서 먼저 무맥이 나타나다가 관, 척으로 파급되기도 한다. 완전히 폐색되면 요골동맥의 촌관척과 상완동맥이 모두 무맥을 보인다.

무맥의 감별진단

무맥의 감별에 있어 사진합참이 관건이 된다. 『상한론』에서 몇 가지 예를 들어 설명해 보겠다.

> 하리하며 손발이 궐랭하고 무맥인 경우 뜸을 떠도 따뜻해지지 않으
> 며 맥이 돌아오지 않고 오히려 약간 호흡이 가쁘면 죽는다. 소음맥
> 이 부양맥보다 약하면 순증이다〔下利, 手足厥冷, 無脈者, 灸之不溫, 若脈
> 不還, 反微喘者, 死; 少陰負趺陽者, 爲順也〕. (『상한론』제360조)

위 내용은 매우 전형적인 무맥에 해당되며, 이를 통해 선조들이 어떻게 임상 현상을 관찰했는지 엿볼 수 있다. 이것은 상한傷寒하여 한사가 삼음三陰에 직중直中한 경우, 바로 소음에 직중한 예이다. 현대인들이 날것 혹은 찬 음식을 먹거나 에어컨을 쐬고 나서 설사하는 경우가 이에 해당한다.

장중경 당시에는 일반인들이 배부르게 먹지도 못했으며 혹한에 노출되어 있었다. 심지어 옷도 부족하여 추위에 설사를 하거나 더러운 음식을 먹어야 했다. 한사가 삼음에 직중하여 하리下利, 수족궐랭手足

厥冷한 것은 양기가 허쇠虛衰한 것으로, 음한陰寒이 내성內盛하여 소음에 직중한 위증危證에 해당한다. 장중경은 이러한 환자를 구할 때, 우선 시간을 벌고 악화를 막기 위해 노력하였다. 약을 당장 끓일 수 없으므로 "마땅히 관원혈과 기해혈에 뜸을 뜨도록 해서[當灸關元, 氣海二穴]" 회양구역回陽救逆할 것을 강조하였다. 일단 뜸으로 치료 시간을 벌고 나서 나중에 약을 쓰라는 말이다. 뜸을 떠서 손발이 따뜻해지면 살고, 사지궐역하여 따듯해지지 않으며 맥 또한 돌아오지 않고 무맥인데다 약간 숨이 가쁘면 죽는다고 하였다. 이것은 상탈로서 진양眞陽이 하부에서 소진되어 폐기肺氣가 상부로 빠져나가므로 사후死候라고 판단한 것이다.

그러나 장중경은 뒤에 "소음맥이 부양맥보다 약하면 순증이다[少陰負趺陽者, 爲順也]"라고 부언 설명을 하였다. 비록 이러한 환자는 병세가 매우 위중하여 흔히 사망하지만, 뜸으로 촌각을 다퉈 구해 내는 이유가 바로 "소음맥이 부양맥보다 약하기[少陰負趺陽]" 때문이다. 환자의 손이 무맥인 경우, 반드시 재빨리 발등의 부양맥趺陽脈을 살펴야 한다. 만약 아주 약하더라도 부양맥이 느껴진다면, 이것은 부양맥이 왼손의 수소음맥手少陰脈보다 강하며 심지어 태계맥太溪脈보다 강한 것이다.

이때 환자의 촌구寸口가 무맥인 경우 태계맥도 살펴볼 수 있다. 편진법遍診法에 태계진법太溪診法이 있다. 촌구에서 맥이 안 잡히지만 발등에서 맥이 잡히는 것을 장중경은 '순증이다[順也]'라고 하였다. 왜 그럴까? 토극수土克水하기 때문이다. 오행에서 토극수는 바로 순증順證이다. 만약 거꾸로 수극토하여 부양맥이 소음맥을 감당할 수 없다면,

즉 부양맥이 소음맥보다 약하다면, 반극이므로 역증逆證이다. 임상에서 토극수는 당연히 매우 좋지 않은 현상이나, 병리적인 각도에서 보면 토극수는 인체의 생리에 순응하는 원리로서 반극처럼 인체의 생리에 역행하는 것보다는 낫다. 현대 중의적 용어로 말하자면 선천의 신腎이 망하려 하나 다행이 후천 비위脾胃가 약간 지탱해 주는 것이다. 예나 지금이나 보비파補脾派도 있지 않은가? 국의대사國醫大師인 덩톄타오鄧鐵濤 선생은 비장을 보하는[補脾] 것을 매우 중요시한다. 후천後天이 받쳐 준다는 것은 대단한 힘으로서, 이것은 순증이다. 약간의 생기生機만 보여도 재빨리 치료해야 한다. 임상적 사실이 그것을 증명한다. 우리가 중풍中風 관련 질병을 앓는 환자들을 살펴보면, 질병의 후기에 접어들면서 발등을 만져 봐야 하는 경우가 있다. 뒤에 언급할 '경맥硬脈'에 나오는 노인 환자 후胡 씨는 원래 발등의 동맥을 만져 봐야 했으나, 혹시라도 환자가 감염될까 봐 장갑을 끼고 만질까 말까를 고민하다가 결국 만져 보지는 못했다.

삼부합참三部合參은 맥진 기본 요령의 하나로서, 장중경은 일부 의사들이 "촌구맥을 짚으면서 척부까지 다 짚지도 않고, 손만 만지고 발은 만지지도 않아 인영맥과 부양맥의 삼부맥을 서로 참조하지 못한다[按寸不及尺, 握手不及足, 人迎趺陽, 三部不參]"라는 당시 현실을 비판하면서, 절대 "입으로 말만 내뱉어[務在口給]"서는 안 되며, 다른 사람이 하는 말을 그대로 믿거나 맥도 짚지 않는 의사는 올바른 의사가 아님을 강조하였다. 하지만 지금은 의사 한 명이 반나절 동안 4, 50여 명을 진료하는 마당에 '말로 하는 서비스[口給]'조차도 힘들어졌다. 환자나 환자 가족들의 말이 다 끝나기도 전에 처방이 이미 나와 버린다.

만약 유럽이나 미국 의사가 중국에 온다면 어떻게 5분 만에 환자 한 명을 볼 수 있는지 이해되지 않을 것이다. 임상적으로 아무리 간단한 병이라고 해도 환자 한 명을 보는 데 30분에서 한 시간 정도 걸리기 마련이다. 감기라도 마찬가지다. 양의에서 환자 한 명을 보는 데 30분에서 한 시간 정도가 걸리는 것은 중의와는 다르다. 그들은 진단에서 누락되는 부분이 있을까 염려하기 때문이다. 생활사나 가족사도 반드시 묻거니와, 귀도 하나하나 샅샅이 관찰한다. 기관지는 중간에 잘 있는지, 갑상선이 붓지는 않았는지 모두 검사한다. 중의에서는 더 체계적으로 진료한다. 환자가 호소하는 가장 주요한 증상[主訴]을 둘러싸고 점차 문진問診을 확대하면서 비슷한 병인, 병기를 감별한다. 중의의 문진問診은 목적이 뚜렷하지만, 양의는 광범위하다. 중의에서는 환자의 주소主訴에 근거해 전개, 심화, 감별, 재분석하여 귀납한다. 중의에서 환자를 보는 시간은 양의보다 더 오래 걸리며, 규범화된 양의사가 진찰하는 시간보다 결코 짧게 볼 수가 없다.

하리 후에 맥이 끊기고 손발이 궐랭하다가 두어 시간 후 맥이 돌아와 손발이 따듯해지면 살고, 맥이 돌아오지 않으면 죽는다[下利後, 脈絶, 手足厥冷, 晬時脈還, 手足溫者生, 脈不還者死]. (『상한론』 제366조)

소음병에 토하며 하리하는데 손발이 궐랭하지 않고 오히려 발열하면 죽지 않으며, 맥이 돌아오지 않으면 소음에 일곱 장을 뜬다[少陰病, 吐利, 手足不逆冷, 反發熱者, 不死, 脈不至者, 灸少陰七壯]. (『상한론』 제291조)

'하리 후에 맥이 끊기다[下利後, 脈絶]'에서, 절絶은 바로 무맥이다. '손발이 궐랭하다가 두어 시간 후 맥이 돌아와 손발이 따듯해지면 살고, 맥이 돌아오지 않으면 죽는다[手足逆冷, 晬時脈還, 手足溫者生, 脈不還者死]', 장중경은 여기에서 무맥 환자의 생사를 논하였는데, 이 조문에서도 역시 하탈로 인한 무맥을 언급하였다. 환자가 수족역랭手足逆冷하고 궐랭厥冷하므로, 무맥은 양기탈로 인한 것이다. 환자가 원래 양기허한 데다 하리下利하여 양기탈하거나 망양할 수도 있다.

'수시맥환晬時脈還'에서 수시晬時란 무슨 의미일까? 중의대에서 사용한 제2판에서 제6판에 이르는 『상한론』 교재를 살펴보았는데, 1962년에 편찬한 제2판 교재가 틀린 부분이 가장 적었다. 제2판 『상한론』 교재의 해석에 따르면, 수시는 '1회의 낮과 밤'을 가리킨다. 나는 본과 때부터 '1회의 낮과 밤'이라는 정의에 대하여 의문을 품고 있었으며, 현재까지도 이러한 해석이 과연 정확한지 의문이다. 하루 종일 맥이 없다가 맥이 저절로 돌아온다? 조문에서는 복약 후 맥이 돌아온 것인지는 언급하지 않았다. 만약 환자가 복약 후 하루가 지나서야 맥이 뛰었다면 그 이유가 무엇일까? 내가 그동안 임상에서 직접 관찰해 보니, 무맥이었다가 한 시간 반 만에 맥이 약간 나타난 것이 가장 긴 시간이었다. 나는 『사해辭海』와 『사원辭源』을 찾아보았다. 『사해』에서는 "일주시一周時"라고 해석하였으며, 『사원』에는 이 단어와 주시周時 모두 수록되지 않았다. 그러나 『상한론』에는 주시라는 단어가 계지탕 뒤에 언급된다. 환자가 계지탕을 복용한 뒤, 뜨거운 죽을 먹은 다음 장중경은 "일일일야一日一夜", "주시관지周時觀之"라고 당부하였는데 하루 종일 관찰하라는 말일까? 환자가 계지탕을 복용한 다음 뜨거운 죽을 먹고 이불을 덮은 다음, 약을 복용한 이날 주야를 모두 관찰한다. 어떻게 관찰할까? 장중경의 시대는 대나무를 깎아 목판에 글을 썼으므로 한 글자라도 아껴 써야 했다. 만약 수시가 주시로서 하루 종일을 의미한다면, 장중경은 "일일일야一日一夜, 주시관지周時觀之"라고 쓰지는 않았을 것이다. '일일일야'라는 네 글자는 생략해도 상관없으니, '주시관지'라고만 하면 되기 때문이다. 이러한 주시는 시진時辰마다 관찰하라는 의미로 파악해야 한다. 수시를 주시로 해석할 수 있으며, 일주시一周時는 마치 일주년一周年이나 일주一周와 동일한 용법으로 한 시진, 즉 두 시간을 가리킨다.

장중경은 제366조에서 "수족궐랭手足厥冷, 맥절脈絶"이라고 언급하였다. 환자는 심하게 설사를 하는데, 만져 보니 맥이 안 잡힌다. 환자가 비록 매우 허약하고 고통스러워하지만, 호흡은 여전하니 살려 낼 방법을 모색해야 하는 상황이다. 한 시진, 즉 두 시간이 지나고 나니 맥이 다시 뛴다, 그렇다면 맥이 안 뛰는 시간의 맥상은 무맥인 것이다. 수시에 맥이 돌아오고 손발도 따뜻해졌다는 것은, 환자의 양기가 아직 있음을 의미한다. 비록 양기하탈陽氣下脫하나 아직 탈진脫盡하지는 않았으며 현재 점차 회복하면서 사지四肢를 온후溫煦하고 있는 것은 환자에게 아직 생기生機가 있음을 의미한다. 그런데 두 시간이 지나도 "맥이 돌아오지 않는 자[脈不還者]"는 사망할 수도 있다. 따라서 촌각을 다퉈 환자를 살려야 한다. 먼저 뜸을 뜬 다음 바로 약을 먹여야 한다. 즉시 삼용흑석단을 먹이고 육계 분말을 삼키게 하거나 인삼편을 머금게 하고 환자를 따뜻하게 한 후 처방한다.

임상적으로 고장성탈수증高張性脫水症(Hypertonic dehydration)과 저장

성탈수증低張性脫水症(Hypotonic dehydration)으로 나뉜다. 주로 전해질이 부족한 경우를 저장성탈수증이라고 하며 갈증[口渴]과 같은 증상이 없다. 주로 수분을 많이 배출하는 설사로 인해 몸의 전해질의 농도가 매우 높은 경우 고장성탈수증이라고 부르며 갈증이 확실히 나타난다. 중의적으로 보면 '하리下利'에서 수분이 결핍되는 경우, 양陽이 대변 하리大便下利와 함께 탈탈脫하거나, 음陰이 함께 탈탈脫한다. 장腸에는 다량의 장액腸液이 있으며, 장액은 일종의 음액이다. 음액하탈陰液下脫의 경우 양탈은 그리 심하지 않다. 환자의 손발이 역랭逆冷하지 않으며, 심지어 발열할 수도 있기 때문이다.

양陽과 한寒이 싸우는 과정에서 발열한다는 것은 양기가 존재한다는 의미로서 장중경은 이런 환자는 안 죽는다고 언급하였다. 설령 "맥이 오지 않는[脈不至]" 무맥이라도 그러하다. 이때 즉시 소음에 뜸을 일곱 장 떠야 하는데, 이것은 양을 회복하고[復陽], 기를 견고하게[固氣] 하기 위해서다. 마찬가지로 약에도 다량의 보음약補陰藥을 첨가할 수 있으나 우선 양기를 고섭固護하여 환자를 살린 한 다음 다른 조치를 해야 한다. 양의 회복이 과다하면 음을 손상시키므로, 장중경은 엄격하게 "소음에 일곱 장을 뜬다[灸少陰七壯]"라고 규정하였으며, 세밀하게 관찰할 것을 강조하여 계지탕을 복용할 때조차도 두 시간에 한 번씩 환자를 살피도록 당부하였다. 우리는 장중경의 이러한 고상한 의덕醫德과 엄격한 관찰 태도를 배워야 한다.

소음병으로 하리하여 미맥이면 백통탕을 처방한다. 하리가 멎지 않고 궐역에 무맥이며 헛구역질을 하며 심번하면 백통가저담즙탕을 주로 쓴다. 약을 복용하여 맥이 갑자기 나오면 죽고, 서서히 이어지면 살 수 있다[少陰病, 下利, 脈微者, 與白通湯；利不止, 厥逆無脈, 乾嘔煩者, 白通加豬膽汁湯主之. 服湯, 脈暴出者死；微續者生].（『상한론』제314조）

'소음병에서 하리가 멈추지 않는다[少陰病, 下利不止]'는 아마도 노인 환자의 하리下利가 멈추지 않는다는 뜻일 것이다. '궐역무맥厥逆無脈'은 사지궐랭에 무맥을 동반하는 경우이다. '헛구역질에 심번하면 백통탕에 돼지 담즙을 더한다[乾嘔煩者, 白通加豬膽汁]', 이런 환자를 구해낼 수 있을지는 복약 후 반응을 살펴봐야 알 수 있다. 만약 백통가저담즙탕白通加豬膽汁湯을 복용한 다음 맥이 점차 나온다면 살 수 있다. 그런데 복약한 지 30분이나 한 시간 후 맥이 갑자기 뛰는 데다가 허虛하지 않고 상당히 유력한 듯하다면 좋아할 일이 아니라는 것이다! 비록 맥이 돌아왔지만, 아마도 언뜻 비춰 지나가는 것에 불과하여 환자는 바로 사망할 수도 있기 때문이다. 정기가 이미 잠장潛藏하지 못하고, 몸에 남은 정기가 약물의 작용을 따라 돌아다니는 형국이다. 만약 약물에만 의존해 사람의 목숨을 지킬 수 있다면 의사는 죽지 않아야 한다. 그런데 거의 모든 의사는 병으로 죽는다. 몸이 쇠약해지고 회복과 조절 능력을 상실했는데 약이 무슨 소용이 있겠는가? 약은 몸의 기초 위에서 작용하므로, 몸의 음양이 고갈된 상황에서 약으로 버티면, 낡은 타이어에 바람을 넣어 힘을 주기만 하면 '뻥' 하고 터지는 것과 마찬가지로 사람도 돌연사할 수 있다.

백통탕白通湯의 작용은 사역탕四逆湯과 비슷하며, 생부자生附子, 건강乾薑에 총백蔥白을 더해 통양通陽한다. 총백을 더하는 데는 다음 두 가지 이유가 있다.

첫째, 환자의 양기가 맥 안에 들어가지 못해서 무맥이 나타났기 때문이다.

둘째, 양기가 사지四肢로 뻗치지 못해 궐역厥逆하기 때문이다.

또한 총백을 더할 때 반좌反佐에 주의해야 한다. 환자는 '헛구역질을 하며 심번한[乾嘔而煩]'데다 음성陰盛하므로 상부에서 격양格陽하여 약물을 받아들이기를 거부한다. 음양지기가 서로 이어지지 못하기[陰陽氣不順接] 때문이므로 반드시 음양을 이어 줘야 한다. 양기가 통通하지 못하니 총백으로 통양通陽하고, 저담즙豬膽汁과 인뇨人尿로써 환자의 부열浮熱과 흡사한 부양浮陽을 약간 잠진潛鎭시켜서 부자와 건강 같은 열약熱藥을 잘 받아들이도록 해준다. 본래 부양浮陽이나 열기가 위에 있는데 다시 열약을 복용하면, 견디기가 힘들어서 번煩하고 속에서 열이 끓어오르는 것 같으면서 토하고 싶어진다. 이때 찬 성질의 저담즙이나 인뇨와 같은 냉한 약을 약간 가미해 반좌反佐하면, 좀 편하게 복약할 수 있다. 그렇지 않으면 복약 후 바로 구토 증세가 나타난다. 원래 환자가 구역질을 하는 데다가 복약하면 심하게 번조해진다. 왜냐하면 부양이 심을 둘러싸서[浮陽擾心] 소음의 양기가 위에 떠 있는데, 위에서 열약熱藥을 내려 보내면 번煩과 구嘔의 증상이 더 심해지기 때문이다. 이때 저담즙이나 인뇨를 약간 가미하면 몸이 쉽게 약물을 받아들인다. "심하면 따라야 한다[甚者從之]"의 원칙에 따라 몸의 기운을 심하게 거역해서는 안 된다! 인뇨는 보통 동뇨童尿를 쓰는데 여덟 살 이하 남자아이의 소변을 30밀리리터 섞어 반좌反佐한다.

무맥은 생사의 갈림길에서 나타나므로 짚고 넘어가지 않을 수 없다. 이런 맥상은 우리가 임상에서 언제 어떻게 부딪힐지 짐작할 수 없기 때문이다.

7. 무근맥無根脈

무근맥의 상

1) 육맥六脈이 무근無根하다: 육맥이 매우 허하므로, 부취에서 맥상이 무력하고, 중취에서 더욱 허해지며, 침취에서는 맥상이 사라진다.

2) 맥이 중취에서는 비교적 유력하나 침취에서는 사라진다: 중취에서 비교적 유력하다는 것은, 부취나 침취보다 더 확실하지만 정상인의 맥력보다는 약하다는 뜻이다. 다시 말해, 이러한 무근맥은 부취와 중취에서 모두 맥이 있으나 침취에서는 맥이 없다.

3) 양쪽 척맥이 부, 중, 침취와 근골 가까이에서도 모두 맥박이 없다.

무근맥의 형성 원리와 진단 의의

1) 비신脾腎이 모두 패敗함: 육맥이 무근하다면 보통 비패脾敗뿐만 아니라 신패腎敗도 겸한다.

2) 신대휴腎大虧

보통 무근맥이 나타나면 예후가 좋지 않다. 만약 환자의 맥이 줄곧 유근有根하다가 질병 말기에 갑자기 무근無根하다면, 단시일 내에 생명이 위험해질 수 있음을 암시한다. 반면 맥상이 점차 허약해지면서 무근해진다면, 비록 병세가 위중하나 단시간 내 악화될 정도는 아니어서 적절하게 귀록이선교龜鹿二仙膏와 같은 보약으로 장기간 전보塡補하면 병과 함께 장수할 수도 있다.

제14강

맥세脈勢에 따른 이상맥

1. 활맥滑脈

활맥의 상

활맥滑脈은 임상에서 가장 흔히 나타나는 중요한 맥상의 하나로서, 맥세가 비정상적으로 원활한 것을 이른다. 맥세의 원활도가 정상맥의 정도를 넘어선다. 활맥은 비교적 쉽게 느낄 수 있는 맥상으로, 대다수 임신부에게 임신 서너 달경 활맥이 나타나며, 대여섯 달이 되면 활맥이 손끝을 약간 튕기는[鼓指] 듯하다.

활맥은 무명지에서 느낀 박동이 식지로 오는 사이 시간이 짧기 때문에 '확' 하고 금방 다가오는 느낌이 든다. 무명지에서 박동을 느끼자마자 촌맥(식지)에서도 바로 박동이 느껴진다. 사실 0.1초나 그보다 더 짧은 시간이라서 처음 맥을 배울 때는 약간 어려울 수도 있으나, 일단 숙련되면 손끝에 닿자마자 맥박이 '솨솨' 하고 다가옴을 느낀다.

삽맥澀脈은 활맥보다 이러한 시간 차이가 더 길지만, 실제 그 차이는 영점 몇 초나 영 점 영 몇 초밖에 되지 않는다. 그러므로 우리는 촉각을 단련해야 한다.

활맥의 형성 원리와 진단 의의

보통 식적食積의 기초 위에서 약간 열이 생길 경우, 쉽게 활맥이 나타난다. 또한 임신을 해도 활맥이 나타나는데, 임신은 병이 아니므로 맥상주병脈象主病과 같은 언급은 재고되어야 한다. 우리는 맥상의 형성 원리로써 맥상주병을 대신하며, 이것은 임상 현상의 본질을 해석하는 데 더욱 유리하다.

활맥의 형성 원리는 주로 네 가지로 구분된다.

1) 열이 기분을 침범함[熱犯氣分] (흔히 양명열陽明熱에서 나타남): 열이 기분을 침범할 경우, 열의 성질은 급삭急數하기 때문에 맥박이 빨라지거나 빨라지지 않더라도 혈류가 매우 급하게 변한다. 혈류가 급하면 맥상이 과도하게 원활해지는데, 혈류가 급하다는 것은 맥박이 단순히 빠른 것과는 다르다. 양명陽明은 다혈다기多血多氣한 경락으로서, 일단 양명 기분에 열이 있으면 열사가 혈분에 영향을 미치고 신체의 혈맥에 영향을 주어 혈액의 움직임이 매우 원활해진다.

열이 기분에 침범하여 형성된 활맥의 예는 임상에서나 경전에서 흔히 볼 수 있다. 예로 『상한론』 제349조의 "상한하여 맥이 활하며 (손발이) 궐랭하면 속에 열이 있으므로 백호탕을 주로 쓴다[傷寒脈滑而厥者, 裏有熱, 白虎湯主之]", 제217조의 "양명병에서 헛소리를 하며 조열이 나고 맥이 활질하면 소승기탕을 주로 쓴다[陽明病, 譫語發潮熱, 脈滑而疾者, 小承氣湯主之]"를 들 수 있다.

2) 담痰: 담이 생길 경우 왜 활맥이 나타나는지 그 원리를 나는 확실히 모른다. 중의의 관점에서나 양의의 관점, 혹은 생리학이나 병리학 측면에서 고려해도 해석이 안 된다. 그러나 임상적 사실은 이것을 증명한다. 특히 풍담風痰이 있을 경우, 맥상은 이상할 정도로 원활하다. 견갑상완관절주위염 환자의 경우 이미 몇 년 동안 앓아 왔고, 만약 활맥을 보인다면 이것은 경락에 담이 막힌 것으로[痰阻經絡] 거담祛痰(화담化痰)하는 약을 몇 첩 복용하면 바로 낫는다.

발을 저는 환자를 치료한 적이 있는데, 당시 환자는 아예 걸을 수가 없었다. 맥을 짚으니 활맥이었고 담조경락痰阻經絡으로 판단했다. 치료 시 단지 죽력에다 생강즙을 가미해 썼는데 효과가 확실했다. 당시 환자는 혀가 상당히 붉은 것이 담열痰熱이 있었고 군데군데 박태剝苔가 있었다. 도대체 풍습風濕 때문인지, 아니면 담조경락으로 인해 발목이 삔 것인지 어떻게 알 수 있었을까? 감별진단은 바로 활맥에 있다. 이것은 맥상에만 의존해 감별해야 하는 경우여서 진맥을 못한다면 달리 방법이 없다. 풍습비조風濕痹阻의 맥은 대부분 불유리不流利하며 심지어 삽맥澀脈을 보인다. 한편 담조경락하면 활맥을 보이는데, 이때 활상은 연활軟滑할 수도 있다.

활맥에 거담祛痰하는 것은 신기한 것이 아니라, 예로부터 경전에 이미 언급된 것이므로 열심히 경전을 공부해야 한다. 맥상은 증후를 감별하는 중요한 수단으로서 맥진이 정확하지 않다면 구별이 힘들다. 그 밖에도 담조경락과 어혈 및 풍습혈비風濕血痹와도 감별해야 하며, 모두 주요하게 맥상에 근거한다. 그런데 담조경락하면 왜 맥상이 활해질까? 나는 그 원리를 설명하기 힘들다.

담이 수심포궐음경手心包厥陰經을 몽폐蒙閉하면, 어질하면서 맥상 또한 활해지는데, 나는 해석이 불가능하지만 이것은 임상적 사실이다.

맥이 과도하게 활해지면, 이른바 태과불급太過不及하여 항진되고 제압해 주지 못하면 사망할 수도 있다. 그러나 만약 열사가 진액을 졸여 담이 생기고, 이로 인해 나타난 활맥이라면 반드시 열을 동반해야만 한다. 그런데 한담寒痰 또한 활맥이 나타날 수 있다. 양화탕증陽和湯證에서 담이 있는 환자들은 대부분 활맥을 보이므로, 열로 인한 것으로 보기는 힘들다. 그렇지 않고서야 어떻게 감히 녹각상鹿角霜이나 녹각분말, 녹각교鹿角膠를 썼겠는가?

담조경락을 치료하는 주요한 방제는 지미복령환指迷茯苓丸이다. 당연히 양허陽虛가 있을 경우 양화탕陽和湯을 쓰고 백개자白芥子의 양을 늘릴 수도 있다. 몇십 년 전 내가 농촌에서 진료를 할 때, 십몇 년간이나 지팡이를 짚고 다닌 한 지주에게 몰래 지미복령환을 처방해 주었다. 그 지주가 열 첩도 다 복용하지 않았을 때, 십여 년간 절었던 발이 다 나았다.

지미복령환은 복령茯苓, 풍화초風化硝, 반하半夏, 지각枳殼, 생강즙으로 구성한다. 주단계朱丹溪는 생강즙을 가미하면 경락을 통通하게 하는 것으로 여겼다. 그럼 풍화초란 무엇일까? 풍화초는 자연적으로 풍화된 망초芒硝를 이르는데, 어떤 사람들은 망초가 오랫동안 바람을 맞아서 탈수된 것으로 본다. 망초가 탈수되었다는 것은 무슨 의미일까? 망초는 황산나트륨과 물 분자의 결합으로 형성된 결정체로서, 현미경으로 보면 길쭉한 것이 설탕 과립과 같다. 장기간 바람을 쏘여 결정 속의 물을 빼야 하는데, 나이 든 노련한 약사들은 달리 방법이 없으면 망초를 높은 데다 매달아 놓고 몇 달간 바람을 쏘인다. 그러면 원래 반투명했던 망초 결정이 아주 고운 하얀 분말로 변한다. 이 하얀 분말은 흰 설탕보다도 더 곱고 하얗다. 풍화초는 정말 신기하다. 망초는 먹으면 물설사를 하는데, 풍화초는 먹어도 설사하는 법이 없다. 그런데 지금은 풍화초의 가격이 너무 싸서 아무도 안 만든다. 그래서 할 수 없이 현명분玄明粉을 쓰는데, 이것이 지미복령환에서 풍담風痰을 쫓는 주요한 약이다. 현명분의 힘은 풍화초의 3분의 1에서 절반 정도밖에 안 되지만, 효과는 있다. 다만 그 효율이 낮은 편이라 치료 기간이 길어진다. 게다가 이른바 '부작용'이 따르는데, 현명분이 통변通便하므로 복용 시 약간 설사를 한다. 그런데 설사는 과연 현명분의 부작용일까? 사실은 정작용이다.

　3) **임신부**(또는 생리 시작 3~5일 전 여성): 임신을 하면 맥이 활해진다고 하지만, 모두 그런 것은 아니며 대부분 그렇다는 말이다. 임신맥은 사실상 병상病象을 반영하는 것으로서, 병이 없으면 임신맥은 매우 정상적으로 부드럽고 안정되어 있다. 또한 건장한 사람들의 경우에 흔히 맥이 활하기도 하므로, 임신맥이 활한 것은 몸이 혈액을 모아서 양태養胎함을 반영한다.

　4) **식적食積**: 식적으로 인해 열이 생기면 종종 활맥이 나타나는데, 정확하게 말하면 이때 나타난 활맥은 식적으로 인한 것이지 열 때문이

아니다. 앞에서 '맥진의 가치'를 설명하면서 『상한론』 제198조 "이것은 곡달이 생기려는 조짐이다[此欲作穀疸] …… 맥이 느리기 때문이다[脈遲故也]"를 예로 들었다. 여기서 말하는 지맥遲脈은 식적으로 인한 것일 수도 있는데, 왜 식적으로 맥이 활해지기도 할까? '이것은 곡달이 생기려는 조짐이다[此欲作穀疸]'의 식적은 습濕으로 인한 것이어서 지맥이 나타났다. 그런데 활맥이 나타나는 식적은 화열化熱한 편이기 때문이다. 그래서 치료 시 청열淸熱과 함께 소식도체消食導滯를 위주로 해야 한다.

5) 정상인: 건강한 정상인의 경우 약간 활한 맥상을 띨 수도 있으며, 이것은 영위조화營衛調和하고 기혈이 충만함을 반영한다.

활맥의 감별진단

1) 사실邪實로 인한 활맥은 맥상이 유력하고 삭맥數脈이나 질맥疾脈을 겸하며, 대부분 기분氣分에 열이 있다: 부맥浮脈을 겸하면 대부분 풍담風痰이 폐肺에 있고, 침맥沉脈을 겸하면 담식痰食에다 속에[裏] 열이 있다. 지맥遲脈이나 현맥弦脈을 겸하면 한담寒痰이다.

2) 임신의 활맥은 부드럽고 안정되어 있다.

3) 정상인의 활맥은 완화緩和하다(약간의 활상滑象).

2. 삽맥澀脈

삽맥澀脈은 임상에서 매우 흔히 나타나는 맥상으로서, 단일한 요소로 구성되며 독립적 진단 의의를 가지는 맥상의 하나이다. 그러나 짚어 내기가 비교적 힘든 맥상으로서 부맥浮脈, 침맥沉脈, 지맥遲脈, 삭맥數脈처럼 쉽게 느껴지지 않는다. 예로부터 "현맥과 긴맥은 구분이 어렵고, 삽맥은 짚어 내기가 힘들다[弦緊難分, 澁脈難候]"라고 하였는데, 나는 45년간의 임상을 통해 중국의 링난嶺南이나 장난江南 일대 습기가 많은 지역에서는 삽맥이 빈번하게 관찰된다는 것을 몸소 체험하였다. 그러나 의사가 삽맥을 몰라서 누진하거나 오진하는 경우가 많다. 그뿐만 아니라 삽맥의 실제 진단 의의가 교재와 동일하지 않기 때문에 이 책에서 중점적으로 다루겠다.

삽맥의 상

야오허성 교수는 임상의 사실에 근거하여 삽맥澁脈을 두 가지로 분류하였다. 첫째는 『빈호맥학瀕湖脈學』에서 언급하는 '오기가 힘든[往來難]' 삽맥이고 둘째는 '빨리 거둬들이는[去速]' 삽맥이다. 비록 두 가지 삽맥의 느낌이 다르지만, 이 둘의 진단 의의가 동일하며 동시 혹은 반복적으로 나타나거나 상호 전환될 수 있으므로, 동일한 맥상으로 간주하여 같이 설명하겠다.

1) '오기가 힘든' 삽맥의 특징적 느낌과 정량의 단계: '오기가 힘든' 삽맥의 특징은 맥이 다가오는 느낌이 정상인에 비해 원활하지 않다는 것이다. 임상에서 맥진 훈련을 통해 세심하게 관찰하다 보면, 상당히 힘들게 오는 맥상이 있다. 한층 더 세심하게 관찰하면, 맥이 힘들게 온다는 것은 바로 환자의 척맥 박동이 식지로 다가오는 시간이 약간 연장된다는 뜻임을 알 수 있다. 이것은 맥박파의 전달 속도가 느려지

거나 혈류 속도가 느려졌기 때문이다. 현대의 연구에 의하면, 혈액의 점도가 증가하면 대부분 맥상이 원활하지 않은 삽맥으로 나타난다.

이러한 삽맥은 원활도의 문제이므로, 임상적 사실에 근거하여 몇 단계로 구분하였다.

①삽澀: 맥이 매우 힘들게 다가온다.

②편삽偏澀: 맥이 힘들게 다가오는 정도가 '삽'보다 약간 덜하다.

③약삽略澀: 맥이 힘들게 다가오는 정도가 '편삽'보다 약간 덜하다.

④불유리不流利: 손끝에 다가오는 느낌이 원활하지 못할 뿐 힘든 정도는 아니다.

⑤결유리欠流利: 손끝에 다가오는 느낌이 약간 원활하지 못하다.

맥이 원활하지 못한 정도는 '결유리欠流利 〈 불유리不流利 〈 약삽略澀 〈 편삽偏澀 〈 삽澀'의 순서로 가중되며, 삽맥은 가장 원활하지 못한 맥상이다.

현존하는 문헌에 의하면, 삽맥은 의서에서 가장 일찍이 나타난 맥상으로서 활맥과 동시에 언급된다. 이는 맥이 원활한지 여부와 그 정도를 객관적으로 반영한다. 우리가 '오기가 힘든[往來難]' 삽맥을 다섯 단계로 분류하여 명명한 것은 느낌의 객관적 차이 외에도, 그 차이로 인한 진단과 감별진단 및 임상적 예후와 일정한 관련성을 가지기 때문이다. 관련 내용은 뒤에서 설명하겠다.

2) '빨리 거둬들이는[去速]' 삽맥의 특징: 이러한 삽맥의 전체적인 느

낌을 살펴보면 맥박을 특히 빨리 거둬들인다. 다시 말해 환자의 맥박이 가장 뚜렷하게 느껴지는 시점에서 바로 맥박의 거의 없어지는 듯한 느낌이다. 정상맥이나 기타 맥상(미맥微脈, 산맥散脈이나 삽맥을 동반하는 복합맥 제외)보다 빨리 앞뒤로 튕긴다. 맥이 다가올 때 느리게 오든 빠르게 오든 원활하게 오든 상관없이 맥을 빨리 거둬들이면 이러한 삽맥에 해당한다. 이러한 삽맥은 임상에서 흔히 나타나지만, 정도를 분류하기는 어렵다.

삽맥의 지감指感 특징을 거론하면서 반드시 짚고 넘어가야 할 점이 있다. 비록 임상에서 삽맥의 경우 흔히 세맥細脈, 결맥結脈, 지맥遲脈, 단맥短脈을 겸하지만, 삽맥이 이 네 가지 맥 중 어느 한 가지 맥상을 전제하는 것은 결코 아니다. 다시 말해, 삽맥이라고 해서 반드시 세細하거나 결結, 지遲, 단短하지 않으며, 심지어 맥이 크면서 삽한 경우도 있다. 예를 들어, 내가 치료한 적이 있는 '간경습열어결肝經濕熱瘀結, 목극토木克土' 증후에 속하는 환자는 양의에서 '간경화 복수'로 진단받았는데 당시 맥상이 현삭대삽弦數大澀하였다. 또 다른 '간혈어결肝血瘀結, 토패목적土敗木賊' 증후에 해당하는 환자는 양의에서 '간암으로 인한 출혈성 복수'로 진단받았는데 맥이 현삽대弦澀大하였다. '신정휴손腎精虧損, 비허풍음증脾虛風飮證'에 해당하는 뇌성마비 아동은 맥상이 허삽虛澀하면서 약간 컸다[略大]. 이러한 예는 삽맥이 반드시 세細한 것이 아니라는 것을 증명한다.

그 밖에 맥의 중간에 쉼 없는 삽맥이나 빠른 삽맥, 짧지 않은 삽맥이 임상에서 더 많이 나타나므로, 삽맥이 반드시 결맥結脈, 지맥遲脈, 단맥短脈을 겸하는 것은 아니다.

삽맥의 형성 원리와 진단 의의

1) 습이 기기를 막음: 현 중의학 교재와 고대 의가들이 언급한 삽맥의 형성 원리를 살펴보면, 기체혈어氣滯血瘀, 상정혈소傷精血少, 담식내정痰食內停과 같은 내용들이 있다. 그러나 이런 내용에는 삽맥에 대한 인식처럼 부족한 부분이 존재한다. 왜냐하면 임상에서는 삽맥을 보이는 환자 중 습사로 인한 경우가 가장 많기 때문이다.

쉬디화徐迪華 선생은 『중화 맥진의 심오한 비밀[中華脈診的奧秘]』에서 습울濕鬱은 삽맥을 형성하는 중요한 원인의 하나라고 지적하였다. 그 원리를 살펴보면, 습사가 기기를 막으면 기는 혈을 이끄는 장수이므로[氣爲血之帥] 혈행이 원활하지 못하게 되며, 이때 맥상은 불유리不流利하거나 약간 삽澁해진다. 사실 이 점은 장중경의 『상한잡병론傷寒雜病論』과 엽천사의 『임증지남의안臨證指南醫案』 등에도 언급되었다.

『상한론』 제177조에 이르기를, "상한 8~9일에 풍습이 서로 다투어 몸이 아파 심번하고 돌아누울 수가 없다. 구역질이나 갈증은 없으며 맥이 부허하고 삽하면 계지부자탕을 주로 쓴다[傷寒八九日, 風濕相搏, 身體疼煩, 不能自轉側, 不嘔不渴, 脈浮虛而澁者, 桂枝附子湯主之]"라고 하였다. 여기서 '풍습상박風濕相搏'은 풍, 한, 습이 복합적으로 사지의 경맥과 관절에 비조痺阻한 것이다. '신체동번身體疼煩'은 몸에 산통痠痛 같은 통증이 좀 있음을 말하는데, 여기서 '번煩'은 말로 표현하기 힘든 불편함을 의미한다. 예를 들어, 일상생활에서 경맥經脈의 습폐濕閉가 그다지 심하지 않거나 약간 습기가 있는 환자는 밤에 잠을 잘 때 팔다리를 어디다 둬야 할지 모르는 등 말로 표현할 수 없이 어딘가 불편하다고 호소한다. '동번疼煩'이란 사지가 불편한 것을 말하며, 심지어 약한 통증이 있어 뭔가 불편한 상태를 의미한다. '갈증이 없다[不渴]'는 것은 병이 태음太陰에 있다는 뜻이며, '구역질을 하지 않는다[不嘔]'는 것은 소양에 속하지 않음을 의미한다. 왜냐하면 소양에 속하면 심번하며 구역질을 잘하기[心煩喜嘔] 때문이다. '맥이 부허하며 삽하면[脈浮虛而澀者]'에서 '부맥浮脈'은 주표主表한데, 풍습이 경맥에서 상박하는 것은 장부와 비교할 때 상대적으로 표이므로 맥이 부하다. 맥이 '허'한 것을 살펴보면, 태음경의 병변은 흔히 비경脾經의 양기가 허하기 때문에 외감병의 사기가 쉽게 직중直中하거나 태음으로 내함內陷하게 된다. 외감으로 인한 표증은 일반적으로 삼양경三陽經에 생겨 두통, 요통, 관절통은 바로 마황탕증麻黃湯證이나, 이 통증은 태양표증이 아니라 비기脾氣 혹은 비양脾陽이 부족한 기초 위에서 생긴 태음표증이다.

본 증의 맥이 왜 부허浮虛하며 '삽澀'할까? 주된 원인은 풍습상박風濕相搏 때문이다. 장중경의 『상한론』은 주로 인체의 외감풍한外感風寒 및 이로 인해 나타나는 표에서 이에 이르거나[由表入裏] 실로 인해 허하게 되거나[因實致虛] 한열이 전화하는[寒熱轉化] 등의 변화를 기록하였다. '처방을 통해 증후를 가늠하는[以方測證]' 방법을 통해 이러한 풍습상박이 한사를 겸하고 있음을 알 수 있다. 계지부자탕桂枝附子湯에서 풍습을 없애는[祛風濕] 데 포부자炮附子를 쓰는데, 포부자는 사실상 풍한습을 모두 쫓는다. 본 증은 태음풍습표증 영분표증營分表證의 일종이므로, 영분으로 들어가 거풍한습祛風寒濕하는 계지를 주요한 약으로 중용하였다. 이것은 우리가 흔히 보는 태음풍습표증에서 풍한습이 위분衛分이나 기분氣分을 침습하여 마황이나 방풍(주요하게 위분으로 들어감)을 쓰는 것과는 다른 것이다. 본 증은 풍한습이 영분營分에 비조

痺阻됨으로써 영혈의 운행이 원활하지 못해 맥이 '삽'해졌기 때문이다.

『상한론』은 중의 전문 종사자들이 반드시 반복해서 공부해야 하는 서적으로서, 그 속에서 습비濕痺로 인해 삽맥이 나타나는 경우를 발견할 수 있다. 이를 토대로 임상에서 맥상을 관찰할 수 있으며, 이것은 삽맥의 진단 의의를 인식하는 기초가 된다.

여름 혹은 중국의 링난 지역 같은 곳에서 밝은 태양이 작열하며 서습暑濕이 병존하지만, 과도한 에어컨 사용으로 인해 실내는 추울 지경이다. 그리하여 거꾸로 쉽게 수한受寒하고 한응습취寒凝濕聚하여 기혈이 경맥經脈과 근육肌肉(비脾가 주관하는 체표 조직)에서 박결搏結하게 되면, 풍한습이 태음의 표에서 상박하는 증후가 나타난다. 이때 맥은 기혈비조氣血痺阻로 인해 '삽'해지며, 동시에 사지나 온몸에 견디기 힘든 통증을 동반한다.

불완전한 통계이지만, 내가 선전에서 근무한 20년간 '풍습風濕이 태음지표太陰之表의 위분衛分과 기분氣分을 침범한 증후'의 환자를 진료한 횟수는 700차례가 넘는다. 그중 대다수 환자의 맥상은 '부浮하면서도 불유리不流利'하였다. 본 증의 '불유리맥不流利脈'의 형성 원리에 대해, 나는 습사가 기기를 막았기[濕邪阻滯氣機] 때문이라고 본다. 기체로 인해 경맥의 기혈운행이 힘들어진 것이다. 이는 '습과 어혈이 뭉친 증후'처럼 맥이 오는 흐름이 매우 힘든 삽상은 아니지만, 기혈의 운행이 썩 원활한 편은 아니므로 약간의 삽상을 보여 불유리맥이 나타난다.

임상적 사실에 비추어 보건대, 무릇 습이 경맥을 막음[濕滯經脈], 습사로 인해 삼초 초막의 기기가 울체됨[濕鬱三焦焦膜氣機], 습사로 인해 비기가 갇혀 막힘[濕邪困阻脾氣]에 해당하는 경우 불유리맥不流利脈이나 결유리맥欠流利脈이 나타난다. 그 밖에 병인이 '청탁교혼淸濁交混(오우가吳又可의 『온역론瘟疫論』에 나타남)'에 속하는 경우, 즉 습사가 소양 "모원募原"에 오랫동안 막혀 있다가 사기가 소양 초막焦膜으로부터 궐음 간경肝經으로 내함內陷하게 되고 동시에 기분에서 혈분으로 내함內陷하여 습사와 어혈이 서로 뭉쳐 삽맥이 나타날 수도 있다.

최근 20여 년간 기름진 음식을 배불리 먹게 된 반면 운동량은 줄고, 각종 건강식품의 소비가 급격하게 상승하고, 소아들은 동물성 식품과 유제품을 과다하게 섭취하여 습성 체질 사람들이 해마다 증가하는 추세이다. 또한 과도한 에어컨 사용은 체내 환경을 쉽게 한응습취寒凝濕聚하게 한다. 한편 병원 치료는 경미한 감기에도 찬 링거를 대량 수액하고 한냉한 성질의 항생제 등을 남용하여 체내 습사가 축적되도록 부추긴다. 특히 부신피질호르몬제의 남용은 더욱 빠르게 습을 모아서 탁기로 변화시킨다[聚濕化濁]. 따라서 '습사를 위주로 하는 질병'이나 각종 질병에 습사가 혼합된 경우가 점점 늘어나면서, 임상에서도 불유리맥을 포함한 각종 삽맥이 흔히 나타난다. 이들은 모두 습사로 인한 삽맥과 직접적으로 관련되며, 이것이 '삽맥은 습사로 인한 것이 가장 많다'라는 결론에 이르게 된 주요 원인이다.

2) 음사로 인해 기기가 울체됨[飮鬱氣機]: 삽맥은 주음主飮하는데, 이 내용은 진단학 교재에서는 거의 언급되지 않는다. 그러나 『상한론』에서는 전형적인 삽맥으로 병사가 음飮에 속하는지 여부를 판단하였다.

『상한론』 제48조에 이르기를, "두 개의 양경에 모두 병이 생겼다. 태양에 처음 병이 났을 때 발한하였으나 처음에 땀이 전신에 고루 나지 못하고[二陽並病, 太陽初得病時, 發其汗, 汗先出不徹] …… 만약 얼굴 전체가 계속 붉으면 양기가 표에 울결된 것으로 마땅히 풀거나 훈해야 한다. 만약 땀이 전신에 고루 나지 않았다고도 말할 수 없을 정도라면, 양기가 울결되어 밖으로 나갈 수가 없다. 마땅히 땀이 나야 하는데 땀이 나지 않으니 사람이 번조하며, 아픈 곳을 알 수 없다. 갑자기 배가 아팠다, 갑자기 사지가 아팠다, 눌러도 어디가 아픈지 알 수 없다. 이런 사람은 호흡이 짧아 앉아만 있는데, 이것은 땀이 전신에 고루 나지 못했기 때문이므로, 다시 발한해야 낫는다. 어떻게 땀이 고루 나지 못한 것을 알 수 있을까? 바로 맥이 삽하기 때문이다[設面色緣緣正赤者, 陽氣怫鬱在表, 當解之熏之, 若發汗不徹不足言, 陽氣怫鬱不得越, 當汗不汗, 其人躁煩, 不知痛處, 乍在腹中, 乍在四肢, 按之不可得, 其人短氣但坐, 以汗出不徹故也, 更發汗則愈, 何以知汗出不徹? 以脈澁故知也]"라고 하였다.

우선 위의 내용을 분석한 다음 '삽맥주음澁脈主飮' 문제를 살펴보기로 하자. 이른바 '이양병병二陽並病'은 한 양경에 발병함으로써 다른 한 양경에도 영향을 미쳐 발병한 것으로 두 양경의 증상이 동시에 나타난다. 『상한론』 제48조는 위에서 임의로 생략한 부분('땀이 고루 나지 못함[汗出不徹]'으로 인해 '양명으로 전해진' 양명병과 '땀이 고루 나지 못함'으로 인해 생긴 태양과 양명의 '이양병병二陽並病') 이후 내용의 '이양병병'은 태양에서 먼저 발병한 다음 '고루 발한하지 못함[發汗不徹]'으로 인해 생겨난 태양과 소양의 '이양병병'을 의미한다. 이른바 '고루 발한하지 못함'은 충분히 발한하지 못했다는 뜻인데, 이것은 무엇을 의미할까? 임상에서는 두 가지 상황이 가능하다.

첫째, 태양상한표증太陽傷寒表證, 태양중풍표증太陽中風表證이나 풍한습이 혼합되어 생긴 태양표증의 경우 상응하는 해표약解表藥을 복용하면, '온몸에 촉촉이 땀이 나듯하면서[遍身漐漐微似有汗](『상한론』제12조 계지탕방 뒤에 언급됨)' 병이 완치된다. 해표약을 복용한 다음 머리에만 약간 땀이 나거나 흉부까지만 땀이 나고 하체에는 땀이 안 나는 등 전신에 고루 땀이 나지 못하면, 표한을 발산하기 위한 발한의 정도에 못 미치므로 병이 완치되기 힘들다.

둘째, 발한약發汗藥을 복용한 다음 '촉촉하게 땀이 나거나[漐漐汗出]' '일정 시간 땀이 많이 나지[漐然汗出](『상한론』제155조)' 않으면 '한출불철汗出不徹'에 해당한다. '칩칩漐漐'과 '즙연漐然'은 여기서 땀이 지속적으로 전신에서 작은 방울로 흐를 정도로 나는 것을 형용한다. 다시 말해, 발한약을 복용한 다음 전신에 지속적으로(경험상 3시간 정도) 물기가 있을 정도의 땀이 나지 못하고 피부가 말라 버리면 '한출불철汗出不徹'에 해당하며 효과가 좋지 않다.

태양표한증에서 발한불철發汗不徹로 인한 병변이 소양 초막焦膜에 미칠 수도 있기 때문에, 뒷부분의 '이양병병二陽並病'이 생겼다. 장중경은 제48조에서 이러한 '병병並病'이 형성된 경과를 객관적으로 묘사하였다. "……만약 얼굴 전체가 계속 붉으면 양기가 표에 울결된 것으로 마땅히 풀거나 훈해야 한다. 만약 땀이 전신에 고루 나지 않았다고도 말할 수 없을 정도라면, 양기가 울결되어 밖으로 나갈 수가 없다[設面色緣緣正赤者, 陽氣怫鬱在表, 當解之熏之, 若發汗不徹不足言, 陽氣怫鬱不得越]……" 체표의 위양衛陽이 한사로 인해 울鬱하여 얼굴이 붉어진 것이므로 충분하게 발한發汗하여 한폐寒閉를 없애면, 양기가 울체되지 않아 한열寒熱과 얼굴의 붉어짐[面赤]을 모두 없앨 수 있다고 설명한다. 한편 '한출불철汗出不徹'하거나 땀을 적게 흘리면 체표에 '양기가 울결되어 밖으로 나갈 수가 없는[陽氣怫鬱不得越]' 상황이 나타날 수도 있다고 덧붙인다.

발한發汗이 불충분하면 어떻게 될까? '마땅히 땀이 나야 하는데 땀이 나지 않으니 사람이 번조하다[當汗不汗, 其人躁煩]'에 이어서 일련의 증상이 동반되는데, 바로 태양과 소양의 이양병병二陽並病이다. '기인조번其人躁煩', 번조는 병이 양명으로 전해졌음을 뜻하지 않는가? 예를 들어, 대청룡탕증大靑龍湯證의 경우 환자가 '땀이 나지 않으면서 번조하면[汗不出而煩躁]' 신온해표약辛溫解表藥에 석고石膏를 가미하여 치료한다. 이러한 번조가 내열內熱로 인한 것이 아니란 말인가? 그러나 실제로 제48조의 번조는 통증으로 인한 것이다. "아픈 곳을 알 수 없다. 갑자기 배가 아팠다, 갑자기 사지가 아팠다, 눌러도 어디가 아픈 지 알 수 없다[不知痛處, 乍在腹中, 乍在四肢, 按之不可得]"라고 한 것처럼, 환자 자신도 통증 부위를 분명하게 말할 수가 없으며, 아팠다 안 아팠다 하면서 전신이 불편하므로 번조해진다. 사실 잡병에서도 이런 상황이 나타난다. 통증이 근육에 있으면 마치 벌레가 기어 다니는 듯하며, 이러한 통증은 여기저기 돌아다니므로 상태를 확실하게 설명하기가 힘들다.

'이런 사람은 호흡이 짧아 앉아만 있다[其人短氣但坐]'는 말처럼 호흡이 짧아[短氣] 바로 눕기 힘든 경우는 임상에서 주요하게 수水, 음飮, 담痰 등의 유동성 사기로 인한 경우가 많다. 담, 음, 수 중 도대체 무엇이 본 증證의 병인일까? 장중경은 확실하게 언급하지 않았지만,

본 증은 발한이 제대로 되지 않아 생긴 것이므로 투한透汗하면 완치될 것으로 보고 있다. 그러면 어떻게 해서 발한이 제대로 되지 않은[發汗不徹] 것을 알 수 있을까? "맥이 삽하기 때문이다[以脈澁故知也]"라고 대답한다. 따라서 삽맥을 통해 본 증의 병인이 음飮이라는 것을 추론할 수 있다.

왜 음飮일까? 심하心下에 지음支飮이 있으면 호흡이 짧으며 앉아 있으려고만 하기[短氣但坐] 때문이다. 장중경은 『금궤요략』에서 "기침을 하며 기대어서 숨을 쉬고, 호흡이 짧아 누울 수가 없으며, 외형은 부은 듯한데, 이것을 지음이라고 한다[咳逆倚息, 短氣不得臥, 其形如腫, 謂之支飮]"고 언급하였으며, 정력대조사폐탕葶藶大棗瀉肺湯으로 치료하였다. 담증痰證의 맥상은 활맥滑脈이므로, 병인은 담이 아니다. 그럼 수水일 수도 있지 않을까? 본 병증에서 수음水飮은 거의 같은 병사이나, 장중경은 얼굴의 부종[面腫]을 언급하지 않았으므로 풍수風水나 지음支飮은 아니다. 장중경은 『금궤요략』에서 일음溢飮의 경우 소청룡탕小靑龍湯이나 대청룡탕大靑龍湯을 쓸 수 있음을 거듭 강조한다. 이것은 표表에 일음溢飮이 있으면 한법을 써야 한다는 말이다. 같은 이치로, 제48조에서 다시 발한發汗하라는 것은 바로 표의 음사飮邪를 겨냥한 것이다. 그렇다면 제48조의 음사가 어떻게 곳곳에 통증을 일으킬까? 그 원인은 음사에 의해 기기가 울체되었기[飮鬱氣機] 때문인데, 음사飮邪가 중초中焦 초막焦膜과 체표의 주리腠理에 막혀 있다. 음사飮邪가 초막에 들어가는 초기 단계에서 기기氣機가 통하지 못하면 복통이 나타날 수 있다. 주리나 근육에 울체되면 영위營衛가 통하지 못하므로 사지에 통증이나 근육통이 나타날 수 있다.

본 증의 음사飮邪는 어떻게 형성된 것일까? 주요하게는 한사로 인해 양陽이 울체되어 양기의 기화氣化 작용이 약해져 체내의 진액이 수음으로 응집된 것으로서, 체표, 주리, 근육의 진액 또한 수음으로 뭉칠 수 있다. 이때 발한해표의 방법으로 치료하며, 마황으로 체표의 위양衛陽을 발산하여 영위營衛의 조화調和를 돕는다. 발한은 일종의 수단으로서 신온발산辛溫發散을 통해 막힌 것을[痹阻] 열고, 위양을 선산하여 체표의 수액이 정상적으로 분포되도록 한다. 그뿐만 아니라 발한을 통해 부분적으로 근표肌表에 울체된 수음을 체외로 배출시킨다. 그리하여 장중경은 "땀을 내면 낫는다[發其汗則愈]"라고 강조하였다. 바로 이때 음사飮邪가 근표와 주리에 울체되어 경락에 영향을 주므로, 본 병맥이 삽맥으로 나타난 것이다.

중의에서는 정확한 진단을 위해 환자의 병증에 관한 자료를 총체적으로 수집하여 각 증상의 병인 병기를 분석해야만 한다. 왜 이때 "아픈 곳을 알 수 없다. 갑자기 배가 아팠다, 갑자기 사지가 아팠다[不知痛處, 乍在腹中, 乍在四肢]"한 것일까? 주로 음사에 풍사를 겸했기 때문이다. 풍風의 성질은 돌아다니기 좋아하고 잘 변해서 한 자리에 가만있지 않으므로, 음飮과 풍風이 합해지면 음 또한 여기저기로 움직이게 된다. 음사가 침범한 자리에서 기기를 막게 되면 경미한 통증이 나타날 수 있으나, 이러한 통증은 빨리 없어진다. 이는 사기가 완전히 속으로 빠진[陷裏] 것이 아니며 아직 표에 있음을 의미하므로, 이러한 복통은 고정된 부위가 아니어서 사지에도 통증이 나타날 수 있다. 여기서 표는 주요하게 주리腠理를 의미한다. "삼초 방광의 병변은 주리와 체표의 섬세한 털에 나타난다[三焦膀胱者, 腠理毫毛其應也]", 주리는 삼초 초막

焦膜 表表의 조직 기관이며 섬세한 털[毫毛]과 피부는 방광이 주관하는 체표에 존재하는 조직 기관으로서, 사기가 주리에 있는 것은 소양의 표에 속하므로, 본 증證은 태양과 소양의 '이양병병二陽並病'에 해당한다. 표가 풍한에 의해 닫힌 데다 발한이 제대로 되지 않아 위양이 온전히 발산되지 못하므로, 주리의 진액이 고르게 분포되지 못해 정체되고 (풍)음이 되어 체표의 기기를 막아 맥이 삽해졌다. 계속해서 풍음風飮은 소양의 이裏, 삼초 초막으로 내함內陷하면서 일정 정도 수도통조水道通調와 진액 분포에 영향을 미쳐 음사내정飮邪內停으로 인한 기기의 막힘을 가중시켰다. 이러한 일련의 반응은 표양表陽이 한사에 의해 울체된 결과로서, 음사飮邪가 소양 표리의 기기를 막아 형성된 병변의 핵심은 마지막으로 '맥이 삽함'을 통해 감별진단이 가능해진다.

이상의 내용을 통해 삽맥은 음사에 의해 기기가 막힘[飮阻氣機]을 진단하는 주요한 맥상의 하나임을 알 수 있다. 삽맥은 임상을 통해 확실히 관찰할 수 있다.

3) 어혈의 응체: 만약 혈어로 기기가 원활하지 못하면 혈행이 제약을 받아 삽맥澁脈이 나타난다. 이때 자주 나타나는 반수증상伴隨症狀으로 침으로 찌르는 듯한 통증[疼痛如針刺]이나 국부적으로 누르기를 거부하는 증상[拒按]을 들 수 있으며, 이러한 통증은 보통 밤에 심해진다. 혹은 체내 징적癥積이 있을 수도 있으며, 혹은 출혈이 반복되며 자암색紫暗色을 띠고 보통 혈액이 잘 뭉친다. 혹은 대변이 타르같이 검거나, 여성의 경우 붕루崩漏나 폐경閉經이 될 수도 있다. 혹은 얼굴빛이 검고[面色黧黑], 피부가 거칠며[肌膚甲錯], 입술과 손발톱이 푸르스름

하고 검붉으며[脣甲青紫], 피하에 어반瘀斑이 나타나거나 피부에 붉은 실핏줄이 서거나 복부에 정맥확장증이 나타나기도 한다. 혹은 설질舌質이 검붉고 어둡거나[紫暗] 어점瘀點, 어반瘀斑이 생기기도 하고 설하舌下의 낙맥絡脈이 곡장曲張되기도 하는데 이들은 쉽게 알 수 있다. 이들의 감별진단에 있어 삽맥은 어혈을 진단하는 주요한 맥상이다. 임상에서 어결瘀結로 인한 질병(특히 악성종양)의 맥상은 보통 삽맥이며, 이는 어혈 때문이다.

   4) 음혈의 고갈:『상한론』제215조에 이르기를, "상한병에 만약 토법이나 하법을 쓴 다음 풀리지 않고, 대변을 못 본 지 대엿새 심지어 십여 일이 지났으며, 일포에 조열이 나고 오한은 없으며 혼잣말을 하는 것이 마치 귀신을 본 듯하다; 심하면 발작 시 사람을 못 알아보며 옷깃이나 침상 가장자리를 쓰다듬고, 움찔거리며 불안해하고 약간 숨을 몰아쉬며 직시한다. 맥이 현하면 살고, 삽하면 죽는다. 병세가 약해 단지 발열에 헛소리만 하면 대승기탕을 주로 쓴다[傷寒若吐, 若下後, 不解, 不大便五六日, 上至十餘日, 日晡所發潮熱, 不惡寒, 獨語如見鬼狀; 若劇者, 發則不識人, 循衣摸床, 惕而不安, 微喘直視, 脈弦者生, 澀者死. 微者但發熱譫語者, 大承氣湯主之]"라고 하였다.
   '대변을 못 본 지 대엿새 심지어 십여 일이 지났으며, 일포에 조열이 나고 오한은 없으며 혼잣말을 하는 것이 마치 귀신을 본 듯하다[不大便五六日, 上至十餘日, 日晡所發潮熱, 不惡寒, 獨語如見鬼狀]'는 것은 양명실열陽明實熱의 이결裏結을 뜻한다. '발작 시 사람을 못 알아보며 옷깃이나 침상의 가장자리를 쓰다듬고, 움찔거리며 불안해하고[發則不識人,

循衣摸床, 惕而不安]'는 열성熱盛으로 인해 나타난 신혼神昏으로서 음대허陰大虛로 인한 심신실양心神失養을 의미한다. '약간 숨을 몰아쉬며[微喘]'는 양명리실陽明裏實하여 박폐迫肺함으로써 폐기상역肺氣上逆한 결과이다. '직시直視'는 두 눈이 멍하니 앞을 응시하는 것을 가리키는데, 이는 양명조열陽明燥熱이 간신肝腎의 음陰을 손상시켜 목정실양目睛失養하여 목계目系가 조여들었기 때문이다. '맥이 현하면 살고, 삽하면 죽는다[脈弦者生, 澀者死]', 현맥은 진음真陰이 아직 완전히 소모되지는 않았음을 의미하나, 만약 이때 삽맥이 나타난다면 진음이 이미 완전히 소진되어 음혈고갈陰血枯竭을 뜻하므로 사증死證에 해당한다. 따라서 삽맥의 진단 의의 중 하나가 바로 음혈의 고갈이다.

5) 속에 기결됨[氣結於內]: 기기가 체내에 울결되어 심하게 막히면 삽맥이 나타나기도 하는데, 이러한 경우는 임상에서 비교적 드물다. 만약 기결氣結로 인해 습조濕阻나 혈어가 나타났다면 당연히 삽맥을 겸할 수는 있다.

이상의 내용을 토대로 삽맥의 진단 의의 중 임상에서 발생하는 빈도순으로 정리하면, ①습사에 의해 기기가 막힘[濕滯氣機] 〉②음사에 의해 기기가 울체됨[飮鬱氣機] 〉③어혈이 응체됨[瘀血凝滯] 〉④음혈의 고갈[陰血枯竭] 〉⑤속에 기결됨[氣結於內]의 순서를 보인다.

삽맥의 감별진단
1) 습사에 의해 기기가 막힌[濕滯氣機] 경우 보통 맥상은 불유리不流利

혹은 결유리欠流利하다(경미한 삽맥): 습사에 의해 기기가 막히면, 특히 습사가 체표의 근육, 주리, 경맥經脈에 막히면 맥상은 대부분 불유리不流利 혹은 결유리欠流利해지며, 전형적인 삽맥을 보이는 경우는 드물다.

2) 음사에 의해 기기가 울체되거나[飮鬱氣機] 속에 기결되면[氣結於內] 맥상은 보통 현삽弦澁하다: 앞서 언급한 '이양병병二陽並病'의 풍음風飮의 경우, 기기가 심하게 막히면 맥상이 부현하며 삽할[浮弦而澁] 수도 있다. 장중경이 "양쪽이 현하면 한이다[雙弦者寒也]", "한쪽만 현하면 음이다[單弦者飮也]"라고 지적하였듯, 음사에 의해 기기가 막히면[飮阻氣機] 현맥이 나타날 수 있으며 주음主飮하는 삽맥을 겸해 현삽맥弦澁脈을 보인다.

3) 어혈이 응체凝滯되면 맥상은 보통 세삽細澁하다: 어혈이 맥도脈道를 막으면 기혈의 움직임이 원활하지 않아 보통 세맥과 삽맥이 공존한다. 각종 병인이 혈분으로 들어가서 어혈이 생길 수 있으며, 혈허를 겸하면 혈이 맥도를 채우지 못해 세삽맥이 나타날 수 있다. 따라서 병이 혈분에 이르면 맥상이 일반적으로 세삽해지나, 세맥이 없이 단순한 삽맥이 나타나는 경우도 있기는 하다.

4) 음고혈소陰枯血少하면 맥상은 보통 단삽短澁하다: 음고혈소陰枯血少하면 좌우 척맥이 불응지不應指하며 촌관에서는 맥이 잡히기도 하는데, 이것은 단삽맥短澁脈의 일종이다.

이상 동일 맥상의 차이점을 비교함으로써 다섯 가지 진단 의의를 언급하였다. 그러나 임상에서는 대부분 기타 증상과 체증體征(의사가 환자 몸에서 알아내는 객관적 증상)을 통해 감별하며, 특히 습증濕證과 음증飮證,

각 부위의 혈어증血瘀證, 각 장부의 기결증氣結證 등은 '주증主症(각 증후에서 가장 흔히 나타나는 증상 또는 주요 증상 및 체증)'을 통해서 감별한다.

3. 현맥弦脈

현맥의 상

현맥弦脈은 임상에서 흔히 볼 수 있는 맥상의 하나이며, 맥의 박동시 손가락 아래 팽팽한 줄처럼 느껴진다. 현맥은 아마도 우리가 가장 쉽게 느낄 수 있는 맥상이다. 내가 제일 처음 짚을 줄 알았던 것도 바로 이 현맥이다. 나는 어려서 바이올린과 얼후二胡를 배운 적이 있어서인지 현맥은 그야말로 현악기 줄 같은 느낌이었다. 현맥은 맥이 올때 그 느낌이 곧고 팽팽하여 얼후나 양금揚琴, 비파琵琶와 같은 현악기줄을 만지는 느낌과 비슷한데, 특히 얼후 현을 만질 때 느낌과 상당히 흡사하다. 또한 솜 타는 줄은 더 곧고 팽팽하므로 더욱 비슷하다.

임상에서 현맥의 긴장도는 병세의 변화에 따라 네 종류로 분류한다.

①현맥弦脈: 전형적인 본맥이다.
②편현맥偏弦脈: '현맥'만큼 팽팽하게 긴장되지는 않으며, 전형적인 '현맥'보다 긴장된 정도가 약간 약하다.
③약현맥略弦脈: 그렇게 팽팽하게 긴장되지는 않으며, 그 정도가 편현맥보다 좀 더 약하다.
④미미현맥微微弦脈: 아주 약간 팽팽하게 직선으로 긴장된 느낌이다.

현맥의 형성 원리와 진단 의의

1) **간담기울**肝膽氣鬱: 현맥이 생기는 첫 번째 원리는 간담기울과 기결氣結이다. 기울, 기결은 무엇일까? 아마 기공을 좀 할 줄 아는 사람이면 누구나 알 것이다. 몸을 이완시킬 때 천천히 목, 어깨, 팔다리 근육에서 심지어 두피나 귀 주위 근육까지도 이완시킨다. 그런데 심리적으로 긴장하면 바로 근육도 긴장된다. 양의적으로 말하면, 사람이 긴장을 하면 에피네프린이나 노르에피네프린이 분비되어 인체의 근육이 긴장되며 혈관의 민무늬근도 긴장된다.

한편 간담肝膽은 주소설主疏泄하여 기기의 소설疏泄을 주관한다. 만약 기기가 소설하지 못해 울체되면 뭉쳐서 현맥이 나타난다. 임상적으로 가장 흔히 나타나는 현맥이 이러한 유형에 해당하며, 이것은 우리가 임상의 발병률에 근거하여 얻은 결론이다.

2) **풍세**風勢**의 경급**勁急(주요하게 간풍의 경급을 가리키며, 음휴陰虧로 인한 간급풍동肝急風動도 포함): 두 번째 현맥이 생기는 원리는 풍세의 경급이다. 이러한 풍은 주로 외풍이 아니라 내풍內風을 가리키며, 주로 거센 간풍을 의미한다. 양기가 왕성하거나 들뜬 사람의 맥은 마치 바람이 불어 돛을 매단 밧줄이 아주 팽팽해진 것과 같다. 현맥의 손아래 느낌은 새끼줄이나 현악기의 줄과 같다. 간풍의 경급은 현맥으로 나타나기도 한다. 선전深圳에서 갑상선 기능 항진증 환자를 치료한 적이 있었는데, 원래 양약을 2년간 복용해도 효과가 없었다. 맥상은 현맥에 단단한 편이었다. 나는 그 가족들에게 환자는 다른 사람들보다 쉽게 고열, 구토, 혼미, 경련 등의 위급한 증상이 나타날 수 있으며, 쉽게 혈압이 올라갈

수 있다고 주의를 주었다. 그 이유는 맥이 현경弦勁하며 약간 단단했기[略硬] 때문이다. 양기가 왕성해 들떠 움직이면, 양항陽亢해져 풍이 생긴다. 양약을 끊게 한 뒤 백두옹탕白頭翁湯에 아교를 더해 치료했다. 일정 기간 치료한 다음 맥상이 점차 부드러워졌으며, 간풍도 가라앉았다.

그 밖에 음휴陰虧 또한 간급풍동肝急風動하여 현맥을 나타나게 하는 중요한 원인이 되며 임상에서 흔히 나타난다.

내가 치료한 적이 있는 전형적인 네 가지 병례를 통해 살펴보자. 네 명 모두 노인 환자였는데 세 명은 여성, 한 명은 남성이었으며, 모두 당뇨병과 고혈압을 동시에 앓고 있었다. 이들은 모두 입원 치료를 받고 인슐린을 주사하고 다량의 혈압강하제를 복용한 경험이 있었다. 심지어 이뇨제 히드로클로로티아지드Hydrochlorothiazide와 베타차단제 프로프라놀롤Propranolol을 같이 쓰거나, 안지오텐신Ⅰ 전환효소억제제 ACE-Ⅰ이나 칼슘길항제를 병행하기도 하였다. 그러나 혈압은 줄곧 높았으며, 혈당은 내려가지 않고 계속 230~300mg/dl을 유지했다. 그중 두 할머니는 밤에 전혀 잠들지 못하여, 심할 때는 두 달 동안 24시간도 채 못 자서 심번心煩이 매우 심했다. 입원 치료를 받을 때 침대에 누워 몸을 전혀 가눌 수 없을 때도 있었다.

이 환자들의 맥상은 모두 세현경細弦勁하였는데, 그중 세 명은 왼쪽 척맥에서 나타났으며, 한 명은 양쪽 척맥이 모두 세현경하였다(맥상은 각 부部를 나눠 말해야 한다). 이러한 맥상은 오국통吳鞠通이 말한 세현細弦하여 경급勁急한 것이 마치 "칼날을 따라가는 것같이 단단한[責責然如循刀刃]" 느낌이다. 이런 맥을 짚는 의사는 환자보다도 더 마음이 급해진다. 왜 그럴까? 이러한 맥상은 병세가 급속히 악화되어 신음腎陰이 고갈될 수 있음을 암시하기 때문이다. 음휴陰虧로 인해 허풍虛風이 경급勁急하여 현훈, 두통, 번조, 불면증 등 풍양상항風陽上亢 증상이 나타나며, 음허로 양을 수렴하지 못해 풍양상항이 더욱 가중되어, 혈압은 내렸으되 혈당은 내리지 않는다. 음이 고갈되면 몸이 힘을 받지 못해 축 늘어져 움직이지 못한다. 근육이 음혈의 유양濡養을 받지 못하므로, 몸을 가누기 힘들어 누워 지내게 된다.

병세가 발전하여 음양이 모두 쇠해, 양이 대휴大虧하고 음이 거의 고갈되면 인슐린을 주사해도 환자의 병세만 더 가중된다. 이때 우리는 반드시 중의의 입장에서 질병을 주시하여, 맥상이 세현경급細弦勁急한 것이 신패腎敗 징조임을, 또한 바로 위패胃敗 조짐이라는 것을 알아차려야만 한다. 음고陰枯하면 신체의 물질적 근원이 부족해지고, 양쇠陽衰하면 기화氣化할 힘을 잃고 만다. 그러므로 나는 환자들에게 양약의 복용을 중단하고 중의로 치료하기를 권했다. 네 명의 환자는 장기간 중약 복용 후 병세가 확실하게 호전되었다.

내가 당시 조급해진 이유는 첫째, 음고해지면 양이 제압을 받지 못해 양항陽亢하고, 풍양風陽이 제압을 받지 못해 궐양厥陽이 독행하기 때문이다. 둘째, 환자는 줄곧 아카보스Acarbose, 디아미크롱Diamicron을 내복하고 인슐린 주사를 맞았는데, 그것이 내 애간장을 태웠다. 양약을 더할수록 음고가 더욱 가중되기 때문이다.

몸이 그나마 보상 기능을 수행할 수 있다고 해서, 췌장 베타세포의 기능이 이미 쇠약해졌는데 약물에 의존해 췌장 베타세포를 자극하여 인슐린을 분비해서 혈당을 억제하는 것은, 마치 병든 소를 채찍질해서 일을 시키는 것과 같아서 얻는 것보다 잃는 것이 더 많다. 따라서 췌장 베타세포의 기능이 이미 떨어진 상태에서 인슐린 분비를 자극하면 신체의 기능이 더욱 저하된다.

당뇨병 후기가 되어도 현대 의학에서는 병세가 어떻게 변화하는지 아랑곳하지 않고 인슐린을 계속 사용한다. 병세가 음양이 모두 쇠한 단계에 이르러 양이 대휴大虧하고, 음이 거의 고갈되는 극단에 이르면, 인슐린 주사는 병세를 가중시킬 뿐이며 더 이상 혈당을 내리지 못한다. 이때에는 인슐린이 인체 세포 본연 기능에 일종의 소모적 역할을 하므로, 다량의 인슐린을 주사하면 세포 표면의 인슐린 수용체가 대량 소모되기 때문이 아닐까 생각한다. 이러한 관점은 단지 개인적인 추리일 뿐이어서, 일반적으로 받아들여지지는 않을 것이다.

그런데 한번 생각해 보자. 수용체는 단백질이 아닌가? 그리고 세포에 의해 합성되는 것이 아닌가? 현대 의학은 아직까지도 혈당을 조절해야 한다는 단일한 입장만 고수한다. 비록 혈당이 일정 정도 높을지라도, 케톤산증이 일어나지도 않았는데 혈당을 조절해야 하는가? 환자는 이미 움직이지도 못하는데, 아랑곳하지 않고 혈당만 조절한다. 혈당을 조절하느라 몸이 끝장날 수도 있는데 혈당을 조절할 것인가?

'내가 당신 병을 치료할 테니, 죽는 건 당신 책임이다', 이건 일종의 야만적 책임 회피이다. 예를 들어 뇌의 종양을 잘라 내서 사람이 못 움직이게 되었는데, 나았으니 퇴원하라고 말하는 것과 같다. 뇌의 종양은 없어졌지만, 독자적 생활을 못하는 것은 수술로 인한 병발증이니 자신과 무관하다고 말한다. 인슐린을 계속 쓰면 수용체가 소모되며, 특히 각 조직세포가 소모되어 인체에 남은 에너지가 고갈된다. 따라서 환자의 몸은 축 늘어져 버린다. 인슐린을 주사할수록 음은 더욱 고갈되고 맥은 더 현경弦硬해진다.

그런데 이러한 노인들로 하여금 인슐린을 끊고, 당뇨 약을 끊도록 하는 것이 그렇게 힘들 수가 없다. 내가 그들 앞에서 위신이 좀 서 있기 망정이지, 모두들 야단을 몇 번이나 맞고서야 겨우 약을 끊는다. 양약을 끊으라는 것이 무슨 농담인가? 양약을 끊으라는 것은 중약으로 다 감당해서 모든 책임을 우리가 진다는 뜻 아닌가? 아무도 강요하지도 않는데, 내 스스로 목숨을 거는 일이다. 전 세계가 모두 인슐린을 끊는 건 안 된다고 한다. 된다는 사람은 누구 하나 없다.

그들 중 티엔田 씨 할머니는 인슐린을 끊고 나서 혈당이 486mg/dl 까지 치솟았다. 예전에는 이렇게까지 오르지는 않았다. 그러나 중약을 계속 복용하자 300mg/dl 이하로 떨어져 매우 기뻐했다. 비록 그전에는 인슐린에 의존했었지만, 인슐린을 끊어도 혈당이 오르지 않고 오히려 내려 더 이상 주사를 맞을 필요가 없게 되니 환자들은 매우 기뻐했고 몸 상태도 더 좋아졌다. 그중 한 명은 걷지도 못해 병상에 누워만 있었는데, 움직일 수 있게 되었다.

질병은 일종의 변화 과정이다. 후기로 갈수록 몸의 기력은 떨어지기 마련이다. 어떤 약물이든지 몸에 의존해 작용한다. 인슐린이나 아카보스Acarbose 모두 몸을 통해 작용하는데, 어떻게 무절제하게 몸을 소모할 수 있을까? 당뇨병으로 손상되어 신허腎虛에 이르고, 다시 신휴腎虧가 되고, 양휴陽虧, 음고陰枯, 정휴精虧해지면 양약들은 반드시 끊어야 한다. 그렇지 않으면 사람을 오히려 죽일 수 있다. 따라서 이러한 내용을 모두 이 책에 기록하며, 어떤 이변이 일어난다 해도 이런 견해를 견지할 것이다. 사람을 구하는 것이 가장 중요한데, 이렇게 구한 사람들이 한두 해를 산 것이 아니라 이미 몇 해를 살고 있다.

우리는 현대 과학이 첨단이라고 말하기를 주저하면서도 양약에 대해서는 절대 확신한다. 우리는 중의의 입장에 서서, 질병을 논치할 때 단계를 나눠야 한다. 음허와 음고는 단계가 다른데, 임상적으로 주의 깊게 관찰하다 보면 알 수 있다. 이런 경급勁急한 현맥이 단단해지면 신패腎敗 징조이며 위패胃敗 조짐이다. 양약을 계속 복용하면, 한 시대의 희생양이 되고 만다. 바로 성숙하지 못한 과학의 희생양인 것이다. 이런 희생양들이 너무 많다. 우리는 단지 우리를 찾아오는 사람들만 바로 잡을 수 있을 뿐이다.

3) 음사飲邪가 기기氣機를 막거나 초막焦膜에 머무는 경우: 일단 초막의 개념을 짚고 넘어가자. 초막은 바로 삼초三焦를 가리키며, 육부六腑의 하나이다. 이에 대한 유형, 무형 및 실질에 관한 논쟁은 역대 무수히 진행되었으나, 현재까지도 통일된 견해가 없다. 따라서 이것의 구체적 병변 또한 제시된 것이 별로 없다. 이것은 중의학에서 더 연구해야 할 과제이므로 여기서 상세하게 거론할 수는 없다.

현재 나의 제한된 수준에서 초보적으로 내린 결론은 다음과 같다. 삼초는 분명 유형의 장기로서 인체 내부 흉강과 복강에 분포하는 대망막(흉막, 늑막, 횡격막, 복막 등)을 가리키는데, 모든 장부가 그 상, 중, 하부에 분포하며 삼초로 둘러싸여 있다. 동시에 심포락心包絡과 삼초는 서로 표리 관계에 있으며 근부肌膚와 주리腠理는 그것의 외응外應이다.

삼초의 주요한 기능은 행수行水이다. 그러나 수水는 각 상, 중, 하초의 다른 통로에서 '상초는 안개와 같다[上焦如霧](물의 수증기와 유사)', '중초는 거품과 같다[中焦如漚](물의 거품과 유사)', '하초는 도랑과 같다[下焦如瀆](물이 지나가는 도랑과 유사)'와 같은 다른 생리 현상이 일어난다. 동시에 삼초는 신腎의 화부火腑로서 기氣, 혈血, 진액津液의 선통宣通을 주관한다. 따라서 삼초의 병리 변화는 대부분 수음범람水飲泛濫으로 인한 것이며, 소수 '기울(기분氣分), 혈어(혈분)'를 보인다. 그러나 '기울하여 수가 움직이지 못하거나[氣鬱水不行]' '혈의 운행이 순조롭지 못하면 수가 되므로[血不利則為水]' 여전히 '수분水分'과 밀접하게 연관된다. 그 발병은 비록 상중하 구별이 있으나, 매번 서로 관련되며 심하면 삼초에 모두 퍼진다. 발병 근원은 비록 대부분 해당 부위의 장부와 연관되나, 공통적으로 나타나는 증상에서 초막 병변의 특징이 관찰된다. 음사飲邪가 초막에 머물러 간담지기肝膽之氣의 통로를 막으면 기울되고, 울체되면 맥상이 긴장되어 현맥이 나타난다.

4) 한사寒邪 또는 습탁濕濁에 의한 기기氣機의 막힘: 한사 또는 습탁에 의한 현맥은 상대적으로 적은 편이다. 예로부터 '현맥과 긴맥은 구분이 어렵다[弦緊難分]'라고 하였는데 맞는 말이다. 임상적으로 한사는 현맥을 보이나 긴緊하지는 않다. 장중경은 일찍이 "양쪽 맥이 모두 현하면 한이다[脈雙弦者, 寒也] …… 한쪽 맥이 현하면 음이다[偏弦者, 飲也]"라고 하였는데, 주로 한사가 경락에 머무르면 기혈이 수렴되고 경맥이 움츠러들어 현맥이 생긴다. 또한 현맥이 통증을 의미한다고 보는 의가들도 적지 않으며, 실제로 이러한 현맥은 사기로 인해 기기가 막혀 생긴다. 임상적으로 어떤 복통이나 협하脅下에 갑자기 나타나는 통

증인 한산가통寒疝瘕痛 환자들에게 흔히 현맥이 나타난다. 기기가 막혀면 통하지 않아 통증이 생기므로, 『금궤요략』「복만한산숙식병편腹滿寒疝宿食病篇」에서는 "촌구맥이 현하면 갑자기 협하가 매우 아프며, 환자는 오한에 벌벌 떤다[寸口脈弦者, 即脅下拘急而痛, 其人嗇嗇惡寒也]"라고 하였다. 습濕(담痰)탁濁에서 습(담)은 스스로 모이는 작용이 있기 때문에 기기가 쉽게 응체凝滯되며, 비교적 완고한 습(담)탁이라면 현맥이 나타날 수 있다.

현맥의 감별진단

현맥이 나타나는 네 가지 다른 원리를 어떻게 구별할까? 한마디로 매우 어렵다. 앞에서 설명한 활맥滑脈은 식체 때문인지 열熱로 인한 것인지, 아니면 임신이나 담痰으로 인한 것인지 구분하기가 매우 힘들어, 맥상만으로 그것을 구분하기란 거의 불가능하다. 그래서 활맥을 거론할 때 맥상 자체의 감별은 거의 거론하지 않았으며, 반드시 사진합참四診合參해야 한다고 설명하였다. 현맥의 자체 감별 또한 매우 힘들며 사진합참해야만 한다. 그러나 어떤 경우에는 감별을 위한 약간의 증거들이 제공되기도 한다.

1) 간담기울은 흔히 좌맥이 현하며, 심하면 좌관맥左關脈만 현왕弦旺하다: 간담기울은 보통 한쪽 손만 현한데, 대부분 좌맥이 현하고 우맥이 현한 경우는 드물다. 어떤 환자는 좌관맥만 현하기도 해서 마치 작은 콩알 같은 것이 속에 있는 것 같다. 따라서 촌관척 삼부는 분리해야 하며, 앞에서 언급한 현경弦硬한 척맥은 예후를 판단하는 데 보통 중

요한 것이 아니다.

2) 풍으로 인한 현맥은 대부분 육맥이 모두 현하다: 풍사로 인한 현맥은 보통 육맥이 모두 현하고 대부분 양손이 부현하며, 모든 기혈이 역란逆亂하여 위에서 박결搏結한다. 외풍으로 인한 현맥 또한 육맥이 모두 부현하나 임상에서 그리 흔하지 않다. 간풍상범肝風上犯의 경우 현훈과 두통은 가장 두드러지는 증상, 즉 병증을 판단하는 데 관건이 되는 주요 증상이다. 심한 현맥이면 정수리에 터질 듯한 창통脹痛이 있거나, 관자놀이에 뛰는 듯한 도통跳痛 또는 떨리는 듯한 추통抽痛이 있어 간헐적으로 아프며, 당기는 듯한 철통掣痛이 나타나기도 한다. 심한 현맥이나 맥이 좀 가는 경우, 철통과 창통이 자주 나타나며, 어떤 경우 도통이 나타나기도 한다.

3) 음과 습탁으로 인한 맥은 대부분 현삽하다: 만약 음飮과 습탁濕濁이 기기氣機를 막아 현맥이 나타났다면 대부분 현삽弦澁하다. 왜냐하면 음은 보통 삽맥을 보이기 때문이다. 습사 또한 원활하지 않은 불유리맥不流利脈을 보이므로, 이러한 경우 보통 맥이 현삽弦澁하다.

4) 한寒으로 인한 경우 맥은 현삽할 수도 있다.

4. 긴맥緊脈

긴맥의 상

옛사람들은 긴맥緊脈을 "꼬아 놓은 새끼줄을 만지는 것 같다[如切繩轉索]"고 표현하였다. 손끝으로 느끼는 맥감脈感이 긴장되어 있다는 의미로서, 맥박이 뛸 때 좌우가 탄지彈指하는 데다 가로 방향으로도 팽팽한 느낌이어서 맥관과 주위 조직이 확실하게 분리된다. 긴맥은 현맥弦脈과 느낌이 상당히 유사하다. 현맥은 주요하게 맥관이 세로 방향으로 긴장되어 있고, 긴맥은 주로 가로 방향으로 긴장되어 있으나 가로와 세로 모두 긴장된 경우도 적지 않다.

긴맥의 형성 원리와 진단 의의

1) 한사寒邪에 의해 기기氣機가 닫힘: 긴맥은 주로 한사에 의해 기기가 닫혀[寒閉氣機] 나타나는 것으로 '표한에 의해 위양이 억압되어 닫힘[表寒閉遏衛陽], 한사에 의해 기기가 응결됨[寒邪凝結氣機], 한사로 인해 속에서 양기가 닫힘[寒邪內閉陽氣]'이 이에 해당한다. 왜냐하면 한의 성질은 응결되어 수렴하고 당겨지므로 맥이 탱탱하게 긴장되며 좌우로 탄지彈指한다.

『상한론』제3조에 이르기를, "태양병에서 이미 발열했거나 아직 발열하지 않았거나 반드시 오한하며 몸이 아프고 구역질하고 음양맥이 모두 긴하면 상한이라 부른다[太陽病, 或已發熱, 或未發熱, 必惡寒, 體痛, 嘔逆, 脈陰陽俱緊者, 名曰傷寒]"라고 하였다. 이 조문은 장중경의 태양상한太陽傷寒의 주요한 증상을 언급하고 있는데, 한사가 태양의 표表에서 위양衛陽을 억압하면[閉遏] 위양이 체표를 온후溫煦하지 못해 오한이 나타난다. 어떤 사람은 이미 발열하여 위양과 한사가 표에서 싸우기도 하고, 어떤 사람은 열이 아직 안 날 수도 있다. 아마도 감수感受한 한寒이 심해 위양이 억압되어[閉遏] 싸울 수 없거나, 체질이 약해 즉시 표로 투발透發하여 한사와 싸울 수 없으므로 좀 늦게 발열한다. 만약 발열하지 않는다면, 태양상한이 아니라 아마도 소음상한으로 이때 맥은 침긴沈緊하다. 환자는 앞뒤 목이 뻐근하며[頸項僵硬] 약간의 통증을 동반하거나 전신통[體痛]이 나타나기도 하는데, 이는 한사가 응결하고 수렴하는 성질이 있어 밖으로는 위양을 억압하고[外閉衛陽] 속으로는 영음營陰이 울체되어 영위기혈營衛氣血 모두 잘 소통되지 않기 때문이다.

한편 '통하지 않으면 아프다[不通則痛]'와 같은 상황은 근맥 경련[筋脈拘攣]에 의한 것일 수도 있다. 구역질[嘔逆]은 한사가 표표表에서 정기와 싸우므로 이표裏를 잘 보살피지 못해 이기裏氣의 승강升降이 조절되지 못하므로 나타난다. 이렇게 잠시 승강이 비정상적이라고 해서 반드시 구역질을 하는 것은 아니며, 흔히 식욕이 없다든지 하리下利하거나 혹은 대변을 못 본다든지 등과 같은 소화도 증상이 나타나기도 한다. 맥의 음양이 모두 긴하다[脈陰陽俱緊]라는 말은 촌관척 삼부 모두 부긴浮緊한 맥상이 나타날 수 있음을 가리킨다.

일반적으로 부맥浮脈은 사기가 주로 외부, 상부, 표에 있음을 의미하며, 긴맥緊脈은 주로 한사로 인한 것이며 '한주수인寒主收引'하여 위양을 억압했음을 의미한다. 장중경은 태양상한의 주요 증상에서 맥긴脈緊을 언급하였는데, 이것은 임상적 사실과 부합한다. 그 밖에 맥긴脈緊이라는 증상을 통해 태양중풍표증太陽中風表證과 쉽게 구분할 수 있다. 태양중풍표증은 주로 부완맥浮緩脈이 나타나기 때문이다.

한사가 이표裏에 있어 기기를 응결凝結하거나 양기가 내폐內閉되어도 긴맥이 나타날 수 있다. 예를 들어, 『상한론』 제286조에 이르기를, "소음병에 맥이 긴하며 칠팔일이 되어 하리下利하고 맥이 갑자기 미해졌다. 손발이 오히려 따듯하고 긴맥은 오히려 없어졌다면 나으려는 것이다. 비록 심번하나 하리하면 저절로 낫는다[少陰病, 脈緊, 至七八日, 自下利, 脈暴微, 手足反溫, 脈緊反去者, 爲欲解也, 雖煩, 下利必自愈]"라고 하였다. 소음병의 긴맥은 촌관척 삼부맥이 모두 침긴沉緊하다. 이것은 한사가 너무 심하기 때문이다.

한사가 소음에 직중直中하면 사기가 인체의 심층부에 있어서 자연히 맥이 침沉해지므로, 양기대허陽氣大虛한 것이 아니다. 이때는 소음리증少陰裏證의 맥이 미세하고[脈微細], 소화되지 않은 음식물을 하리하거나[下利淸穀] 대변에 소화되지 않은 음식물이 섞여 나오는 증상이 [完穀不化] 없으며, 이것은 한사가 너무 심해서 맥이 자연히 긴緊해진 것이다. 이러한 병이 칠팔일 지나 하리下利가 나타난 경우, 이때 하리下利는 하리청곡下利淸穀, 완곡불화完穀不化한 것이 아니라 양기가 회복되는 것으로, 내부의 한사를 밖으로 내쫓는 것이다. 그렇지 않다면, 뒤에 "맥이 갑자기 미해졌다. 손발은 오히려 따듯하고 긴맥은 오히려 사라질[脈暴微, 手足反溫, 脈緊反去]"수가 없다. 원래의 긴맥이 갑자기 미微해졌는데, 어떻게 긴맥이 없어진 걸까? 한사가 없어졌거나 거의 다 없어졌기 때문이다. 손발이 오히려 따듯하다[手足反溫]는 것 또한 양기가 회복됨을 의미한다. 아마도 이 환자는 예전에 수족냉증이 있었을 것이다. 수족은 인체의 사지 말단부로서 손발이 따듯해졌다는 것은 양기가 회복되었음을 확실히 증명한다. 이로부터 외한이든 내한이든 한성寒性은 모두 응결되고 수렴하므로 모두 긴맥이 나타날 수 있음을 알 수 있다.

2) 사기가 기기를 막음[邪氣阻滯氣機]: 임상적으로 한사에 의해 기기

가 막히는 것 외에도 다른 병사, 예를 들어 열결熱結, 음식飲食, 담탁痰濁, 수음水飲, 결석結石 등이 기기를 막기도 한다. 왜냐하면 정상적인 맥상은 맥관의 원활도와 기혈의 흐름이 정상인지 여부에 따라 결정되기 때문이다. 만약 기혈이 사기에 의해 막히거나 심지어 기기가 통하지 않아 담결석이나 신장결석이 나타날 경우 흔히 긴맥을 보인다. 어떤 사람들은 이것을 긴주통緊主痛이라고 보는데, 통증과 긴맥은 모두 질병 증상으로서, 양자가 동등한 위치에 있는데 어떻게 한 증상이 다른 증상을 주관한다고 말할 수 있겠는가? 통증이 나타날 때 환자에게 긴맥이 나타날 수도 있다고만 말할 수 있다. 그런데 왜 통증이 일어날까? 불영즉통不榮則痛을 빼면 모두 기기가 통하지 않기 때문이다. 사기가 기기를 막으면 맥이 조여 긴맥이 나타날 수도 있다. 이러한 예는 임상적으로나 중의 경전에서 흔히 나타난다.

예를 들어, 『상한론』 제138조에 이르기를 "상한 칠팔일에 결흉하며 열실하고 맥은 침긴하다. 심하가 아프고, 눌렀을 때 돌덩이 같으면 대함흉탕을 주로 쓴다[傷寒六七日, 結胸熱實, 脈沉而緊, 心下痛, 按之石硬者, 大陷胸湯主之]"라고 하였다. 환자가 상한傷寒한 지 칠팔일이 되었고, 비록 오하誤下하지는 않았으나 제때 적절한 치료를 하지 않아서 열사熱邪가 내함內陷하고 수水와 서로 뭉쳐 '결흉열실結胸熱實'이 되었다. 맥침脈沉은 사기가 이裏에 있기 때문이며, 맥긴脈緊은 열사가 내함하여 수와 서로 뭉친 다음 기기가 막혔거나 심지어 불통不通하기 때문이다. 그렇지 않다면 어떻게 '심하가 아픈데, 누르면 돌덩이 같다[心下痛, 按之石硬]'와 같은 증상이 나타날 수 있겠는가? 임상적으로 대결흉증大結胸證에서 나타나는 통증의 경우 흔히 누르기를 거부하고[拒按], 압통,

반사 압통, 근육 긴장이 나타난다.

또 예를 들면『상한론』제224조에 이르기를, "양명병에서 맥이 부긴하며, 목안이 건조하고 입이 쓰며, 배가 부르고 호흡이 가쁘다. 발열에 땀이 나며, 오한은 없고 오히려 더위를 타고, 몸이 무겁다[陽明病, 脈浮而緊, 咽燥口苦, 腹滿而喘, 發熱汗出, 不惡寒反惡熱, 身重]"라고 하였다. "양명병에 맥이 부긴하다[陽明病, 脈浮而緊]"는 태양상한과 맥상이 비슷하나 환자가 발열한출發熱汗出하며 오한이 아니라 오히려 오열惡熱하는 양명열성陽明熱盛의 상象이 나타나니 결코 태양상한이 아니라 바로 양명열증陽明熱證이다. 그런데 왜 '맥이 부긴[脈浮而緊]'할까? 이것은 긴주한緊主寒이나 긴주통緊主痛으로 해석할 것이 아니다. 맥부脈浮는 양명열성으로 인한 것이나, 이러한 부맥浮脈은 전형적인 부맥이 아니다. 이것은 부취에서 바로 잡히며, 중취와 침취에서 모두 유력한 맥상이다. 바로 앞에서 언급한 왕맥旺脈 혹은 부실맥浮實脈에 해당한다. 긴緊의 원인에 또 무엇이 있을까? 열熱이 이裏에 있어 기기를 막기 때문이다. '배가 부르고 호흡이 가쁘다[腹滿而喘]'는 바로 그 증거로서, 기기의 막힘이 부기腑氣에 영향을 주면 복만腹滿하게 된다. 기기가 막히면 폐기肺氣가 숙강肅降하지 못해 천식이 나타난다.

마치『상한론』제353조에서 "환자의 손발이 궐랭하고 맥이 갑자기 긴해지면, 사기가 흉중에 뭉친 것이다[病人手足厥冷, 脈乍緊者, 邪結在胸中] …… 마땅히 토법을 써야 하며, 과체산이 적합하다[當須吐之, 宜瓜蒂散]"라고 언급한 것과 같다. 이것은 담이 흉양을 막았거나[痰阻胸陽] 담식이 흉양을 막아서[痰食阻胸陽] 나타난 긴맥의 예증이다.『금궤요략』「복만한산숙식병맥증치腹滿寒疝宿食病脉证治」에서는 "맥이 긴한 것이 마치 새끼줄을 꼬듯 가만히 있지 않으면 숙식이다[脈緊如轉索無常者, 宿食也][6]라고 하였는데, 이것은 숙식宿食으로 인해 기기氣機가 막혀 나타난 긴맥緊脈의 예증이다. 『금궤요략』「담음해수병맥증병치痰飲咳嗽病脈證並治」에 이르기를, "가슴 아래 지음이 있으면 호흡이 가쁘고 답답하며 심하가 더부룩하고 단단하다. 낯빛은 검고 맥은 침긴하다[膈間有支飲, 其人喘滿, 心下痞堅, 面色黧黑, 其脈沉緊]"라고 하였는데, 이것은 음음飮에 의해 기기가 막혀 긴맥이 나타난 것이다. 그 밖에도 많은 사례가 있지만 일일이 언급하지 않겠다.

긴맥의 감별진단

긴맥의 형성 원리를 확실하게 감별하고자 한다면 사진합참四診合參이 관건이다.

5. 경맥硬脈

경맥硬脈은 임상에서 중요한 의의를 갖고 있는 맥상이지만, 현재 교재에서는 보통 다루지 않는다. 단지 정상 맥상의 특징과 진장맥眞臟脈을 설명할 때 잠시 언급할 뿐이다. 위기胃氣가 없는 맥은 손끝의 느낌이 단단하다.

경맥의 상

맥이 다가올 때 손끝에 꼿꼿한 듯 탄력이 부족하며, 일상적으로 흔

---

6 옮긴이 참고 논문_ 李心机, "緊脉如转索"论辨, 山东中医杂志, 2015;34(5):323-332

히 접하는 탄력이 있으면서도 약간 단단한 지름 2밀리미터 정도의 튜브를 만지는 듯하다. 이것은 좌우 탄지彈指한 긴맥緊脈이나 힘이 있는 탄지맥彈指脈과 구별된다. 경맥은 부드럽지 않은 맥상으로서, 이것은 맥관脈管의 탄력이 떨어졌음을 의미한다. 경맥의 특징은 양의에서 말하는 동맥경화와 유사한데, 실제로 망막동맥경화증 제3기 정도에 이르면 확실한 경맥이 나타난다. 그러나 경맥은 단순히 동맥경화에서만 나타나는 것이 아니라, 많은 질병의 말기에 위패胃敗 징후로 나타날 수 있다.

　경맥은 보통 위중한 질병에서 나타므로 임상 의사라면 반드시 알고 있어야 한다. 아래 예를 살펴보자.

　후胡○○, 남성, 65세
　파킨슨병을 앓았는데 뒤에 노인성 치매로 발전해 반 년 이상 혼수상태에 빠졌다가, 갑자기 대변활탈大便滑脫하더니 엿새간 고열에 다시 혼수상태가 되었다. ICU 병동에서 구조할 당시 양의사들은 연일 사망 위험이 있음을 언급하였다. 환자의 사위가 당시 2006년 선전深圳에서 열린 "국제맥학교실"에서 강의를 들었는데, 나에게 회진을 의뢰했다. 회진하였더니 맥상은 육맥이 무근無根하고, 좌척맥은 불응지不應指하며 촌관맥이 짧고, 우관맥은 경硬했다.
　처방은 생맥산生脈散에 지보단至寶丹을 겸했다. 환자는 약을 복용한 다음 날 체온이 39도에서 37도로 내렸다. 아직 완전히 의식을 회복하지는 않았으나 깨었다 잠들었다를 반복하면서 점차 의식을 회복하였다.

위 환자의 설사는 외감外感에 의한 것으로 곽향정기산증藿香正氣散證을 의미한다. 환자는 이미 반 년간 혼수상태였기에 환자의 상황은 가족들을 통한 문진問診과 맥진 같은 객관적 체증體征으로 파악하여 변증辨證할 수밖에 없었다. 따라서 중의사들이 진맥할 줄 모른다면 급성병이나 위중증危重症 앞에서 속수무책하여 결국 환자가 그 피해를 보게 된다.

노인의 비위脾胃 기능은 극도로 허해 질병 초기에 '표증表證을 놓치면' 외사外邪가 오장으로 깊이 들어간다. 정허正虛하여 사기를 밖으로 쫓을 힘이 없으므로 빠르게 속으로 빠져[內陷] 대변이 활탈불금滑脫不禁하고, 며칠간 발열이 계속되어 체온이 39도까지 올랐으나 땀 한 방울 나지 않았다. 무한無汗의 원인은 음고가 아니다. 맥진으로 보건대 환자는 아직 음고무한陰枯無汗 정도까지는 가지 않았다. 표사가 있는데 그것은 풍한습폐표風寒濕閉表로 인한 것이나, 환자의 맥상은 우선 육맥이 무근해서 약간 침취해도 맥이 사라졌다. 그리고 좌척맥이 불응지不應指하여 역시 무근이었고, 좌맥은 촌관에서만 드러나니 단맥短脈을 보였는데, 이것은 신腎의 음고로 발전됨을 의미한다. 우맥의 관부맥이 경硬한 것은 바로 비패脾敗, 신패腎敗의 조짐이었다.

일반적으로 시병時病, 외감外感, 표증表證, 감모感冒의 중요한 치료 원칙은 투표透表 또는 발표發表하는 것이다. 표사가 풀리지 않았으면 하下 또는 청淸을 해서는 안 되며, 마음대로 보약을 써도 안 된다. 그러나 아래 두 가지 특수 상황에서는 해표解表해서는 안 된다.

1) 정기대휴正氣大虧한 경우: 예를 들어, 『상한론』에 나오는 마황부자

감초탕증麻黃附子甘草湯證이 태양과 소음의 양감兩感을 의미한다면, 소음의 경우 양이 극도로 허한데 해표하면 바로 기탈氣脫하여 목숨을 잃게 된다.[7]

2) 이기폐조裏氣閉阻가 특히 심한 경우: 대부분 복부가 매우 팽만하고 단단하고 아프거나[脹極硬痛] 심지어 혼미한 경우 발표약發表藥을 써도 땀이 나기가 어려운데, 이것은 이기가 심하게 막혀서 닫혀 버려[裏氣閉阻] 양기陽氣가 선통宣通할 수 없기 때문에 해표가 부적합하다. 땀을 낼 힘조차 없는데 어떻게 땀이 나겠는가?

앞에서 예로 든 환자에게는 위에 설명한 두 가지 특수한 상황이 모두 존재했다. 정기대휴로 인해 질병 초기에 '표증을 놓쳐서' 풍한습에 의해 표가 닫혔다[風寒濕閉表]. 그뿐만 아니라 이기가 심하게 막혀 버려[裏氣閉阻] 해표하기에 적합하지 않았다. 환자는 이미 혼수상태에 빠진 지 반 년이 넘었고 극도로 비신휴脾腎虧하여 감기에 걸리기만 하면 풍한습열이 속으로 들어갔다. 정기가 허하면 사기가 바로 내함內陷하기 때문이다. 사기내함의 증상을 살펴보면, 첫째로 설사를 들수 있다. 그리고 둘째, 설사를 하루에도 여러 번 반복하면서 대변 실금한다. 왜일까? 환자의 비신脾腎이 휴극虧極하여 사기내함한 상황에서 정기가 전혀 도움을 주지 못하기 때문이다. 신주이변腎主二便하여 만약 신패腎敗하면 대소변을 모두 실금失禁한다. 이때 해열解熱과 지사止瀉에만 집중하다가 '실표失表'하여 사기가 더욱 내함했고 환자는 더심한 혼수상태에 빠져 결국 안와부 주위를 눌러도 꼼짝하지 않았다.

---

7 옮긴이 주_ 야오메이링 교수는 『상한론』에 근거해 육경六經에 각각 표증表證과 이증裏證이 모두 존재한다는 논거 하에 마황부자감초탕증을麻黃附子甘草湯證을 소음의 표증으로 본다.

이런 경우 어떻게 해야 할까? 표리를 모두 풀어도[表裏雙解] 될까? 절대 안 된다! 그래서 우리는 생맥산에 지보단을 썼다. 왜냐하면 습사가 이미 심포를 막아 환자가 혼미해졌으므로, 이때는 습이 있을지라도 음陰을 지켜야 하기 때문에 생맥산을 쓰고, 표증이 있을지라도 지보단을 써서 막힌 이기裏氣를 열었다. 환자의 상태가 너무 위험했기 때문이다. 이 환자에게 생맥산을 쓴 건 우맥이 중취에서 아주 약간 세경細硬했기 때문이다.

경맥硬脈을 포함한 몇 가지 위중병의 맥상이 일단 나타나면 매우 불안해지지만, 우리는 이렇게 정면으로 맞대응하면서[正着] 어떤 우연도 기대하지 않는다. 정착正着이란 환자의 몸이 호전되든 아니면 환자가 살든 죽든 이 처방을 쓴다는 뜻이다. 다행히 환자는 확실히 호전되었다. 따라서 중의 치료의 핵심은 질병을 이해하여 정확하게 변증辨證하는 데 있다.

현재 많은 중의사들이 '어떤 병에는 무슨 처방' 같은 모식을 좋아한다. 병인病因, 병기病機, 병소病所는 아예 분석하려 하지도 않고, 바로 처방한다. 양의의 질병이나 중의의 병명으로 약을 쓴다는 것은 옳지 않다. 심지어 어떤 젊은 의사들은 환자 머리 전체가 대한大汗이었을 때 무슨 방제를 썼는지, 혹은 환자가 어떤 증상을 말했을 때 어떤 처방을 했는지를 말하기도 한다. 개별적 증상에만 의존하고 환자의 전체적 상황을 고려하지 않으면 확실하게 분석할 수도, 귀납할 수도 없다. 사실상 질병에 대한 인식이 여전히 확실하지 않은 상태에서 바로 약을 거론하면, 이것은 질병 분석에 의한 것이 아니라 약에 의존하는 것으로 치료 효과는 매우 낮다.

의사가 확실하게 변증해서 발병의 핵심 원리와 질병의 경과와 발전 추세를 파악한다면 용약用藥의 과정은 상당히 단순해진다. 위에서 예로 든 후胡 씨처럼 복잡한 질병에서도 우리는 세 가지 약재와 한 알의 환약을 썼을 뿐이다. 당시 쓴 지보단은 중성약中成藥으로 된 소아지보단小兒至寶丹이었다. 현재 지보단에 들어가는 많은 약재들은 모두 진짜가 아니다. 우황牛黃은 천연이 아니라 인공을 쓴다. 그러나 전제는 변증적 사유여서, 그것이 옳았다면 치료 효과는 그대로 드러난다. 어떤 때 환자는 의사를 신의神醫라고 부르는데, 사람이지 어떻게 신神일 수 있겠는가? 우리는 전통적인 지식과 방법에 의존하는 것일 뿐이며, 자손으로서 그것을 잘 배우느냐 아니면 그렇지 못한 불효한 후손이 되느냐 차이일 따름이다.

　　중의는 일부 난치병들에 대한 독특한 발견과 함께 그 치료법을 발전시켜 왔다. 이것은 전통적 지식의 일부이나, 양의와 비교했을 때 상대적으로 기적이라 부를 만하다. 앞에서 언급한 내 어머니의 애덤스-스토크스 증후군Adams-Stokes syndrome을 살펴보면, 당시 양의는 첫 번째 급성 심원성 뇌빈혈 발작은 폐기종 때문이라고 판단했다. 이삼일간 혼수상태에 빠졌는데, 살릴 수만 있다면 그건 기적이라고 말했다. 그러나 우리가 약을 쓰자마자 예닐곱 시간 만에 확실히 깨어나서 양의사들은 눈을 동그랗게 떴다. 처방은 매우 간단했다. 죽력수竹瀝水에 생강즙을 더하고 구절창포九節菖蒲 등을 가미해 총 다섯 가지 약재를 썼다. 양약을 금하고 비타민만 약간 보충하도록 하였으며 고주파 인공호흡기를 사용했다.

　　질병의 발병 원리를 이해하려면 우선 환자의 증상을 분석하고 귀납하여 환자의 질병사를 파악해야 한다. 각 증상들은 모두 유기체적으로 관련되며, 각 증상은 고유의 발생 원리를 가지고 있다. 따라서 각 증상에 대한 분석이 필요한 것이다. 만약 동일한 병기로 해석이 가능하다면 최대한 동일한 병기로 해석한다. 만약 불가능하다면 질병이 상당히 복잡함을 의미하며, 그 차이점이 바로 치료의 착안점이 되는 경우가 많은데, 임상에서 소홀하기 쉬운 부분이다. 또한 병세病勢를 반드시 파악해야 한다. 각종 질병은 모두 고유한 변화의 규칙성을 가진다. 장부의 상호 관계와 각종 병인들의 관계, 질병의 변화 과정을 이해함으로써 치료의 원칙과 방법을 도출할 수 있다.

경맥의 형성 원리와 진단 의의

1) 비위가 이미 패함[脾胃已敗]: 임상에서 나타나는 경맥硬脈의 원리 중 첫 번째는 비패脾敗, 혹은 위기胃氣가 이미 패한 경우인데, 사실 이 둘은 동일하다. '비위는 후천의 근본이다[脾胃爲後天之本]', '비위는 기혈이 생기고 변화하는 근원이다[脾胃爲氣血生化之源]'이므로 맥의 위기는 맥상에서 고요하고 부드럽게 나타난다. 비위가 쇠패衰敗하면 맥관脈管은 기혈진액氣血津液의 유양濡養을 받지 못해 '맥에 수가 없으니 부드럽지 못하게[脈無水不軟]' 된다. 혈관벽은 탄력을 잃게 되어 맥관은 작은 범위에서만 박동하므로 경맥이 나타난다. 임상적으로 위험한 상황에서야 나타나는 맥상이다.

나는 내 아버지가 야오허성 교수라는 이유로 실습 기간부터 이름이 좀 나 버렸다. 당시 장시江西에서는 극좌 운동이 한창이어서, 대학을 졸업하고 시골로 낙향하는 신세가 되었으나 공사의원公社醫院에서도 근무할 수가 없었고, 군부대의 간이 의료 시설에서 일하게 되었다. 아버지 덕분에 나는 이미 널리 알려진 '명의'였고, 사방 200여 리에서 환자들이 어린 의사를 찾아왔다. 그때 나의 피로는 극도에 달했다. 이레 동안 잠을 못 잔 적도 있었고, 약 가방을 메고 가다가 졸기도 했다. 낭떠러지 절벽 옆을 걸어가며 졸다가 놀라서 온몸에 식은땀을 흘린 적도 있다. 힘들기는 했지만 당시 치료했던 급위중증急危重症이 이후 임상 근무에서 탄탄한 기초가 되었다. 유명해진 덕분에 공사의원公社醫院에서 근무하게 되었고, 나중에는 현의원縣醫院에 근무하게 되었다. 20대 초반일 때 일들이다. 현의원에 가니 병원에서는 엘리트가 왔다면서, 바로 중서의 결합 팀의 팀장으로 임명하였는데, 나이 든 의사들을 비롯해서 양의사들까지 모두 못마땅한 눈치였다.

당시 나는 소아 폐렴으로 인한 심장마비, 열사병[中暑], 만성적 풍습병, 세 종류 질병에 대한 중의의 치료 효과를 관찰하였다. 시병, 잡병, 성인병, 소아병에 대해 중의의 효과를 관찰해 보고 싶었다. 치료 결과 모든 환자들은 사망하지도 완치되지도 않아서 병원 전체에서는 젊은 의사가 별 능력도 없으면서 입만 나불댄다고 수군거렸다. 그 결과에 대해 나는 도대체 납득이 가지 않았다. 폐렴으로 인한 심장마비인데 왜 죽지도 않고 낫지도 않는 걸까? 한두 살 아기인데 낫지 않으면 죽었을 텐데 말이다. 뒤에 그 원인을 밝힐 수 있었다.

약을 달인 시간이 너무 짧았던 것이 그 이유였다. 불이 세서 5, 6분이면 끓어 넘치고 10분도 안 되어 물이 다 졸아든 것이다. 그렇게 달인 약은 색깔이 연했다. 현재 많은 병원에서 달인 약 또한 색이 그러하다. 그렇게 달인 약은 효과가 거의 없다. 그냥 현재 증상만을 유지하게 할 뿐이다. 그러니 폐렴으로 인한 심장마비에도 사망하지는 않았던 것이다. 이 일로 인해 전체 병원이 다시 들썩거렸고 당사자들은 고개를 들 수가 없었다. 이후 나는 직접 약을 달이면서 대조군을 설정해 비교했다. 그리고 약을 달인 시간에 따른 중약의 치료 효과 대조표를 제출했으나 그에 따른 해명을 듣지는 못했다.

그 후 현지의 대형 저수지 건설 현장에서 대형 화재가 발생해 많은 목숨을 앗아갔다. 중상을 입은 사람만도 100명을 웃돌았다. 공산당대학조차 병동으로 쓰기에 이르렀으니 대략 500여 명이 입원 치료를 받았다. 당시 중국의 화상 치료 방면에서 전문가로 꼽히는 샤오肖 교수와 쉬許 교수 또한 구조에 참여했고, 나도 구조 팀의 일원이었다. 두 교수는 당시 세계적인 전문가로 주목받고 있었다. 중국의 화상 치료 연구는 1958년부터 시작되었으며, 당시 세계적으로도 그 기술을 인정받고 있었다. 두 교수의 도움으로 화상 치료는 매우 빨리 호전될 수 있었다.

가장 인상 깊었던 환자는 청각 장애인 정鄭 씨이다. 그는 농촌에서 허드렛일을 하면서 끼니를 연명하는 생활을 했지만, 평소 몸은 매우 건강했다. 그런데 사고 당시 체표의 98퍼센트에 화상을 입었고 입안으로 불김이 빨려 들어가서 기도에도 화상을 입었다. 처음 회진했을 때 환자가 화상을 입은 지 이틀째 되는 날이었는데, 삼출성 부종이 매우 심했다. 머리 전체가 부어 있어 눈은 금을 그은 듯했고, 온 몸이 다 부어 있었다. 손도 부은 데다 화상 입은 피부에 괴사가 일어나고 탈수 후 가피痂皮가 형성되어 전혀 맥을 잡을 수도 없었다. 나는 계속되는 임상사례 발표와 토론에서 아무 발언도 하지 않았다.

사흘 후 회진 시, 환자는 이미 화상 부종의 재흡수기로 접어들어서 체표에 세균이 다량 번식하기 시작하였다. 이러한 세균들이 바로 혈액으로 들어가는 것은 아니지만, 가피 아래 부종액의 화상 괴사 조직에서 나온 '화상독소Burn toxin'나 염증 매개 물질, 세포 인자와 같은 독성 물질이 부종액의 재흡수를 통해 전신의 혈액으로 흘러 들어간다. 화상 부종의 재흡수기는 감염성 패혈증 초기와 감염성 쇼크의 가장 위험한 단계에 해당한다. 양의사들이 가장 무서워하는 것 중 하나가 바로 그람음성균 패혈증인데, 내독소가 환자의 체내에서 쇼크를 일으키기 때문이다.

당시 재난 구조를 위해 미국에서 페니실린을 수입해 치료에 썼다. 페니실린은 대부분의 사람들이 처음 듣는 이름이었다. 1971년 당시 한 병에 인민폐 18위안이었으니 민간인의 반 달 월급에 해당하는 금액이었는데, 하루 열 병을 투약했다. 화상 환자들도 발열하지만 39도 남짓에서 38도 정도로 떨어지면, 얼굴 윤곽도 드러나고 코와 입도 구분되며 정신 상태도 훨씬 좋아지고 손목의 가피도 떨어진다. 그래서 나는 얇은 거즈를 환자의 촌구맥 부위에 대고 진맥을 시도했고 드디어 맥이 잡혔다. 환자의 호중구는 75퍼센트를 보였으며 식욕이 살아나 미음 외에도 2.5킬로 정도 무게의 닭 한 마리도 다 먹을 정도였다. 당시 나는 응급성 궤양출혈이 생길까 봐 걱정되었으나, 상하이에서 온 샤오 교수는 응급성 궤양기는 이미 지나갔다고 하였다.

회진 후 토론회에서 거의 모든 전문가들은 환자의 병세가 안정기로 접어들어 감염성 쇼크가 발생할 가능성이 없다고 보았다. 샤오 교수와 쉬 교수는 나에게 발언 기회를 주었다. 그리하여 나는 중의 전통적 지식과 경험의 각도에서 보면 환자의 병세는 호전되는 것이 아니라 악화되는 것이라고 단언했다. 그러자 회의실 전체가 웅성거렸다.

내가 그렇게 판단한 이유는 다음과 같다.

첫째, 경맥硬脈으로서 육맥이 모두 경硬하여 탄력이 전혀 없으므로 위기胃氣가 없는 맥상이었다.

둘째, 혀 중앙에 거의 10원 동전 크기의 설태가 벗겨졌으며, 설질舌質이 담백淡白하며 붉지 않았다. 이것을 야오허성 교수는 설라舌裸라고 부르며 박태剝苔와 구분하였다. 박태剝苔는 설질홍舌質紅하여 음허를 의미하지만, 설라舌裸는 설질담舌質淡한 상태에서 박태를 보이므로 비위지기脾胃之氣의 대휴大虧를 의미한다.

셋째, '먹어도 배부른 줄을 모른다〔食不知飽〕', 2.5킬로 정도 무게의 닭을 몇 분 만에 먹어 버리고, 먹고 나서 또 먹을 기세였다. 이렇게 좋은 식욕이 정상적인 걸까? 이것이야말로 '식부지포食不知飽'에 해당한다.

넷째, 인중人中의 길이가 짧았다. 『중장경中藏經』에 이르기를, "인중이 짧으면 죽는다〔人中短者,死〕"라고 하였는데 실제 그러하다.

다섯째, 복창腹脹하나 물렁거리며 단단하지 않았다. 두드리면 통통 소리가 났는데, 역시 비패脾敗를 뜻한다.

이러한 환자의 병세로 봐서는 호전되는 것이 아니라 오히려 악화되고 있는 사증死證에 해당한다! 이렇게 증거를 말하자 주위가 갑자기 조용해졌다. 샤오 교수와 쉬 교수 모두 내 의견에 동의했다. 환자는 이미 그람음성균의 패혈증기에 접어들었는데, 그들이 1970년에 편집한 화상관련 소책자의 그람음성균 패혈증의 진단 기준 네 가지와 부합했기 때문이다.

혀 중앙의 박태剝苔, 복창腹脹, 먹어도 배부른 줄을 모른다[食不知飽](중의적 관점과 상당히 부합한다), 호기呼氣가 길어진다. 이 네 가지 기준은 화상 치료만이 아니라 각 과에도 적용된다. 그람음성균 패혈증 초기 증상이 바로 이 네 가지로서, 혈액 검사나 세균 배양에 의한 진단이 아니다. 세균 배양 후 결과가 나오기까지는 시간이 소요되기 때문이다. 왜 호기呼氣가 길어질까? 화상이 심하면 보통 회전침대를 사용해 몸을 돌린다. 약을 바르는 과정에서 욕창을 막기 위해서다. 회전침대를 이용해 몸을 돌려 환자가 엎드렸을 때 호기가 길어지면서 확실히 힘들어한다. 매번 호기의 끝이 마치 힘껏 짜는 듯하다. 한 호흡도 빠짐없이 그렇다. 그렇게 힘든 연장성 호기에 대한 묘사는 중의에서는 찾아볼 수 없다. 그래서 이러한 양의의 관찰을 나는 매우 존경한다. 관찰하고 관찰하고 또 관찰하라! 관찰은 질병을 인식하는 기초가 된다. 중의에서는 매번 일호일흡一呼一吸이 거의 동일하다고 보지만, 그람음성균 패혈증 환자의 호기의 끝은 매번 짜는 듯하다. 이렇게 부가된 '짜는' 동작은 환자가 엎드렸을 때 확실히 나타나는데, 이런 관찰은 양의가 중의학보다 뛰어나다.

샤오 교수는 그람음성균 패혈증에서 왜 이러한 네 가지 증상이 나타나는지 그 원리를 해석하지는 못했으나, 이것은 객관적 증상으로 존재한다. 중의사의 발언을 듣고, 그들은 인중人中을 관찰하는 방법을 배우고자 했다. 문제를 발견하고 새로운 방법을 모색하는 수준 높은 의사는 절대 문호지견門戶之見이 없다. 문호지견은 매우 유치한 행위로서, 뱃속에 든 것이 없는 사람들이나 하는 행동이다. 상하이 루이진의원瑞金醫院(당시에는 동방홍의원東方紅醫院이라고도 불림)에서 패혈증 초기 진단은 모두 간호사들이 보고한 것에 기초했다. 문화대혁명文化大革命의 혼란으로 인해 당시 의료 수칙 또한 체계가 없었다. 당시 간호사들은 혀의 박태剝苔나 환자들이 매우 힘들어하는 연장성延長性 호기呼氣와 같은 증상들을 모두 관찰해 냈다. 왜 내가 간호사 또한 맥을 짚을 줄 알아야 한다고 주장하겠는가? 중의원의 간호사가 맥을 짚을 줄 모른다는 건 정말 말도 안 된다. 간호사가 경맥硬脈이나 탄지맥彈指脈을 짚어 내서 의사에게 바로 보고할 수 있어야만 한다. "○○선생님, 빨리 와서 보세요, 이런 맥상이 나타났어요"라고 말이다. 왜냐하면 맥은 보통 증상에 앞서 나타나기 때문이다.

어떻게 질병을 인식해야 할까? 오로지 관찰하고 관찰하고 또 관찰할 따름이다. 이 험한 산에 단지 이 길 하나뿐이다. 선조들이 질병을 인식했던 방법을 배워야 한다. 관찰하고 관찰하고 또 관찰하여, 관찰의 기초 위에서 분석하는 것이다. 그리고 양의의 실사구시적 태도를 배워야 한다. 아무리 높은 고층 건물도 모두 평지에서 쌓은 것이므로, 우리는 누구도 자신의 재주나 인식이 오묘하다고 말할 수 없다. 눈으로 보지 않고 문진問診도 끝나지 않았는데, 잠깐 진맥하고 조작 방법이 규칙에 어긋남에도 불구하고 처방이 나온다. 뱃속의 문헌적 지식들이 그냥 흘러나온다. 마음을 비우고 자세히 관찰해야만 한다. 진찰을 좀 더 세심하게 열심히 하자. 지금도 여전히 많은 질병들을 해결하지 못해 환자들 보기가 미안하지 않은가. 관찰, 분석, 사고, 종합, 귀납을 거친 다음 귀납한 결론에 대해 다시 사유해야만 한다. 다른 의사가 치료한 다음 일어난 결과를 또 관찰하면서, 진료 당시 관찰하여 얻어낸 결론이 정확했는지 여부를 알 수 있다. 환자가 열熱이 있다고 여겨 양약凉藥을 써서 나타난 결과는 추론의 가장 확실한 근거를 제공한다. 약물의 약성은 이미 알려져 있지만, 약을 쓴 다음 나타난 우리 몸의 반응은 그것보다 더 확실한 증거이기 때문이다. 질병을 인식하는 가장 기초는 각 질병의 모든 증상과 체증體征, 즉 현상을 관찰하는 것이다. 모든 질병의 경과와 변화의 과정 및 복약 후 반응에 대한 객관적 관찰은 의사가 질병을 인식하는 첫걸음이다.

이러한 내용을 통해 경맥이 위중한 질병의 치료에서 중요한 진단 의의가 있음을 알 수 있다.

2) 음고陰枯, 하갈상궐下竭上厥: 가끔 음고한 경우 경맥硬脈이 나타난다. 이러한 음고는 흔히 하갈상궐하여 양이 의지할 데가 없고, 맥은 음과의 조화를 잃어 부드럽지 못하다.

경맥의 감별진단

1) 비위가 이미 패한[脾胃已敗] 경우 다른 겸맥은 없다: 위패胃敗한 경맥의 경우 단단하여 전혀 부드럽지 않다.

2) 음고陰枯의 경우 약간의 탄력이 있으며, 세맥細脈을 겸하기도 한다: 음고로 인한 경맥은 일반적으로 위패胃敗처럼 단단하지 않으며 약간 부드러운 느낌이 있다. 음허는 보통 세맥細脈을 겸하기도 하지만 반드시 그런 것은 아니며, 오히려 대맥大脈을 겸해서 도리어 강해 보이기도[反強象] 한다. 몸 안에 물질적 기초가 고갈되어 오히려 맥이 커져

버린 것이다. 위패胃敗의 맥상은 일반적으로 경맥이 나타나며, 세맥細脈을 겸한 경우는 약세맥略細脈일 따름이다. 경맥이 주로 나타나며 보통 겸맥은 없다. 앞서 언급한 환자 후胡 씨에게 생맥산을 쓴 것은 우맥 중취에서 아주 약간 세경細硬한 것에 근거한 것이다. 혀도 볼 수 없었으며, 갈증이 있는지 소변이 원활한지도 알 수 없었다. 단지 맥상에 근거해서 진단과 처방을 내렸다.

경맥硬脈이 나타나면 생사가 달렸음을 의미한다. 앞서 '현맥弦脈' 부분에서 당뇨병 노인들의 병례를 들었다. 그들의 척맥은 세현細弦하면서도 힘이 있으며 약경略硬하였다. 그것은 몸이 음고해짐을 의미한다. 중요한 시점에서 결코 경솔해서는 안 된다. 만약 주위 사람들에게 이러한 맥상이 나타난다면, 빨리 중약으로 전음보수塡陰補髓하도록 권해야만 한다. 비패脾敗로 인한 경맥硬脈이라면 인삼을 비롯해 원기元氣를 보하는 약을 다량 써야 한다.

제15강

복합맥

1. 부대중공맥浮大中空脈

부대중공맥의 상

맥박이 부취에서 확실하며 맥체가 크지만, 중취에서 갑자기 비므로 부대중공맥浮大中空脈이라 부른다. 맥박의 세기는 상당히 약하며, 침취에서 불응지不應指한다.

부대중공맥의 형성 원리와 진단 의의

기혈음양이 대허大虛하며 심하면 망탈亡脫하려는 조짐이다.

2. 혁맥革脈

혁맥의 상

부대현긴浮大弦緊하나, 중취와 침취에서 누르면 확실히 무력해지며 현긴弦緊한 느낌이 갑자기 사라진다.

혁맥의 형성 원리와 진단 의의

혁맥革脈은 임상에서 망혈亡血, 실정失精, 반산半産, 누하漏下 등의 병증에서 많이 나타난다. 예를 들면『금궤요략』「경계토혈하혈흉만어혈병맥증치驚悸吐血下血胸滿瘀血病脈證治」에 이르기를, "허한이 서로 부딪치는데, 이것을 혁이라 부른다. 부인은 반산이나 누하하며, 남자는 망혈한다[虛寒相搏, 此名爲革, 婦人則半産漏下, 男子則亡血]"라고 하였으며,『금궤요략』「혈비허로병맥증병치血痺虛勞病脈證幷治」에 이르기를, "맥이 현하고 큰데, 현한 것은 (양기가) 줄어서이며, 큰 것은 속이 빈 듯하다. (양기가) 줄어서 한하고, 규맥은 허하기 때문이다. 허한이 서로 부딪치니 이것을 혁맥이라 부른다[脈弦而大, 弦則爲減, 大則爲芤, 減則爲寒, 芤則爲虛, 虛寒相搏, 此名曰革]"라고 하였다. 혈고정휴血枯精虧하면 맥관이 차지 못해 중취, 침취에서 누르면 확실하게 무력해지고, 정기불고正氣不固하므로 외부로 부월浮越하여 부대현긴하다.

3. 뇌맥牢脈

뇌맥의 상

침현실沈弦實하며 보통 약간 크며[略大] 길다[長]. 뇌맥牢脈은 침위沈位에 있으며 뻣뻣한 저항이 느껴진다. 진맥 시 뇌맥은 침취에서 현실유력弦實有力하나 부취, 중취에서는 맥박의 세기가 불분명하다.

뇌맥과 혁맥革脈의 느낌은 정반대로서 혁맥은 부취에서는 견실堅實하나 중하위에서는 공허한 반면, 뇌맥은 침취하면 견실하나 부취와 중취에서 무력하다.

뇌맥의 형성 원리와 진단 의의

1) 음한陰寒이 속[裏]에 응결凝結되거나 기분氣分이나 혈분에서 뭉침[結]: 뇌맥은 실맥實脈의 일종으로서, 사기가 성한[邪盛] 병증에서 주로 나타난다. 그중 가장 흔한 것은 이裏에서 음한陰寒이 응결凝結된 경우다. 한성수인寒性收引하여 속에서 음한응결되면 기기를 방해하거나 정사교쟁正邪交爭하여 기혈이 외부로 나오지 못하므로 맥이 침沈해진다. 음한내성陰寒內盛하면 맥관이 조여 맥이 현실대弦實大하며 손끝에 약간 튕기는 저항이 느껴진다.

2) 혈어血瘀나 완담頑痰이 기기를 막음

3) 음혈대휴陰血大虧(이와 관련하여서는 본인의 임상 경험이 부족함): 관련 문헌에 의하면, 뇌맥은 음혈대휴증陰血大虧證이나 혈탈血脫, 망음亡陰하여 고양孤陽이 외월外越하고 음양이 분리되는[陰陽離絕] 위중한 증후에서 나타난다.

뇌맥의 감별진단

혈분血分에서 음한陰寒이 응결된 경우 거의 대부분 삽맥澁脈을 겸하며, 기분氣分인 경우에는 맥이 삽하지 않을 수도 있다.

4. 홍맥洪脈

홍맥의 상

홍맥洪脈은 맥이 크고[大] 유력하며 맥이 오는 느낌이 세차다. 홍맥의 맥체는 부중침浮中沉에서 모두 정상 맥상보다 넓고 크며, 정상인보다 매우 확실하다. 중취에서도 매우 유력하여 부취와 차이가 별로 없으며, 정상인의 세기보다 클 수도 있다. 침취에서 세기는 부취와 중취보다 약하며, 심지어 허약지상虛弱之象을 보이기도 한다.

홍맥의 형성 원리와 진단 의의

1) 열성(대부분 기분의 열성): 홍맥의 형성 원리 중 가장 흔히 나타나는 것은 열성熱盛이다. 외사가 속에 들어와 열이 되거나 오지화화五志化火하거나 혹은 담痰, 습濕, 식적食積, 어혈이 울체되어 열이 되어 열성하면 혈류가 급해지며, 혈맥이 극도로 차오르면 맥체가 실대유력寬大有力해진다. 그런데 혈이 약간 부족하면 침취에서 맥력이 약간 약해진다.

임상에서 홍맥은 기분氣分의 열성에서 흔히 나타난다.『상한론』제25조에 이르기를, "계지탕을 복용하여 심하게 땀이 난 뒤, 심한 갈증이 풀리지 않고 맥이 홍대하면 백호가인삼탕을 주로 쓴다[服桂枝湯, 大汗出後, 大煩渴不解, 脈洪大者, 白虎加人蔘湯主之]"라고 하였다. 이러한 대한大汗의 원인은 계지탕을 잘못 복용하여 생긴 한출과다汗出過多일 수도 있으며, 양기가 과도하게 고무됨으로써 양명기분陽明氣分의 열熱이 심해져 진액이 밖으로 흐르기 때문일 수도 있다. 그러나 땀을 과도하게 흘리면 진액이 크게 손상되므로 물을 마셔 그것을 보충하고자 갈증이 난다. 이때 기가 땀을 따라 빠져나가고 열이 심하면 역시 기가 소모된다. 이는 장화가 기를 소모시키기[壯火食氣] 때문이다. 기가 상傷하면 수액水液을 진액으로 전환하지 못해 물을 마셔도 갈증이 계속된다. 이러한 구갈口渴은 바로 기분氣分의 열성을 의미하며, 만약 사기가 위분衛分에서 아직 진액을 손상하지 않았다면 확실한 갈증은 나타나지 않는다. 또한 열이 영혈營血에 있다고 하더라도 갈증은 별로 나타나지 않는다. 약간 갈증이 있더라도, 물을 별로 마시지 않거나 한두 모금 마시면서 목을 축이면 되는 정도이다.

이때 진맥을 하니 홍대맥洪大脈이 나타난다면, 열성熱盛으로 인해 혈맥이 팽창되어서 맥이 커진 것이다. 그러나 기음氣陰 혹은 기진氣津이 모두 상해서 혈관의 혈액량이 약간 부족하다면 침취할 경우 맥상이 약간 무력하다. 이런 경우 보통 백호가인삼탕白虎加人蔘湯을 쓰며, 생석고生石膏로써 폐위기분肺胃氣分의 열을 내리고[淸] 인삼으로 익기생진益氣生津한다.

임상에서 기분氣分의 열이 심한 홍맥은 대부분 체질이 비교적 좋은 사람에게 나타나는데, 특히 일부 급성 감염성 질병에 걸렸을 때 나타난다. 그 예로 대엽성 폐렴 환자가 고열이 나면 보통 홍맥이나 활맥滑

脈이 나타난다. 그러나 『금궤요략』「창옹장옹침음병맥증병치瘡癰腸癰浸淫病脈證并治」에서는 "맥이 홍삭하면 농이 이미 익은 것으로 하법을 쓸 수 없으며, 대황목단탕을 주로 쓴다[脈洪數者,膿已成,不可下也,大黃牡丹湯主之]"라고 하면서 확실하게 영혈분營血分을 언급하였으나, 이것이 기혈양번氣血兩燔인지 아닌지는 아직 이런 환자를 본 경험이 없어서 의문이다.

2) 정상인: 여름에는 양기가 왕성하므로 기혈이 밖으로 뿜어져 나와 혈맥에 가득 차므로 홍맥이 나타난다. 그러나 이러한 홍맥은 정상 맥상과 비교할 때 약간 맥체가 크면서 맥력이 좀 센 편이다.

홍맥의 감별진단

열성熱盛한 사람의 경우 흔히 맥이 홍삭洪數하다.

5. 동맥動脈

동맥의 상

임상 경험의 한계로 인해 나는 단지 삭맥數脈에서 한 부部만 부왕유력浮旺有力한 동맥動脈을 본 적이 있을 뿐이다. 그리하여 동맥動脈의 상象에 관해서는 『맥경脈經』의 "뛰는 것이 머리와 꼬리가 없이 모양새가 콩이 움직이듯 하며 반드시 활삭을 겸한다[動無頭尾, 其形如豆, 厥厥動搖, 必兼滑數]"라는 구절만 독자에게 남긴다.

동맥의 형성 원리와 진단 의의

1) 사기와 정기의 박결搏結: 예를 들어, 『상한론』 제137조에 "…… 동맥이면 통증이 있다[動則爲痛]"라고 하였다. 내가 오직 한 번 접해 본 동맥動脈 환자는 당시 습열과 하초 신腎의 기혈이 박결搏結하는 '석림石淋'이었다. 환자의 맥상은 삭맥數脈에 척부만 부왕동浮旺動했다. 일반적으로 '소음의 맥동脈動이 심하다'면 임신을 고려하나 나는 이에 대해 경험이 부족하다. 하물며 임신맥을 병맥病脈으로 간주하지 않는다면 더 해석이 힘들다.

2) 기기의 산란散亂: 예를 들어, 『금궤요략』「경계토뉵하혈흉만어혈병맥증치驚悸吐衄下血胸滿瘀血病脈證治」에서 "…… 동맥이면 놀란 것이다[動則爲驚]"라고 하였으나, 나는 임상에서 이런 환자를 본 적이 없다. 내가 비록 다년간 임상 근무를 했고 일부 난치병 환자들을 접한 적이 있으며 맥진의 기본도 비교적 잘 다졌지만, 모든 맥상을 파악하는 것은 역시 여간 어려운 일이 아닐 수 없다. 아마도 나처럼 동맥動脈에 대해 좀 느껴 본 사람들이 있을 것이다.

우리가 매일 만나는 환자는 모두 새로운 환자다. 비록 어제와 오늘 동일한 환자를 본다 해도, 병에는 이미 변화가 나타나고 맥상도 변한다. 나는 항상 실사구시實事求是 정신을 실천하려 한다. 본 적이 없는 맥상은 본 적이 없다고 솔직하게 말한다. 책을 몇 권 보고 쉽게 믿어 버리는 것은 오히려 타인과 본인을 모두 해칠 수 있다. 이 자리에서 나는 허심탄회하게 여러분께 가르침을 구한다. 학문에는 끝이 없기 때문이다.

6. 규맥芤脈

규맥의 상

규맥芤脈은 부취에서 맥박이 비록 확실하나 약간 힘줘 누르면 무력해지며, 중취하면 양쪽이 약간 탄지彈指하며 중간이 빈다. 규芤는 파를 의미하며 규맥은 손으로 파를 누르는 듯 가운데는 비고 가장자리는 찬 듯한 느낌이다. 이러한 느낌은 중취에서 있으며, 이때 삼부의 맥관이 눌려 맥력이 갑자기 줄어들면서 비는 느낌이 생기고 좌우 양쪽 맥관벽의 응지應指하는 힘은 여전히 존재하며 약간 탄지彈指하기까지 한다.

규맥의 형성 원리와 진단 의의

1) **혈탈血脫 혹은 혈휴血虧**: 임상에서 규맥은 혈탈 혹은 혈휴한 경우가 가장 많다. 이는 대부분 각종 원인에 의한 출혈 때문이다. 출혈은 급성과 만성으로 나뉘고 출혈량 또한 차이가 있으므로, 다양한 맥상이 나타날 수 있다. 급성 대출혈의 경우, 특히 과다 출혈이나 산후에는 규맥이 흔히 나타난다. 출혈에 의해 혈이 부족해지면, 혈은 기의 어머니여서[血爲氣之母] 기가 돌아갈 곳이 없고 양이 의지할 데를 잃어 양기가 모두 바깥으로 부월하여 맥상이 부취에서 확실하다. 그러나 혈의 부족으로 말미암아 중취에서 누르면 속이 비어 있다. 만약 소량 출혈이나 만성적 출혈이라면, 임상에서 바로 규맥이 안 나타날 수도 있다. 그런데 병을 앓은 시간이 상당히 길다면, 비록 소량 출혈이어도 혈휴될 수 있으며 이때 규맥이 나타난다.

2) **기진氣津의 대휴大虧**: 『상한론』 제246조에 이르기를, "맥이 부하

고 규하면, 부맥은 양기가 부월하는 것이며 규맥은 음혈이 허한 것이다. 부맥과 규맥이 서로 부딪치니, 위기에 열이 나서 그 양이 곧 끝날 것이다[脈浮而芤, 浮為陽, 芤為陰, 浮芤相搏, 胃氣生熱, 其陽則絶]"라고 하였다. 부맥浮脈은 표증表證이나 풍증風證을 의미하며 허증인 경우도 있다. 여기서 부맥은 어떤 원리일까? 반드시 규맥의 형성 원리와 환자의 증상을 결부시켜 판단해야 한다. 만약 '부규상박浮芤相搏'하다면 장중경은 이러한 맥상이 '위기에 열이 나서 그 양이 곧 끝날 것이다[胃氣生熱, 其陽則絶]'라고 보았다. 양열陽熱이 심하면 음액을 소모시켜 기진대휴氣津大虧하고 음陰이 크게 손상되어 양기를 제약할 수 없으므로 '그 양이 끝나 버린다[其陽則絶]'. 양기가 의지할 곳 없이 외월外越하면 부맥이 나타난다(부위양浮為陽). '규위음芤為陰'이란 규맥은 속이 빈 맥으로서, 음액이 대휴大虧하여 맥관을 채울 수가 없기 때문이다. 따라서 이러한 부맥을 형성하는 원인은 허虛지만 일반적인 허는 아니므로, 다량의 인삼백호탕人蔘白虎湯으로 보정補正과 청열淸熱을 겸한다. 그러나 나는 전체『상한론』과 결부시켜 그 의미를 파악해야 한다고 생각한다. 특히 제245조와 관련하여 제246조를 이해해야 하는데, 이후에는 현재 우리가 정리하고 있는 선친의 저서『상한론증후분류학傷寒論證候分類學』을 참고할 수 있을 것이다.

실제로 본 조문에서는 간단명료하게 규맥의 형성 원리를 '규위음芤為陰'으로 요약했다. 이것은 규맥이 속이 비었음을 가리키며, 망혈실정亡血失精, 상진호액傷津耗液 등으로 인한 음액호손陰液耗損 때문이다. '부위양浮為陽'은 규맥이 부대浮大한 것을 가리키며, 음이 소모되어 양이 의지할 곳 없어 외월함으로써 부대해진 것이다.

3) 실정失精: 예를 들어『금궤요략』「혈비허로병맥증병치」에서는 "무릇 자주 실정되는 환자는 아랫배 양쪽이 몹시 당기며, 성기가 차고, 눈은 어지러우며, 머리카락이 잘 빠지고, 맥은 매우 허하며 규지다. 이것은 소화되지 않은 음식물을 설사하거나 망혈, 실정에 의한 것이다. 규동하며 약간 긴한 모든 맥은 남자는 실정하고 여자는 몽교한다. 주로 계지가용골모려탕을 쓴다[夫失精家, 少腹弦急, 陰頭寒, 目眩, 發落, 脈極虛芤遲, 為清穀, 亡血失精. 脈得諸芤動微緊, 男子失精, 女子夢交, 桂枝加龍骨牡蠣湯主之]"라고 하였다.

7. 유맥濡脈 (※참고: 연맥軟脈)

유맥의 상

유맥濡脈은 맥박 박동의 세기가 확실히 부족하며, 손끝의 느낌은 맥관이 솜을 누르듯 부드럽거나 심지어 맥체의 경계가 모호하다. 비록 중의의 전통 서적에서는 유맥을 흔히 연맥軟脈이라 하는데, 사실 유맥은 연맥의 일종이다. 연맥의 상象과 형성 원리 등은 뒷부분에 추가 언급하겠다. 예전에 많은 사람들은 유맥의 느낌을 부浮, 세細, 무력無力, 연軟으로 종합했다. 이러한 관점에서 확실히 유맥은 연맥의 일종이나, 유맥이 반드시 부浮, 세細한 것은 아니므로, 대부분의 유맥이 그렇다고 말하는 것이 더 정확할 것이다. 일부 유맥은 맥이 부浮하지도 세細하지도 않고 맥관이 솜처럼 부드러워 맥체의 경계가 불분명하며, 심지어 맥관과 주위 조직을 구분하기가 힘들 정도인데 이러한 유맥은 대大

하다. 임상의 사실은 이것을 증명한다.

유맥의 형성 원리와 진단 의의

유맥濡脈이 나타나는 원리와 진단 의의는 기분氣分의 습사가 심한 것으로, 습사는 크게 내습과 외습으로 구분된다. 외습은 대부분 습한 날씨나 거주 환경이 습한 곳에서 나타나거나 아니면 강을 건너거나 비를 맞고 생길 수 있다. 내습은 습이 속에서 생긴 것으로, 대부분 비실건운脾失健運하여 정미精微를 운화하지 못해 수습水濕이 정체된 것이다. 이른바 '비허생습脾虛生濕'의 경우이다. 그러나 현대 임상에 나타나는 대부분의 내습은 비과학적인 생활 방식 혹은 고한苦寒한 성질의 약물(항생제 포함) 남용 때문이거나 몸이 다른 사기를 받아들임으로써 나타난다. 예를 들면, 현대인은 운동이 부족한 반면 우유나 지방 함량이 높은 음식을 다량 섭취한다. 양성陽盛 체질이라면 보통 습열로 나타나며, 음성陰盛 체질이라면 한습으로 나타난다. 항생제나 항바이러스성 약물을 남용하는 것이 보편적인데, 고한苦寒이 지나치면 무고하게 인체의 양기를 손상시켜 '한기로 인해 수가 생기게[寒動其水]' 된다. 이러한 현실에서는 내습이 생기는 것이 어쩌면 당연할지도 모른다. 외습과 내습은 서로 영향을 미쳐서 임상적으로 양자를 확실히 분리하기 힘들 때가 많다.

나는 몇 년 전 '왜 요즘은 삽맥이 이렇게 많을까?'라는 의문이 생겼다. 삽맥은 주로 습사로 인한 것이다. 습은 당연히 음사로서 성질이 유濡하여 대근大筋은 연단軟短해질 수도 있고 혈맥 또한 연軟해져 맥상이 연軟해질 수 있다. 그 밖에 습이 기기를 막아 기기가 원활하지 못하면 기혈이 맥관을 채우지 못하는데, 이 또한 습성濕盛으로 인해 맥이 연軟해지는 한 가지 원인이 된다.

어떤 사람은 유맥이 주로 비허습곤脾虛濕困으로 인해 생긴다고 보지만, 사실 그렇지만은 않다. 허의 병기가 존재하는 경우도 있으나, 주요하게 습사곤조濕邪困阻로 인한 경우가 많다. 특히 맥체의 경계가 모호한 경우에 그러한데 임상적 사실도 이것을 증명한다. 예를 들어 장티푸스 환자는 중간에 발열이 지속될 때 맥체의 경계가 모호하다면 절대 보약을 쓰면 안 된다. 설설薛雪의『습열조변濕熱條辨』에 기재된 유맥 관련 병례를 보면 거의 대부분 보약을 쓰지 않았는데, 이것을 거꾸로 해석하면 유맥의 형성 원리는 대부분 습사곤조濕邪困阻로 인한 것이기 때문이다.

※참고: 연맥軟脈

연맥의 상

손끝의 느낌이 부드러운[和軟] 맥상으로서, 맥관벽의 장력이 세지 않아 맥박의 세기가 정상맥보다 세지 않으면 연맥이다.

연맥의 형성 원리

1) 정상인: 정상인은 혈기가 충만하면서도 조화로워 음평양비陰平陽秘하여 위기胃氣가 정상적으로 존재한다. 정상맥은 부드러우며 약간 약한 듯하다.

2) 비기부족脾氣不足: 비脾는 생화生化의 근원으로서 비허脾虛하면 기혈휴氣血虧하여 맥관을 채우는 힘이 떨어져 맥연脈軟하다. 그 밖에 비허하면 쉽게 습이 생긴다. 습의 성질은 촉촉이 잘 스며들어[濡] 유맥의 형성 원리와 마찬가지로 맥관이 연軟해진다. 이 책의 '완맥緩脈' 부분에서 계지탕의 '맥부완脈浮緩'을 예로 들었는데, 완맥이 바로 약간 연軟한 맥상으로서 당시 일반인들의 비위가 이미 손상되었음을 의미하며, 비기가 부족한 역사적 상황을 반영한다.

8. 산맥散脈

산맥의 상

맥박이 컸다 작았다, 나타났다 숨었다, 큰 것 같으나 어지럽고, 갑자기 사라지는 것이 마치 바람에 날아간 듯하다. 옛사람들은 "흩어지는 것이 마치 버들꽃이 종적 없이 흩날리는 듯하다[散若楊花無定蹤]"라고 이러한 상황을 잘 묘사했다. 산맥散脈은 보통 부대무력浮大無力하며 어지럽고, 중취하면 점차 비는 듯하고, 침취하면 무근無根한 듯하다. 맥박의 박동과 맥률脈率이 일정하지 않으며 맥력의 강약도 균일하지 않다.

산맥의 형성 원리와 진단 의의

1) 기혈이 모산耗散하여 탈脫하려 함
2) 원양元陽의 산탈散脫: 산맥散脈은 임상에서 위중한 환자나 사망 직

전에 나타난다. 오랜 병환에 몸이 허한 환자라면 흔히 임종 상태에 속한다. 본래 대허한 데다 몸의 정기가 거의 없어져 원양元陽이 밖으로 부유浮游하는 것으로 대개 회복이 어렵다. 그러나 일부 중서中暑, 대출혈, 심각한 토사吐瀉, 대한大汗을 동반하는 급성병에서는 살려 낼 수도 있다. 예를 들어 대출혈 환자의 경우 규맥芤脈이나 허맥虛脈, 약맥弱脈 심지어 미맥微脈이 나타날 수도 있다. 만약 산맥이 나타났다면 병세는 이미 매우 위중한 것으로 사망이 눈앞에 있음을 뜻한다. 왜냐하면 이때 기혈이 모산耗散하여 탈脫하려 하고, 심지어 원양元陽조차 산탈散脫하려 하기 때문이다. 허虛, 약弱, 규芤, 미微한 맥상이 모두 좋지 않지만, 그래도 최소한 맥은 있다. 그러나 산맥은 맥이 확실하게 숨었다 나타났다 하고, 맥력이 컸다 작아졌다 한다. 이때도 신속히 독삼탕獨蔘湯으로 대보원기大補元氣하거나 산삼을 써서 목숨을 구할 수도 있다.

9. 부정맥不靜脈

『상한론』제3조에 이르기를, "상한한 지 하루면 병이 태양에 있다. 맥이 만약 안정되어 있으면 옮겨 가지 않는다. 자주 토하려 하거나 번조하거나 맥이 삭급하면 옮겨진 것이다. 상한 2~3일에 양명과 소양증이 보이지 않으면 옮겨 가지 않은 것이다[傷寒一日, 太陽受之, 脈若靜者 為不傳, 頗欲吐, 若燥煩, 脈數急者, 為傳也; 傷寒二三日, 陽明少陽證不見者, 為 不傳也]"라고 하였다. 전변傳變 여부에 대한 판단은 맥증脈證에 근거함을 강조하고 있다. '맥약정자脈若靜者'는 병사가 여전히 태양에 있음을 의미하므로 별 탈 없이 6~7일이면 좋아질 것이다. 만약 맥이 삭급數急

하며 오심嘔心, 구토嘔吐, 번조불안煩躁不安 증상이 있다면 병사가 이미 내전內傳한 징조를 보이는 것이다. '맥정脈靜'이 있다면 '맥부정脈不靜' 또한 존재할 수밖에 없다. 그러나 교재에서는 부정맥不靜脈을 언급한 바가 없다. 한편 임상에서는 부정맥을 흔히 접할 수 있으며, 부정맥은 사정邪正이 서로 다투는 상태나 질병의 전변傳變을 판단하는 데 중요한 역할을 하므로, 이 책에서는 독립시켜 토론하고자 한다.

부정맥의 상

부정맥不靜脈이란 맥박이 약삭略數하면서도 약탄지略彈指한 경우를 가리킨다. 약삭略數이란 약간 빠른 것으로 분당 80여 회 정도이며, 90여 회인 경우 삭맥數脈으로 확실히 맥이 안정되어 있지 못하다[脈不靜]. 그러나 약삭맥略數脈은 정상인에게도 나타나며 약탄지맥略彈指脈 또한 성격이 급한 정상인에게도 나타난다. 하지만, 질병 발전 과정 중이 두 맥상이 동시에 나타난다면 병맥病脈이다. 물론 약삭略數, 약탄지略彈指라고 표기할 수도 있으나, 맥진의 기초가 풍부하며 임상 경험이 풍부한 의사라면 부정맥이라 기록할 것이다.

부정맥不靜脈은 임상에서 실용적으로 쓰이며, 의사가 이러한 맥상을 토대로 환자가 열이 날 것임을 말해 주면 환자는 의사를 무슨 '도사'처럼 여긴다. 경전經典을 숙독하고 임상 경험을 잘 쌓았다면 몇 시에 열이 날지도 예측할 수 있으니, 환자들 눈에는 도사처럼 보이는 것이다.

부정맥의 형성 원리와 진단 의의

1) 정사상박: 정사상박正邪相搏은 부정맥不靜脈을 일으키는 주요한

원인으로서, 맥이 안정되었는지 그 여부를 파악하여 열이 확실히 내렸는지를 판단한다.

부정맥의 형성 원리는 비록 정사상박이나, 상박이 아주 심하거나 정사상박이 최고조에 이른 것을 의미하지는 않는다. 부정맥은 정기가 '조동躁動'함을 의미한다. 왜냐하면 사기가 아직 완전히 제거되지 않아 정기가 사기와 싸우는 정사상박正邪相搏 상태이기 때문에 맥이 조동躁動하여 불안정한[不靜] 것이다. 예를 들어 『상한론』제3조에서 언급하는 '맥이 안정되면 옮겨 가지 않는다[脈靜為不傳]'에는 두 가지 상황이 존재한다.

첫째, 정기가 사기를 이겨서 사기가 물러나 표사表邪가 풀리려는 것으로 약을 쓰지 않아도 스스로 낫는 경우다.

둘째, 정기가 사기와 저항할 수 있으며 사기 또한 아직 이裏로 들어가지 않아 서로 표表에서 싸우니, 질병은 여전히 태양에 있는 경우다. 만약 사기가 속으로 들어간 경우 정기가 사기를 밖으로 내보내려 하면, 양기가 '조동躁動'하여 밖으로 몰아내니 기혈이 동탕動盪하므로 불안정한 맥상[不靜脈]이 나타난다.

부정맥은 주요하게 두 가지 임상적 의의를 가진다.

첫째, 환자가 질병의 발전 과정 중 혹은 해열약을 복용한 후 발열할지 여부를 예측한다.

둘째, 진단상 치우침이나 누락 여부를 판단한다.

환자가 마황탕이나 계지탕류의 발한해표약發汗解表藥이나 버퍼린

Bufferin, 타이레놀*Tylenol* 등과 같은 해열제를 복용한 다음, 땀이 난 후 부정맥이 나타나 맥박이 약삭略數하고 약탄지略彈指한다면, 일반적으로 몇 시간 지나지 않아 환자는 다시 발열한다. 만약 맥이 안정되었다면 병이 완치됨을 의미한다.

한편 정기가 이기고 사기가 물러나[正勝邪退] 더 이상 정사가 서로 싸우지 않는다면, 맥이 안정되어[脈靜] 맥상은 조화롭고 부드럽거나 약간 허약지상虛弱之象을 띠지 절대 '조동躁動'하지는 않는다. 당연히 약삭略數하거나 약탄지略彈指하지도 않는다. 환자가 복약 후 맥이 안정되지 못한다면[不靜], 이것은 우리가 어떤 병인이나 병기를 소홀히 한 결과 정사가 여전히 싸우고 있음을 의미한다. 따라서 맥이 안정되었는가 여부는 치료의 방안을 검사하는 데 중요한 의미가 있다.

2) 인체 내부에 화열지사火熱之邪가 있음: 만약 맥이 안정되지 않아[不靜] 탄지彈指하고 삭數하다면 양열陽熱이 과過하다는 뜻이다. 출혈 가능성이 있는 경우, 맥이 부정不靜하면, 환자에게 출혈이 없는지 주의해야 한다. 대출혈인 경우 지혈 처치하고 복약하게 한 후 여전히 맥이 부정不靜하다면 아직 완전히 지혈된 것이 아니므로, 반복적인 대출혈이 재발할 수 있으니 긴장을 풀면 안 된다. 뇌출혈, 위장출혈, 복강출혈 등 제반 출혈에서 확실한 출혈 징조를 관찰할 수 있을 때는 사실상 이미 체내 혈액 유출량이 소량이 아님을 의미한다. 그러나 맥상은 동태적인 신체의 생리, 병리적 변화를 신속하게 반영하는 장점이 있다. 따라서 우리는 부정맥不靜脈이라는 임상적 증상을 통해 출혈병을 조기 진단하여 신속히 치료할 수 있다.

10. 상성하허맥上盛下虛脈

상성하허맥의 상

이른바 '상'이라는 것은 촌구맥 촌부를 뜻하며 촌전寸前(촌부의 앞부분)까지도 포함한다. '하'는 촌구맥 척부를 뜻하며 척후尺後(척부의 뒷부분)도 포함한다. 상성하허맥上盛下虛脈이란 한 손의 촌구맥에서 촌맥이 부浮하고 척맥이 침沈하여, 촌관척 삼부가 사선으로 위로 솟은 듯한 맥상을 가리킨다.

상성하허맥의 형성 원리와 진단 의의

1) 사기가 표를 침범해[邪氣犯表] 정기가 표로 몰려 표사와 서로 싸움

2) 표表에는 사기가 성실盛實하며, 이裏에는 정기가 부족함

3) 상부(머리, 안면부, 목, 인후, 가슴, 심, 폐 등)에는 사기가 성실盛實하며, 하부에는 신허腎虛함.

4) 양기陽氣가 위로 부浮하며 아래는 부족함

상성하허맥을 형성하는 원리는 일반적으로 양기가 부성浮盛한 것으로, 그중 일부는 감기지만 본래 신허腎虛하며 음허로 인한 양부화왕陽浮火旺일 수도 있다.

상성하허맥의 감별진단

맥상만으로는 감별이 어려우며, 반드시 사진합참해야 한다.

11. 하성상허맥下盛上虛脈

하성상허맥의 상

이른바 '하'라는 것은 촌구맥 척부를 가리키며 척후를 포함한다. '상'이란 촌구맥 촌부를 가리키며 촌전을 포함한다.

하성상허맥下盛上虛脈은 한 손의 촌구맥에서 척맥은 부浮하나 촌맥이 침沈하며, 촌관척 삼부가 사선을 이루며 아래쪽이 올라간 듯하다. 이러한 맥상은 임상에서 드물게 나타난다.

하성상허맥의 형성 원리와 진단 의의

하성상허맥下盛上虛脈은 일반적으로 기혈이 약하고 하초下焦에 사기가 있는 사람에게 나타나며, 하초의 사기는 보통 풍사風邪가 많다. 나는 임상에서 간신기울肝腎氣鬱로 인한 요통腰痛 환자와 신경腎經에 허풍虛風이 있고 기혈부족氣血不足한 환자 각 한 명씩을 본 적이 있을 따름이다.

下篇

하편 _특수한 병맥의 변화

특수한 병맥의 변화

저명한 중의사들은 모두 맥진을 중시하였다. 그 이유는 바로 맥상과 장부기혈臟腑氣血의 관계가 매우 밀접하여 질병의 발생과 발전 과정에서 그에 상응하는 맥상 변화가 생기므로, 맥진을 통해 질병 부위를 판단하고 정사의 성쇠와 질병의 진퇴 및 예후를 예측할 수 있기 때문이다.

맥진을 통해 질병의 경중을 판단하고, 치료 효과의 정반을 관찰함으로써 예후의 길흉을 추측할 수 있다. '생사를 가늠한다'는 것은 가만히 앉아서 죽기를 기다리거나 뒷짐 지고 보고만 있으라는 것이 아니라, 맥상의 변화가 의미하는 내용을 즉시 알아차려 원래의 치료 방안을 수정하고 유효한 치료 방안을 채택하여 환자를 조속히 회복시키라는 뜻이다.

고대에도 맥상 변화의 임상적 의의를 살폈는데, 『내경』이나 『상한론』에 많이 언급된다. 『소문』「옥기진장론玉機眞藏論」에 이르기를, "맥이 사시를 따르면 치료할 수 있다[脈從四時, 謂之可治] …… 맥이 사시를 거스르면 치료할 수 없다[脈逆四時, 爲不可治]. …… 이른바 사시를 거스른다는 것은, 봄에 폐맥이 나타나고 여름에 신맥이 나타나는 것을 가리킨다.[所謂逆四時者, 春得肺脈, 夏得腎脈]; 열병에 맥이 (오히려) 고요하고, 설사를 하는데 맥이 커지고, 혈탈하는데 맥이 (오히려) 견실하다. 병이 중초에 있는데 맥이 실견하고, 병사가 외부에 있는데 맥은 (오히려) 실견하지 않으면, 모두 치료가 어렵다[病熱脈靜, 泄而脈大, 脫血而脈實, 病在中, 脈實堅, 病在外, 脈不實堅者, 皆難治]"라고 하였다.

『상한론』「변맥법辨脈法」에서 맥으로 생사길흉을 판단하는 "무릇 음병에 양맥이 나타나면 살고, 양병에 음맥이 나타나면 죽는다[凡陰病見陽脈者生, 陽病見陰脈者死]"라는 총칙을 언급하였는데, 오랜 질환이나 의난잡병疑難雜病의 변증 시 흔히 참고하는 내용이다. 신병新病은 대부분 실實하며, 구병久病은 대부분 허虛하다. 구병이 낫지 않고 정허正虛하나 여사余邪가 심하지 않으면 침맥沉脈이나 약맥弱脈 등과 같은 허성虛性 맥상이 나타나는 것이 보통인데, 실성實性 맥상이 나타나면 예후가 좋지 않다.

제16강에서는 질병 발전 과정 중 나타나는 맥상의 전환과 병세病勢의 관계를 내 경험을 토대로 설명하려 한다. 타당성이 부족한 부분이 있다면 여러분이 바로잡아 주기를 바란다. 한편 '무맥無脈' 또한 질병 발전 과정에서 나타나는 맥상의 전환에 해당하지만, 편의상 제13강 '맥력에 따른 이상맥'에서 이미 언급하였다.

제16강

일부 병맥 변화의 특수한 진단 의의

1. 일시적 맥박 정지

일시적 맥박 정지의 형태

일시적 맥박 정지[脈驟停]란 맥상이 질삭疾數할 때 맥박이 갑자기 사라지는 것으로, 몇 초에서 몇 분 정도 지속되다가 다시 맥박이 점차 회복된다. 이는 앞서 언급한 무맥無脈과 구별된다. 무맥은 일정 시간 동안 지속적으로 맥이 없는 것으로서, 맥이 나타나지 않는 시간이 십여 분에서 몇 시간 동안 지속되기도 한다. 반면 일시적 맥박 정지는 갑자기 1~2분간, 심지어 1~2초간 맥박이 나타나지 않는 것을 가리킨다. 애덤스-스토크스 증후군이나 심실세동 등의 질병에서 나타나는 맥박 정지는 무맥으로서, 이들은 일시적 맥박 정지와 구분된다. 일시적 맥박 정지는 갑자기 발생하며, 보통 지속 시간이 길지 않고 발작 전 맥이 상당히 빠르고 심지어 유력하다.

현 중의대 교재에서는 일시적 맥박 정지[脈驟停]라는 맥상에 대해서 언급하지 않기 때문에, 임상에서 이 맥상을 접하면 개념이 전혀 없어 당황할 수도 있다. 이때 환자의 증상이 실제로 매우 위독하며, 일시적으로 정신을 잃거나 고열에 시달리거나 한전寒戰의 상태인데, 만약 의사가 "이건 책에도 안 나오는 맥이에요, 이건 바로 사망입니다"라고 말한다면, 환자 가족들은 매우 당황할 것이다. 그런데 십몇 초도 지나지 않아 환자가 의식을 회복한다면 환자의 가족들은 의사를 믿기가 어렵다. 심지어 의사를 책망할 수도 있다. 그러므로 일시적 맥박 정지[脈驟停]의 개념과 형성 원리를 알고 있어야만 한다. 또한 현 중의대 교재의 내용도 실제 임상 요구에 부합해 생사를 판가름하는 데 도움이 되는 맥상들을 보충해야 할 것이다. 본 강의는 이러한 목적에 따라 관련 맥상들을 정리하였다.

일시적 맥박 정지의 형성 원리와 진단 의의

1) 정사상박正邪相搏이 극에 달함: 만약 임상에서 환자가 갑자기 맥이 없어지는 상태가 십여 초, 혹은 몇십 초간 지속된다면 의사는 매우 초조해질 것이다. 이때 빨리 청진기를 심장에 대고 들어 봐야 한다. 환자의 심음이 상당히 강하고 심장은 빨리 뛰며, 다시 혈압을 재면 문제가 없는데 왜 갑자기 맥박이 정지한 것일까?

일시적 맥박 정지 상태에서 심장의 박동은 매우 정상적이다. 이것의 주요 원인은 체내에서 기氣가 소통되지 못하기 때문이다. 기는 혈을 이끄는 장수로서[氣爲血之帥] 기가 움직여야 혈이 움직인다[氣行則血行]. 기가 소통되지 못하면 혈맥 또한 움직이지 못하므로 맥박이 정지되는 것이다. 그러면 왜 기가 소통되지 못한 것일까? 정기가 총동원되어 사기와 싸우느라 다른 곳에 갈 겨를이 없기 때문이다. 이는 보통 정사상박이 최고조에 달했을 때 나타나며, 시간이 아주 짧은 경우도 있다. 마치 사람이 싸울 때면 눈에 아무것도 안 보이는 것과 같다. 정기가 체표로 뻗지도 않으며 맥외脈外로 운행하지도 않고, 몸속의 사기와 싸우는 것에만 집중한다.

정사상박이 극에 달한 것을 의미하는 지표 중 빈도가 높은 것부터 살펴보면 다음과 같다.

첫째, 가장 흔히 나타나는 것은 갑작스레 벌벌 떠는 한전寒戰이다. '반드시 먼저 떨고 나서' 고열이 난다. 고열이 현저할 때가 바로 정사박결正邪搏結의 전쟁이 끝나는 시점이거나 거의 끝날 무렵에 해당한다. 그러나 격렬히 싸울 때 한률寒慄이 나타나며, 이는 정사의 결투가 극에 달했음을 의미하고 이때 맥이 없어진다.

둘째, 다음은 심한 통증으로서, 환자는 소리 지를 엄두조차 못 내고 속에 기가 막혀서 내뱉거나 들이마시지도 못한다. 전형적인 예가 바로 교장사絞腸痧이다. 습열탁濕熱濁이 체내에 교결交結하여 막힘으로써 환자가 고함을 지르며 바닥에 쓰러진 다음, 꼼짝 않고 호흡이 정지하며 맥도 없어진다.

셋째, 의식이 갑자기 외부와 차단된다. 완전한 혼수상태는 아니어서 의식이 있는 듯해 보이나, 외부에 대해 어떤 반응도 없다. 손을 들어보라고 하거나 주의를 끌 만한 물건을 보여도 전혀 반응하지 않는다. 이것은 의식 상실 상태와 유사하다. 이때 보통 환자는 이를 악물고 떨거나, 전신의 근육이 긴장되어 있다. 예를 들어 『상한론』 제195조의 "갑자기 발광하며 땀이 흠뻑 나며 풀리는[奄然發狂, 濈然汗出而解者]"것은 이러한 상태를 묘사한다. 심하게 땀이 나는 것은 실제 전한戰汗으로서, 환자가 땀이 나기 전에 마구 소리를 지르는 것은 정신분열증에 걸린 것이 아니라 잠시 의식이 상실된 상태일 뿐이다. 이러한 의식의 전환은 임상에서 보편성을 띤다. 외부에 대해 아무런 반응도 없이, 이를 악물고 떨면서 두서없는 말을 하는데 힘은 아주 세다. 눈을 부릅뜨고서 정신이 빠진 듯하며 마치 하늘로 치솟을 것 같은 기세를 보이므로, 보는 사람은 공포스럽다.

정사상박이 극에 달하면 위와 같은 주요 지표가 나타나지만, 그래도 가장 흔히 나타나는 것은 한전寒戰이다. 한이든 습이든 화열이든 상관없이 일단 울폐鬱閉되어 정사상박이 극에 달하면, 온몸의 근육이 떨리고 이를 악물지만 실제로 뭘 물고 있지는 못한다. 정사상박이 극에 달하면 가장 흔히 나타나는 증상은 한률寒栗이며 이때 맥상이 사라질 수도 있다. 마치 엽천사葉天士가 "정사가 서로 부딪치니 기가 이어지기 힘들어 맥이 사라졌다[正邪相搏, 氣難接續, 故無脈]"라고 말한 것처럼, 일시적 맥박 정지는 수액반응과 학질의 한전에서 나타나기도 한다.

만약 기회가 되면 급성 수액반응이 일어난 환자의 맥을 짚어 보라. 포도당생리식염주사액을 주사한 후 갑자기 한전이 일어나는데, 이때 환자는 맥이 없다. 양의에서는 발열 물질이 들어감으로써 체내에 극열한 반응이 일어나 몸이 떨린다고 해석한다. 맥이 없어지는 것은 무엇 때문일까? 여러 각도에서 한번 고려해 보자. 나도 완전히 이해하지는 못했지만, 혈관의 평활근이 수축되어 일시적으로 맥박이 정지된 것이 아닐까 추측한다. 평활근은 횡문근처럼 수축운동을 반복하며, 매우 심하게 수축하기 때문에 교장사絞腸痧와 같은 심한 복통이 일어날 수도 있다. 평활근의 심한 수축은 잠시 혈관의 탄력성을 잃게 한다. 비록 맥관의 지름이 0이 될 정도로 완전히 수축되지는 않았다 하더라도, 맥박파는 이미 없어졌기 때문이다. 또 다른 가능성은 혈액이 촌구맥에 왔을 때 맥관 주위 근육이 수축되어 맥박파의 수축이 사라지는 것이다. 아니면 맥박 경련의 정도와 근육 경련의 정도가 일치하여 근육과 맥관이 구별되지 않아 맥이 안 잡히는 것이다.

『상한론』 원문과 결부하여 정사상박이 극에 달해 나타난 일시적 맥박 정지의 형성 원리에 대해 살펴보자. 『상한론』 제95조에 이르기를, "태양병이 아직 풀리지 않았는데 맥의 음양이 모두 멎으면, 반드시 땀이 확 나고 나서 풀린다. 만약 양맥만 미하면 땀이 나고서 풀리고, 음맥만 미하면 설사를 하고서 풀린다. 만약 하법을 쓰려면 조위승기탕이 적합하다[太陽病未解, 脈陰陽俱停, 必先振汗出而解. 但陽脈微者, 先汗出而解, 但陰脈微者, 下之而解. 若欲下之, 宜調胃承氣湯]"라고 하였다. 장중경은 객관적으로 임상에서 발견한 중요한 현상을 기록하였다. 태양병에서 오한발열이 다 낫지 않은 상태에서 오한발열과 무한無汗이 며칠 지속되다가, 갑자기 어느 날 환자가 덜덜 떨며 '맥의 음양이 모두 멎었다[脈陰陽俱停]'고 언급한다. 여기서 '양'은 촌맥을 의미하며, '음'은 척맥을 의미한다. 맥이 갑자기 정지하며 한전寒戰을 동반하는데, 장중경은 환자가 발열한출發熱汗出할 것이며, 그런 다음 증상이 사라질 것이라고 말한다. 태양경은 체표에 있으면서 주피모主皮毛하므로, 태양경 표한폐表寒閉의 위치는 매우 얕은 편이다. 따라서 땀이 난다는 것은 태양경의 한폐寒閉가 이미 풀린 것이므로, '땀이 나면서 풀린다[汗出而解]'라고 말할 수 있다. 땀이 나기만 하면 약을 먹을 필요도 없다. 만약 다른 경經이라면 이렇게 쉽지는 않을 것이다.

태양에 습사가 들어왔다면 한두 번 '땀이 나면서 풀릴[汗出而解]' 가능성은 상당히 적다. 한습에 의해 표가 닫히면 습의 성질이 끈적이며 오래가서 어느 정도 후유증을 남기기 때문이다. 만약 다른 경의 습이라면 어떨까? 대부분 한전과 고열이 난 다음 전신에 땀이 나고서야 풀어진다. 특히 습이나 탁濁의 경우 그러하다. 임상에서 이러한 환자들은 한전과 고열이 몇 달간 계속되기도 한다. 습의 성질이 끈적이며 오래가서 쉽게 사라지지 않기 때문이다. 장중경이 관찰한 병례에 습이 있는지 여부는 확실하게 밝히지 않았으나, 한은 확실히 존재한다.

만약 환자가 땀이 난 후에도 낫지 않는다면 어떻게 해야 할까? 장중경은 바로 뒤에 이러한 가능성을 제시하고 있다. '양맥만 미하면 먼저 땀이 나고서 풀린다[但陽脈微者, 先汗出而解]'라는 구절을 어떻게 해석해야 할까? 정지되었던 맥이 다시 뛰기 시작하는데, 다시 말해 한전이 이미 지나가고 환자가 열이 나기 시작해 맥이 다시 나타난 것이다. 이때 맥상이 '단지 양맥만 미하면[但陽脈微者]' '먼저 땀이 나고서 풀린다[先汗出而解]'는 것이다. 여기서 '단但'은 '단지'의 의미이며, 단지 양맥陽脈만 미미하게 나타난 것을 말한다. '단지 양맥만 미하면[但陽脈微者]'은 반드시 촌맥만 미미하게 나타난 것으로 이해해야 한다. 왜냐하면 원래 맥박이 정지되었기 때문이다. 촌맥이 미미하게 나타났을 때, 환자의 병은 '땀이 나고서 풀리는[汗出而解]' 것이 아니라 뒤에 투한해표透汗解表하는 약을 좀 더 복용해야 한다. 촌맥이 미미하게 나타난 것은 주상主上, 주표主表, 주양主陽을 의미한다. 다시 말해, 표사表邪가 있어 몸이 이것과 싸워야 하므로, 촌맥이 먼저 나타난 것이다. 따라서 약간의 신온투표약辛溫透表藥으로 '땀이 나면서 풀리도록[汗出而解]' 도와줘야 한다. 그런 다음, 복약 후 환자 반응에 따라 다시 처리한다. 이런 상황은 임상에서 비교적 드물다. 실제 이러한 내용은 우리에게 『상한론』을 공부하는 방법을 제시한다.

만약 이상의 상황이 나타나지 않고, 맥박이 정지된 후 한전이 지나가고 열이 나는데 맥을 짚어 보니 척맥만 미미하게 나타났다면, 이것은 몸의 하부에 사기가 있는 것으로서 몸에 정기를 남겨서 하부의 사기와 좀 더 싸워야 한다는 말이다. 그렇지 않다면 척맥만 먼저 미미하게 나타날 이유가 없다. 한전발열寒戰發熱 이후 사기가 대부분 빠져나갔으나 아직 완전히 없어지지는 않았으므로 열이 아직 다 내린 것은 아니다. 그래서 장중경은 고한사하약苦寒瀉下藥을 좀 써서 '그것을 내려 보내야 풀린다[下之則解]'라고 말한다. 질병은 체질을 따라가므로, 환자의 하부에 문제가 좀 있다면 정사상박 결과 하부에 여사餘邪가 남는다. 이때 하약下藥으로 그것을 내보내면 여사가 남지 않는다.

여기서 장중경은 정사상박이 극에 달했을 때 환자에게 갑자기 무맥無脈이 나타날 수도 있으니 당황하지 말 것이며, 이러한 맥박 정지는 일시적인 것으로 잠시 후 열이 날 것이고 땀이 나면 열도 떨어지고[汗出熱退] 병도 나을 것이라고 알려 준다.

2) 사증死證

3) 갑자기 탈함[暴脫]: 혈탈血脫이나 심한 하리로 인한 진탈[大下利津脫], 음탈陰脫, 정탈精脫로 인한 경우가 많다.

4) 허극虛極: 극심하게 허한 경우 나타나기도 하며, 임상에서 심실세동이나 안티몬 중독에서 나타날 수도 있다.

일시적 맥박 정지는 정사상박이 극에 달한 경우 외에 다른 위급증에서도 나타난다. 대부분 사증死證이나 혈진음정血津陰精의 폭탈暴脫, 정기허극의 경우이다.『상한론』제291조에 이르기를, "소음병에서 토리하지만 손발은 궐랭하지 않고, 오히려 열이 나면 죽지 않는다. 맥이 오지 않으면(어떤 판본엔 '맥이 부족하면'이라고 기재됨) 소음에 일곱 장을 뜬다[少陰病, 吐利, 手足不逆冷, 反發熱者, 不死. 脈不至者(至一作足), 灸少陰七壯]"라고 하였다. 이것은 정기허극으로 인한 일시적 맥박 정지의 일례이다. 소음병의 구토하리嘔吐下利는 음한내성陰寒內盛과 비신양쇠脾腎陽衰로 인한 것으로 보통 수족역랭手足逆冷과 같은 증상을 동반한다. 그런데 수족역랭이 없다는 것은 양허가 심하지 않아 사지 말단을 온후溫煦할 수 있음을 의미한다. 소음 허한토리虛寒吐利는 보통 발열이 없으나, 만약 발열할 경우 대부분 음한이 극성하므로 허양虛陽이 부월浮越해 반드시 수족역랭 등의 증상을 동반한다. 그런데 위의 증상은 발열과 동시에 수족역랭이 없으니 망양亡陽의 중증이 아니며, 양기가 회복하며 음한이 소멸하는 상황이므로 '불사不死'라고 한 것이다. 소음병에서 양이 쇠하고 음이 성하면[陽衰陰盛] 보통 맥이 미微하므로, 위에서 말하는 '맥이 오지 않음[脈不至]'은 바로 일시적 맥박 정지를 의미한다. 만약 일시적 맥박 정지에 사지가 궐랭함[肢厥], 오한, 몸을 잘 웅크림[身蜷] 등의 증상을 동반한다면 양기가 매우 심하게 허한 것으로서 음양이 서로 분리되어 떨어질[陰陽離絕] 징조이다.

일시적 맥박 정지의 감별진단

주로 사진합참四診合參하여 감별해야 한다.

2. 맥이 나타나다

'맥이 나타난다[脈出]'라고 하는 것은 원래 맥박이 손끝에 잡히지 않다가[不應指], 질병의 변화에 따라서 맥박이 손끝에 잡히는[應指] 것을 가리킨다. 임상에서는 점차 나타나는 경우와 갑자기 나타나는 경우로 나뉜다.

맥이 갑자기 나타나다

원래 무맥無脈이 단시간 내(보통 4시간 이내)에 맥박이 다시 나타나는 것을 가리키며, 부취에서 확실하게 응지應指하고 심지어 중취에서도 매우 확실하며 세약지상細弱之象이 전혀 나타나지 않는다. 맥이 갑자기 나타나는 경우는 주로 장기간 질병을 앓거나 중병에서 나타나며 정기가 폭탈暴脫하여 진기真氣가 갑자기 밖으로 빠져나가 무근지양無根之陽이 부월浮越하기 때문이다. 이는 빈사 직전에 나타나는 맥상의 하나로서 흔히 회광반조迴光返照를 의미한다.

『상한론』제314조에 이르기를, "소음병에 하리하고 맥이 미하면 백통탕을 쓴다. 하리가 멎지 않고, 궐역에 무맥이며 헛구역질에 심번하면, 백통가저담즙탕을 주로 쓴다. 탕약을 복용하고 맥이 갑자기 나타나면 죽고, 약간씩 이어지면 산다[少陰病, 下利脈微者, 與白通湯. 利不止, 厥逆無脈, 乾嘔煩者, 白通加豬膽汁湯主之. 服湯脈暴出者死, 微續者生]"라고 하였다. 백통탕白通湯에 이미 격양으로 인해 약을 거부하는 증상[格拒]을 없애는 약을 넣기는 했으나 양탈음갈陽脫陰竭의 위중한 증후에 속하므로, 복약 후 맥이 갑자기 부浮하고 산대散大하다면 음액이 고갈하여 고양孤陽이 외탈하는 것이므로 사후死候인 것이다. 맥이 작다가 점점 커지며, 약했다가 점차 강해지는 것은 음액이 아직 고갈되지 않았고 양기가 점차 회복되는 것이므로 예후가 좋다.

다시 『금궤요략』「수기병맥증병치水氣病脈證並治」에서 언급하는 "소음맥이 긴하고 침하면, 긴은 통증 때문이고 침은 수로 인한 것으로 소변이 힘들다. 모든 맥이 침하면 마땅히 수가 있는지 몸이 붓거나 무거운지 살펴야 한다. 수병에 맥이 나오면 죽는다[少陰脈緊而沉, 緊則為痛, 沉則為水, 小便即難. 脈得諸沉, 當責有水, 身體腫重. 水病脈出者死]"를 살펴보자. '수병맥출水病脈出'의 '출'은 맥상이 성대하면서도 무근無根한 것으로, 부취에서는 맥이 있으나 침취하면 흩어지므로 음성격양陰盛格陽하여 진기真氣가 밖으로 흩어질 조짐이다. 만약 수종水腫이 아직 다 처지지 않았는데 갑자기 맥이 나타나 증證과 부합하지 않으면 예후는 좋지 않다. 임상에서 이러한 예를 본 적이 있다. 앞에 언급한 청각 장애인은 넓은 부위에 화상을 입은 다음 첫째, 둘째 날 모두 맥이 잡히지 않았다. 셋째 날 거즈를 걷어 맥을 짚었으나 여전히 확실하지 않았다. 그런데 홍삼 20그램을 쓴 지 두세 시간 후 맥상이 손끝에 똑바로 잡혔으나 부드러운 기색이 전혀 없었다. 맥이 갑자기 나타난 것이다. 속에 저장된 정기가 없으며 몸이 이미 자체 조절 능력을 상실한 상태에서 맥이 없다가 갑자기 나타난 것은 순전히 약의 힘에 의한 것이다.

마지막으로 짚고 넘어갈 것은, 다량 수혈을 받거나 수액을 주입하고서 맥이 갑자기 나타나는 것은 별개의 문제라는 점이다. 이 경우는 원래 혈관의 혈액이 다량 유실됨으로써 생긴 무맥無脈이므로 다량 보충해 주면 갑자기 맥이 되살아나기 때문이다.

맥이 점차 나타나다

원래의 무맥無脈이 일정 시간 지난 다음, 침취에서 약간씩 맥이 느껴지면서 점차 확실해지는 것을 가리킨다. 맥이 점차 나타나는 것은 정기가 점차 회복하고 사기가 점차 물러가는 것이므로 질병이 호전되는 전환점이다. 『상한론』제314조에 이르기를, "소음병에 …… 약간씩 이어지면 산다[微續者生]"라고 한 것이 바로 그 예이다.

3. 침맥이 일어나다

원래 침맥沉脈을 보이다가 치료한 다음 중취에서 손끝의 느낌이 점점 확실해지거나 심지어 부취에서도 확실한 경우를 가리킨다. 이러한 맥상의 형성 원리는 주요하게 이사裏邪가 표表로 나오는 것으로, 맥이 점차 나타나는 경우와 동일한 의의를 가지며 병세가 호전되는 것으로 치유가 가능하다. 예를 들어, 만성신장염이나 관상동맥경화성 심장질환 등 만성병에서 이러한 상황이 나타나면 증상이 일시적으로 경감되거나 실질적으로 질병이 호전된다.

『상한론』제326조에 이르기를, "궐음 중풍에 맥이 약간 부하면 나으려는 것이며, 부하지 않으면 낫지 않는다[厥陰中風, 脈微浮, 爲欲愈, 不浮爲未愈]"라고 하였다. 사기가 음경陰經으로 들어가면 이증裏證에 속하며, 이때 일반적으로 맥상은 침지세약沉遲細弱하다. 그런데 궐음중풍에서 맥이 아주 약간 부하다면[微浮] 정기가 사기를 이겨서 사기가 물러나 양기가 회복되는 좋은 조짐이므로, 나을 거라고 단정하는 것이다. 맥상이 아주 약간이라도 부하지 않다면, 양기가 아직 회복되지 않은 것이며 음사가 아직도 심하므로 낫는 징후가 아니다.

임상에서는 당연히 기타 증상과 종합해서 분석해야만 정확한 진단을 얻을 수 있으며, 맥상에만 의존해 치유 여부를 판단할 수는 없다. 동시에 주의할 것은, 맥상이 아주 약간 부한 것이 아니라 부하기만 하고 눌러서 무근無根하거나 맥상이 갑자기 부해지는 경우는 대부분 허양초탈虛陽超脫에 해당하므로, 이것을 낫는 징후로 여기고 긴장을 늦춰서는 절대 안 된다.

『상한론』제289조에 이르기를, "소음중풍에 맥이 양은 미하고 음이 부하면 나으려는 것이다[少陰中風, 脈陽微陰浮者, 爲欲愈]"라고 하였다. 이 조문에서 맥의 '음'과 '양'은 척맥과 촌맥을 의미한다. 소음중풍은 소음에 풍사가 침범한 증후이다. 소음은 음경陰經으로서 질병은 대부분 정기 부족과 연관되므로, 소음중풍의 경우 촌맥은 당연히 부浮하며 척맥은 침沈하다. 촌맥이 부한 것은 표에 풍사가 침범한 것을 의미하며, 척맥이 침한 것은 정기가 부족함을 뜻한다. 그런데 촌맥이 미微하며 척맥이 부浮하다면, 촌맥이 미微한 것은 사기가 이미 미약함을 뜻하고 척맥이 부浮한 것은 양기가 회복됨을 의미하여 정기가 회복되고 사기가 물러나니 '나을 것이다[為欲愈]'라고 한 것이다. 그러나 임상에서 운용 시 반드시 기타 증상과 결합하여 종합적으로 분석해야 한다.

그 밖에 질병의 변화 과정 중 맥이 침沉하다가 부대무근浮大無根으로 전환되는 것은 패상敗象으로서 대부분 정기가 빠져나가려는 것[正氣欲脫]을 의미한다.『금궤요략』「수기병맥증병치」에서 말하는 "수병에 맥이 나오면 죽는다[水病脈出者死]"가 이에 해당한다.

4. 맥이 커지다

원래 맥이 크지 않다가, 질병 발전 과정에서 맥체가 커지거나 홍맥洪脈으로 전환하는 것을 가리킨다. 임상에서 질병 초기에 대맥大脈이 나타나는 경우는 매우 드물며, 대부분 기타 맥상으로부터 전환된 것이다.

급성병에서 맥상은 빠르게 변하며, 만성병에서 맥상은 비교적 느리게 변한다. 그러나 급성병이든 만성병이든 맥상이 커지는 것은 병세의 악화를 의미한다.

『소문』「맥요정미론」에서 "(맥이) 커지면 병이 발전되는 것이다[大則病進]"라고 했으며,『온병조변』에서도 "맥이 커지면 병이 발전되는 것이다[脈大為病進]"라고 언급했다. 주단계朱丹溪는 이에 대해『격치여론格致餘論』「맥대병필진론脈大病必進論」을 써서, "대맥은 홍맥의 별명으로서, 화를 의미하며 양에 속한다. 내상으로 인한 질병의 경우, 음허로 인해 양에게 제압을 당해 맥이 큰 것이므로, 허가 더 심하니 치법도 이에 따라야 한다. 외상으로 인한 질병은 사기가 경에 들어와 맥이 큰 것이므로, 사기가 더 심하니 치법도 이에 따라야 한다. 둘을 합해 보면, 모두 병증이 길어지는 추세에 있으므로, 이것을 병이 발전된다고 말하는 것이 적합하지 않겠는가[大, 洪之別名, 火之象, 屬陽. 其病得之於內傷者, 陰虛為陽所乘, 故脈大, 當作虛多治之; 其病得之於外傷者, 邪客於經, 脈亦大, 當作邪勝治之. 合二者而觀之, 皆病症方長之勢也, 謂之病進, 不亦宜乎]"라고 하였다.

맥이 홍맥洪脈이나 대맥大脈으로 전환되는 것은 질병이 더 심해지는 것을 의미한다.『상한론』제189조에서 "상한 사흘째 양명맥이 크면 옮겨 가지 않는다[傷寒三日, 陽明脈大者, 此為不傳也]"라고 하였으며,『금궤요략』「혈비허로병맥증병치」에서는 "무릇 보통 남자의 경우 맥이 크면 허로한 것이며, 매우 허해도 허로한 것이다[夫男子平人, 脈大為勞, 極虛亦為勞]"라고 하였고,『온병조변』하초편에서 "풍온, 온열, 온역, 온독, 동온에서 사기가 양명에 오래 머물거나, 혹은 이미 하법을 썼거나 아직 안 썼거나, 몸에 열이 나고 얼굴이 붉고, 입이 마르고 혀가 마르고, 심하면 이가 검고 입술이 갈라진다. 맥이 침실하면 여전히 하법을 쓸 수 있다. 맥이 허대하고, 손발의 가운데에서 열이 나서 손등이나 발등보다 심하면 가감복맥탕을 주로 쓴다[風溫, 溫熱, 溫疫, 溫毒, 冬溫, 邪在陽明久羈, 或已下, 或未下, 身熱面赤, 口乾舌燥, 甚則齒黑唇裂; 脈沉實者, 仍可下之; 虛大, 手足心熱, 甚於手足背者, 加減復脈湯主之]"라고 언급한 내용들을 예로 들 수 있으며, 상세한 해석은 생략하겠다.

임상에서 원래 대맥大脈이 나타나서는 안 될 질병에서 대맥이 나타난다면 맥증脈證이 부합하지 않으므로 더욱 위중해진다. 예를 들어

『금궤요략』「폐위폐옹해수상기병맥증병치肺痿肺癰咳嗽上氣病脈證並治」에 이르기를, "상기하며 부종에 호흡 시 어깨를 들썩일 때, 그 맥이 부대하면 치료할 수 없다. 또한 거기에다 하리까지 동반한다면 특히 더 심하다[上氣而浮腫, 肩息, 其脈浮大不治, 又加利尤甚]"라고 하였는데, 상기上氣하며 안면부종에 견식肩息하니 허와 실이 병존한다. 맥이 부대무근浮大無根한 것은 신기쇠갈腎氣衰竭하여 섭납攝納하지 못해 양기외월陽氣外越을 뜻하니, 병세가 위급한 것으로 예후가 좋지 않다.

또 다른 예로『금궤요략』「담음해수병맥증병치痰飮咳嗽病脈證並治」에서는 "몇 년간 기침하여 그 맥이 약하면 치료할 수 있으나, 맥이 실대삭하면 죽는다. 그 맥이 허하면 반드시 힘든 모양새를 보인다. 환자가 원래 흉중에 지음이 있기 때문이다[久咳數歲, 其脈弱者可治, 實大數者死, 其脈虛者必苦冒, 其人本有支飮在胸中故也]"라고 언급하였다. 환자는 장기간 기침으로 인해 정기가 매우 허한 상태이므로, 약맥弱脈이라면 맥증脈證이 서로 부합하나 '실대삭實大數'하다면 대부분 양기부월을 의미하며 맥증이 부합하지 않으므로 치료가 어렵다.

임상에서 맥이 커지는 경우 특히 주의해야 한다. 이는 최소한 병세가 진전됨을 의미하기 때문이다. 오랜 질병이나 허손성 질병에 걸린 환자에게 나타날 경우 대부분 위중증에 속한다.

5. 맥이 작아지다

소맥小脈은 바로 세맥細脈이다. 맥이 작아지는 경우는[脈轉小] 원래 맥이 가늘지 않다가 병세의 변화에 따라 맥이 가늘고 작아지는[細小] 것을 가리킨다. 임상에서 이런 경우는 다음과 같은 내용을 의미한다.

첫째, 기혈이 부족하여 음양과 기혈이 모두 손상되었다.

둘째, 사기가 혈분으로 들어가고, 병이 오래되자 낙맥으로 들어갔다〔入絡〕.

셋째, 사기가 물러나고 정기가 허해졌다〔邪退正虛〕.

『상한론』제270조에는 "상한한 지 사흘째 소양맥이 작으면 나으려는 것이다〔傷寒三日, 少陽脈小者, 欲已也〕"라고 하였다. '상한 사흘'에는 이미 병사가 소양으로 들어갔다. 소양병에서는 현맥弦脈이 나타나야 하지만, 만약 맥상이 현하지 않고 작다면 소양의 열이 이미 쇠한 것을 의미한다. 맥으로 병세를 판단하자면 맥이 작아진 것은 병이 물러감을 뜻하는 것이다. 소양少陽은 소양小陽으로써 맥이 마땅히 현세弦細해야 하나 맥이 세소細小하며 현하지 않은 것은 사기가 이미 물러갔으나 정기가 아직 완전히 회복되지 않은 것이므로, 병이 치유되는 조짐이다. 그런데 만약 원래 세맥인 환자가 소양병에서 맥상이 세약細弱하다면 '나으려는 것이다〔欲已也〕'라고 말할 수 없다.

6. 맥이 짧아지다

질병 발전 과정에서 맥이 삼부에 꽉 차지 않는 현상이 나타나는 원리는 다음과 같다.

첫째, 기울혈어氣鬱血瘀가 점차 가중된다(대부분 현맥弦脈을 동반). 과거 임상에서 만난 한 여성의 경우, 원래 위병胃病이 있었는데 맥은 삼부에 모두 차 있었다. 그런데 말다툼 후 맥이 단현短弦해졌다.

둘째, 장기臟氣가 부족하다. 위중증에서 이러한 맥상이 나타나면 병세의 변화가 상당히 크며 예후가 좋지 않다. 그 예로『상한론』제214조에 이르기를, "땀이 많이 나는데 또 발한하면 망양할 것이다. 헛소리를 하며 맥이 짧으면 죽고, 맥이 조화로우면 죽지 않는다[發汗多, 若重發汗者, 亡其陽, 譫語脈短者死, 脈自和者不死]"라고 언급하였다.

양명병에서는 속에 열이 심하므로[裏熱亢盛] 원래 땀이 많은데, 만약 의사가 한법으로 잘못 치료하여 진액을 외설外泄해 과도하게 땀이 난다면, 망음한 데다 망양하여 음양이 모두 상해 심기心氣가 산란散亂하고 신명이 주인을 잃고[神明無主] 사열邪熱은 풀리지 않아 헛소리를 하며 제멋대로 움직인다[譫語妄動].

맥이 짧으면[脈短] 위로는 촌에 미치지 못하고 아래로는 척에 미치지 못한다. 이는 기혈이 부족하여 혈액이 움직이는 힘이 모자라 혈맥이 가득 차지 못한 것이다. 만약 양기가 망하고 음혈이 허하며 진액이 고갈되어 맥기脈氣가 연결되지 못하면 근본이 동요된다. 섬어譫語는 사열邪熱이 극성해 생긴 것으로, 맥이 짧은 것은 정기가 이미 쇠미衰微한 것이다. 맥증脈證이 부합하지 않으며 정허사실正虛邪實해 정기가 사기를 이기지 못하는 매우 위태로운 증후로서, 예후가 좋지 못하며 대부분 사증死證이다.

만약 음혈이 어느 정도 지탱이 되면 맥은 조화롭다[自和]. 조화롭다는 것은 맥상이 부드럽고 규칙적이며 유신有神하다는 말이 아니라, 촌관척 삼부에 맥이 다 잡히는[應指] 상태로서, 음혈허陰血虛가 아직 고갈될 정도는 아니며 그나마 미양微陽을 지탱할 수 있으니 순증順證에 속하며 사망하지는 않는다.

7. 맥이 불안정해지다

맥이 불안정해지는 경우[脈不靜]는 맥이 약탄지略彈指하면서 약삭略數한 것을 가리키며, 이른바 탄지彈指란 맥동脈動이 손끝을 튕기며 심지어 태기성抬擧性 박동을 보이는 것을 말한다. 임상에서는 아래와 같은 의의가 있다.

병사病邪가 아직 다 소멸되지 못함

『상한론』제4조에 이르기를, "상한 하루째 태양으로 (사기를: 옮긴이 보충) 받아들인다. 맥이 만약 안정되면 옮겨 가지 않는다. 자주 토하려 하고 번조하며, 맥이 삭급하면 옮겨 간다[傷寒一日, 太陽受之, 脈若靜者, 爲不傳, 頗欲吐, 若躁煩, 脈數急者, 爲傳也]"라고 하였다. 풍한風寒 초기에 체표를 범犯犯해 태양太陽이 수사受邪하면 사기의 경중과 체질의 강약에 따라 질병의 전변傳變 여부가 결정된다. 질병의 전변 여부를 알려면 반드시 맥증脈證을 근거로 삼아야 한다. 원래 상한의 부긴맥浮緊脈이나 중풍의 부완맥浮緩脈에 모두 변화가 없다면 이른바 '맥이 안정된 것[脈若靜者]'에 해당하며 병사病邪는 여전히 태양에 있음을 의미한다.

맥이 안정되면[脈靜] 병이 옮겨 가지 않는 것[不傳]은 두 가지 상황으로 요약된다.

첫째, 정승사각正勝邪卻하여 표사表邪가 풀리려는 상황이므로 약을 쓰지 않아도 완치될 조짐이다.

둘째, 정기가 아직 사기와 싸울 수 있어 사기가 아직 속으로 옮겨 가지[傳裏] 않은 상황으로서, 표에서 다투고 있으며 질병은 여전히 태양에 있다.

혈액망행血液妄行(또는 기불섭혈氣不攝血)

탄지맥彈指脈이 확실하면 심한 출혈이 있을 조짐이다.

8. 맥이 부드럽지 않게 되다

정상적 맥상의 특징은 위기胃氣가 있고, 유신有神하며 유근有根하다. 맥에 위기가 있음은 손끝에 조용하면서 조화롭고 부드럽고 매끈한 느낌으로 나타난다. 이러한 맥상은 탄력이 있으며 부드럽고, 그렇지 않으면 위기가 없는 맥이다. 임상에서 부드럽지 못한 맥상은 예후가 좋지 않으며 사증死證에 해당되기도 한다. 『소문』「평인기상론」에서 말하는 "사람은 수곡을 근본으로 하므로, 수곡을 받아들일 수 없으면 죽는다. 맥에 위기가 없으면 죽는다[人以水穀爲本, 故人絶水穀則死, 脈無胃氣亦死]"는 내용이 그러하다.

한편 『상한론』 제367조에 이르기를, "상한하여 하리가 십여 일 계속되는데 맥이 오히려 실하면 죽는다[傷寒下利, 日十餘行, 脈反實者死]"라고 하였다. 허한하리虛寒下利를 십여 일 계속하다 보면, 정기가 허해지니 맥은 당연히 침미沉微해진다. 이것은 맥증脈證이 서로 부합하는 것으로, 급히 온溫하거나 준보峻補해 치료하며 예후도 좋은 편이다. 그런데 맥이 단단해지면서[硬象] 맥증脈證이 부합하지 않으므로, '반反'자를 써서 정기가 이미 쇠했으나 사기가 성해 위기胃氣가 이미 패절敗絶하는 징조를 나타냈다. 이는 바로 『내경』에서 말하는 "진장맥이 나타나는[眞臟脈見]" 것에 해당한다. 이때 공보攻補 모두 힘들어 예후가 좋지 않으므로 사후死候로 판단했다. 실제로 앞서 언급한 혁맥革脈 또한 부드럽지 못한 맥상에 속한다. 혁맥革脈의 맥형脈形은 현맥弦脈과 흡사하며 누르면 비어 있다[按之中空]. 음혈이 부족해 혈맥에 충만하지 못하면, 맥 속의 내용물이 부족해 누르면 비어 있는 느낌이다. 혈허하여 내수內守하지 못하므로 양기는 밖으로 분월奔越하여 혈맥을 자극하니 맥이 부대浮大하면서 팽창된다. 기월氣越의 원인은 혈허, 기허, 양허, 음허 네 종류로 나뉜다.

9. 긴실맥이 미맥으로 바뀌다

미맥微脈이란 맥상이 극도로 미약해져 마치 없는 것과 같은 상태로서 음양기혈의 대허를 반영하지만, 때로는 사기가 물러갔으나 정기가 아직 회복되지 않았음을 의미한다. 『상한론』에 의하면, "소음병에 맥이 긴하고 칠팔일이 되어 하리를 하는데, 맥이 갑자기 미해지고 손발은 오히려 따듯하고 긴맥은 되레 사라지면 풀리려는 것이다. 비록 심번하며 하리하나 반드시 낫는다[少陰病, 脈緊, 至七八日, 自下利, 脈暴微, 手足反溫, 脈緊反去者, 爲欲解也, 雖煩下利, 必自愈](제286조)"라고 했으며, "소음 중풍에 촌맥이 미하고 척맥이 부하면 나으려는 것이다[少陰中風, 脈陽微陰浮者, 爲欲愈](제289조)"라고 하였다. 소음병에서 맥이 긴緊한 것은 소음의 음한내성陰寒內盛을 의미한다. 이때 무열오한無熱惡寒, 수족궐역手足厥逆 등이 동시에 나타난다.

칠팔일이 지나 하리가 나타나는 경우는 두 가지 가능성을 암시한다.

첫째, 사성정쇠邪盛正衰하여 줄곧 하리下利하고 오한권와惡寒蜷臥, 수족궐역手足厥逆하면서 심지어 자한조번自汗躁煩하면, 이것은 음성양

망음성양망亡陰盛陽亡의 위험한 증후를 뜻한다.

둘째, 정승사퇴正勝邪退하여 양기가 점차 회복되어 병이 나을 조짐이다. 위에 나타난 '맥폭미脈暴微'란 맥박이 긴긴緊하다가 갑자기 불긴不緊한 것으로 미微는 긴긴緊과 견줘 상대적으로 표현한 것이다. 이는 미약해져 없어질 듯하거나 침沉하면서도 미세微細한 맥이 아니라 한사가 물러나는 상황을 반영한다. 만약 맥이 미약무력微弱無力하다면 반드시 수족역랭한데, 손발이 따듯하고 긴맥이 없어지므로 연속해서 두 번이나 '반反' 자를 썼다. 사지수족四肢手足은 제양지본諸陽之本으로서 '손발이 오히려 따듯해짐[手足反溫]'은 양기가 회복됨을 의미한다. 맥이 긴긴緊한 것은 음한내성陰寒內盛을 의미하며 '긴맥이 오히려 사라짐[脈緊反去]'은 음한陰寒이 이미 물러났음을 의미한다. 소음한화少陰寒化는 음성양쇠陰盛陽衰 증후이나 지금 양이 회복되고 한이 사라졌으므로 '풀리려는 것이다[爲欲解也]'라고 말하는 것이다. 번번煩은 양기가 회복되어 사기와 싸우기 때문이며, 하리는 한사가 설사를 통해 빠져나가므로 '반드시 낫는다[必自愈]'고 하였다.

제289조에서는 소음중풍이 치유되는 맥상을 소개하고 있다. 본 맥의 '음'과 '양'은 척맥과 촌맥을 의미한다. 소음중풍은 소음에 풍사가 침입한 증후이다. 소음은 음경陰經으로서 질병은 대부분 정기가 부족하므로, 소음중풍의 촌맥은 마땅히 부浮하며 척맥은 침沉하다. 촌맥이 부浮함은 표에 풍사를 감수했음을 의미하며, 척맥이 침沉함은 정기 부족을 반영한다. 그런데 촌맥미寸脈微하면서 척맥부尺脈浮한 맥상을 보인다. 이것을 분석해 보면, 촌맥미는 사기가 이미 미약해진 것이고 척맥부는 양기가 회복되는 것을 뜻하므로, 정복사쇠正復邪衰하여 '나을

것이다[爲欲愈]'라고 말하는 것이다. 그러나 임상에서 응용 시 반드시 기타 증상과 결부하여 종합적으로 분석해야 한다.

10. 현맥이 부드러워지다

맥이 현弦하다가 부드러워지는 것은 위기胃氣가 점차 회복됨을 의미하므로 병세가 호전되는 조짐이다.

11. 유맥이 긴맥으로 바뀌다

이것은 유맥濡脈이 현긴맥弦緊脈으로 바뀐 것을 가리키는데, 이러한 맥상 변화는 어떤 경우 단순히 한 병맥에서 다른 병맥으로 바뀌거나 한 병증에서 다른 병증으로 전환하는 것을 의미하는 것이 아니라 병이 나았음을 뜻한다.

예를 들어 『상한론』 제195조에 이르기를, "양명병에서 식욕은 있는데 소변은 오히려 시원하지 않고 대변은 괜찮다. 환자는 관절이 아프고 약간 열이 나는 듯한데; 갑자기 발광하며 땀이 흠뻑 나며 풀리면, 이것은 수가 곡기를 이기지 못해 땀과 함께 나오는 것으로 맥이 긴하면 낫는다[陽明病, 欲食, 小便反不利, 大便自調, 其人骨節疼, 翕翕如有熱狀; 奄然發狂, 濈然汗出而解者, 此水不勝穀氣, 與汗共並, 脈緊則愈]"라고 하였다. 이 조문을 어떻게 이해해야 임상에 응용할 수 있을까? 야오허성 교수는 이에 대해 임상에 근거한 매우 실용적인 해석을 통해 우리가 '유맥이 긴맥으로 바뀌는' 현상과 그 예후를 진단할 때 주의 깊게 관찰하고 분석할 수 있도록 도와주었다. 제195조에 대한 야오허성 교수의 해석에서 주요 내용은 다음과 같다.

위 조문에서 쌍반점(;) 이전은 앞 단계에 해당한다. 이것은 어떤 병증인가? 장중경은 확실하게 이것은 양명경의 증후에 속한다고 하였다. 병소, 병인, 병기의 성질은 어떠한가? "이것의 맥과 증후를 살피고[觀其脈證](『상한론』제16조)", 다시 "맥과 증후를 변별해야만[辨脈證]" "어떻게 흐름이 거슬러졌는지 알 수 있다(상동)". 우선 "흡흡여유열상翕翕如有熱狀"이란 환자의 느낌이 마치 계지탕증의 "흡흡발열翕翕發熱"처럼, 약간 오한(혹은 오풍惡風)에 발열이 있는 듯하다가, 다시 땀이 좀 나면서 한열이 없어졌다를 반복하는 것이다. 또한 환자는 관절통을 느끼는데, 이 두 가지 증상은 동시에 나타난다. 일단 이들은 '표증'에 속하며, '양명표증陽明表證'을 고려한다. 왜 양명표증일까? 장중경은 계속해서 환자의 증상을 물어보면서 감별한다. "대변은 괜찮다大便自調"는 말은 '양명리실열결陽明裏實熱結'로 인한 대소승기탕증大小承氣湯證이 아니며, 앞의 제194조의 "위가 차고[胃中冷]", "대변을 고섭하기도 어렵고 내보내기도 힘들어[欲作固瘕]" "대변의 앞부분은 단단하고 뒷부분은 퍼지는[大便初硬後溏]"이증裏證 또한 아니라는 것이다. 동시에 환자가 심한 갈증[大渴]이나 대한大汗이 없는 상황으로 봐서 양명의 조사가 성한[陽明燥盛] 백호탕증白虎湯證 등과 같은 이증에 속하지도 않는다. 그리하여 본 증이 '양명표증'에 속하며 '양명리증'이 아니라는 가능성이 더 커진다.

그러면 이들 병인의 성질은 어떠한가? "소변은 오히려 시원하지 않고[小便反不利]"와 "환자는 관절이 아프다[其人骨節疼]"와 결부하여,

표表에 '수습水濕'이 있음을 알 수 있다. 그래서 소변불리에 '반反'자를 써서 병인 병기의 증상 감별을 강조한 것이다. 조문의 첫 머리에 장중경은 '양명병에 식욕이 있고[陽明病, 欲食]'라고 말한다. 이것은 앞 제194조 "양명병에 만약 한사가 들어오면 음식을 받아들일 수 없고[陽明病, 若中寒, 不能食]"의 병인과 서로 감별한 것이다. 왜냐하면 제193조에 이르기를, "양명병에서 만약 음식을 받아들일 수 있으면 중풍이고; 음식을 받아들이지 못하면 중한이다[陽明病, 若能食, 名中風; 不能食, 名中寒]"라고 하였기 때문이다. 따라서 일단 제195조의 양명병증 병인은 앞서 살펴본 '표表의 수습水濕' 외에도 '풍사'가 있으므로, 양명의 표에 풍습이 있는 것이다.

그러면 왜 장중경은 그다음 소변불리의 증상을 서술하면서 '반反' 자를 써서, '소변반불리小便反不利'라는 것일까? 두 가지 원인을 고려해 볼 수 있다.

첫째, 양명병의 주증主證과 주인主因은 조열실증燥熱實證, 즉 이른바 "위중조번실胃中燥煩實(제182조)"로 인한 백호승기탕증白虎承氣湯證을 가리키지만, 양명조열실증陽明燥熱實證이 발전해 조열燥熱이 음陰을 손상시켜 신음고갈腎陰枯竭의 정도까지 가지 않으면 소변불리小便不利는 나타나지 않으므로, 여기에 '반反'자를 써서 이 양명병 환자가 앓고 있는 것은 양명조열陽明燥熱이 성실盛實한 증후가 아니며 다른 원인, 즉 풍습風濕이 있음을 말하는 것이다.

둘째, 여기서 '반反'자는 의사로 하여금 앞에 나오는 '욕식欲食' 증상에 주의하도록 하기 위해 쓴 것일 수도 있다. 습사가 양명경을 침범하여 소변이 시원치 못한데도 환자는 왜 여전히 '식욕이 있는[欲食]'

걸까? 임상적으로 양명에 습이 있으면 '식욕이 없거나[不欲食]' 적어도 '먹어도 배부른 줄 모른다[食難用飽](제198조)'와 같은 경우가 있다. 이 환자는 왜 '오히려' 음식을 원할까[欲食]? 그럼 환자의 위가 "열과 합해져 음식물을 소화시켜 쉽게 허기지는[合熱則消穀善饑](제257조)" 것일까? 이 문제는 앞에서 이미 다뤘듯, 양명열증은 아니고, 그렇다면 이러한 '욕식欲食'은 습사가 주로 양명의 이裏가 아닌 표表를 침범하여, 음陰의 성질인 습사의 병증이 아직 위胃의 양기를 확실하게 억압하거나 손상시키지 않아 위기胃氣가 아직 괜찮으므로 여전히 '음식을 원하는[欲食]' 것이라고 판단할 수 있다.

제195조의 쌍반점(;) 다음 부분, '엄연발광奄然發狂'에서 '맥긴즉유脈緊則愈'까지, 이 부분은 어떤 내용을 담고 있을까? 약간 열이 나는 듯하며 관절이 아프면서 식욕은 괜찮은 이 환자가 갑자기 미치광이처럼 헛소리를 하다가, 얼마 지나지 않아 온몸에 땀이 나고 광조狂躁가 사라지면서 병증 또한 싹 나아 버렸다. 왜 그렇게 된 것일까? 장중경은 "이것은 수가 곡기를 이기지 못해 땀과 함께 나오는 것으로[此水不勝穀氣, 與汗共並], ……하면 낫는다[則愈]"라고 풀이하였다. 다시 말해 이 사람은 비록 수습이 양명의 표를 침범했으나, 위기胃氣와 위양胃陽이 (조문에서는 '곡기穀氣'라고 함) 아직 성실盛實하다. 그러므로 일단 위의 양기가 솟구쳐 수습水濕의 음사를 체표로 쫓아내려는데, 이때 울체된 체표의 수습을 한꺼번에 투출透出하지 못하고 위胃의 성실한 양기가 일시적으로 울체되어 과성過盛해진다. 그리하여 심心으로 통하는 위락胃絡을 통해 심신心神을 교란시켜 환자는 돌발적으로 미치광이처럼 발

작하고 헛소리에 고함을 지르거나, 심지어 문밖으로 뛰쳐나간다. 이때 얼굴은 붉어지고 몸에서는 불덩이처럼 열이 난다. 계속해서 몸 안팎으로 내뻗치는 양기는 드디어 풍과 결합해 수습의 음사를 단번에 체표로 투출透出하여 온몸에서 '흠뻑 땀이 나면서 풀리고[濈然汗出而解]' 병이 '낫는다[則愈]'! 사실 습탁지사濕濁之邪가 울체된 병증의 경우, 양기와 습탁이 상쟁하면서 양기가 승해져 습이 제거될 때 '광한狂汗'을 통해 병증이 낫는 실례는 그다지 드물지 않다.

야오허성 교수는 그런 경우를 여러 차례 본 적이 있는데, 서徐씨 성을 가진 환자가 그 일례다. 그는 전형적인 양명습온陽明濕溫(양의 진단명은 장티푸스)이었고, 바로 '광한狂汗'이 나온 다음 열이 내렸다. 나도 한 번 이런 환자를 본 적이 있는데, 우리 학교의 '기황국의서원岐黃國醫書院'에서 '증상감별진단학症狀鑒別診斷學'을 강의할 때 이 병례를 예로 든 적이 있다(현재 우리 연구실에서는 강의 자료를 정리해서 인터넷 강의로 빠른 시일 내에 여러분과 만날 수 있도록 준비하고 있다). 또한, 온병의 대가인 오우가는 『온역론溫疫論』에서 '광한狂汗'을 따로 다뤘다. 그는 임상에서 관찰한 '광한을 통해 병증이 나음[狂汗解]'의 실례와 그 병리적 기전을 비교적 상세하게 기술하였다. 『온역론·상권』「광한狂汗」에 이르기를, "광한은 복사가 중초에 흩어져 있어 땀으로 풀려는 것이다. 환자가 원래 기혈이 충만하지만 양기가 뻗칠 때 바로 열리지 못하므로 갑자기 앉거나 눕거나 모두 불편하며 발광하고 번조하다. 잠시 후 땀을 심하게 줄줄 흘리며 광조한 증상은 갑자기 멈추고, 맥은 안정되고 몸에 열은 식으며 모든 증상이 사라지고 바로 낫는다[狂汗者, 伏邪中潰, 欲作汗解, 因其人稟賦充盛, 陽氣衝擊, 不能頓開, 故忽然坐臥不安, 且狂且躁, 少頃大汗

淋漓, 狂躁頓止, 脈靜身涼, 霍然而愈]"라고 하였다.

　한편 왜 본 조문의 끝에 장중경은 또 '맥이 긴하면 낫는다[脈緊則
愈]'라고 했을까? 맥이 긴하면 '주한主寒'이 아닌가? 왜 '맥이 긴한데'
오히려 병이 낫는 것일까? 장중경은 앞에 '땀이 흠뻑 나면서 풀린다
[濈然汗出而解]'라고 하지 않았는가? 왜 또 '맥이 긴하면 낫는다[脈緊則
愈]'라고 할까? 도대체 땀이 나야 낫는 걸까, 맥이 긴해야 낫는 걸까?

　야오허성 교수는 유저遺著인 『상한론천해傷寒論串解』에서 이른바
'맥이 긴하면 낫는다[脈緊則愈]'라는 것은 '맥상이 유맥에서 긴맥으로
바뀌면 낫는다'로 해석해야 한다고 설명하였다. 이렇게 설명하는 데는
이론적 근거와 임상적 근거가 모두 존재하는데, 임상적 근거를 위주로
설명한 것이다.

※이론적 근거

첫째, 중의의 전통 맥학에서 유맥濡脈은 주습主濕한다고 여기므로,
거꾸로 습사로 인한 병증에서는 유맥이 나타난다고 본다.

둘째, 상한론 제195조의 환자는 수습水濕으로 인한 병증이므로 유
맥이 나타날 수 있다.

셋째, 유맥이 나타나는 기전을 살펴보면, 습사가 퍼져 맥(주로 맥관벽)
이 늘어졌으므로(심지어 어떤 때는 의사의 손끝에서 환자의 맥관벽 경계가 모호
하다고 느껴짐) 긴맥緊脈의 형성 원리와는 완전히 다르다. 왜냐하면 한
사는 주로 수렴하는 성질이므로 맥(주로 맥관벽)이 긴장된다(의사의 손
끝에서 맥박이 긴장되고 심지어 현경弦勁하기도 함). 이렇게 두 맥상의 원리

는 서로 반대이다.

넷째, 환자는 원래 풍습風濕으로 인한 병증에서 유맥을 보였다가, 정사가 다퉈 광한狂汗으로 풀린 다음 수습이 빠지고 유맥이 없어져, 맥상은 풀어진 상태에서 긴장성을 띤 상태로 전환된 것이니, 중의적 이론과 상충하지 않는다.

※임상적 근거

첫째, 임상적으로 습온병濕溫病에서 유맥濡脈은 매우 쉽게 볼 수 있다. 야오허성 교수는 한평생 무수히 많은 습온병(특히 장티푸스)을 치료하면서, 임상에서 치료를 거쳐 환자 맥상의 긴장도가 점점 올라가고, 병세도 함께 점차 호전됨을 관찰하였다.

둘째, 유맥은 임상에서 드물게 나타나지 않고, 많은 질병 과정에서 나타난다. 만약 환자가 치료를 통해 유맥이 점차 사라지고, 심지어 거꾸로 맥관벽 긴장도가 갑자기 올라가 현맥弦脈이나 긴맥緊脈을 보인다면 반드시 구체적으로 분석해 보아야 한다. 어떤 경우는 습사가 빠지면서 병세가 호전되는 것으로 심지어 완전히 치유될 조짐이다.

여러분들이 유맥에서 긴맥으로 맥상이 전환되는 그 의미를 이해하는 데 도움이 되도록 내가 경험한 일례를 들어 보겠다. 일찍이 50대 남성으로 간디스토마로 인한 간경화 복수 환자를 치료한 적이 있다. 이 환자는 이유 없이 입원 사흘째 오른쪽 무릎에 홍종열통紅腫熱痛이 나타났다. 다시 이틀이 지나자 미열이 나면서 오른쪽 무릎 홍종이 심해져, 관절낭에서 끈적끈적한 흰색 농액을 몇 밀리리터 뽑아냈다. 며칠 후 나온 세균 배양 결과는 백색포도상구균이었다. 환자는 매우 빨리 간성뇌증으로 빠져들어 불러도 깨지 않았다. 맥을 짚어 보니 맥체가 모호하여 주위 조직과 경계가 불분명하고 맥관이 넓었다. 그뿐만 아니라 이때 환자는 설사를 했고, 소변 또한 탁했으며, 낯빛은 칙칙하고 안면부와 상체는 약간 땀이 촉촉해 끈적거렸다. 확실히 습사가 막혀 이러한 증상이 나타난 것인데, 상당히 심하게 막혔으므로 혼수상태까지 간 것이었다. 이미 궐음 심포로 사기가 빠졌다[陷入]는 말이다. 이때 치료는 보약을 조금도 써서는 안 된다. 상하로 나눠 사기를 빼야[分消上下] 하기에 창포울금탕菖蒲郁金湯과 사령산四苓散을 합방한 것을 주방主方으로 하고, 대복피大腹皮와 같은 약을 첨가해서 초막을 다스렸다. 동시에 습사가 표에 울체되어 있고, 풍습열이 경맥硬脈에 심하게 막혔으므로, 곽향엽, 인동등, 상지를 더했다. 약을 몇 첩 복용하니 유맥은 점점 사라지고 약간씩 현맥弦脈을 띠기 시작했다. 비록 당시 환자는 의식이 없었지만, 맥상은 유맥에서 현맥(긴맥)으로 바뀌고, 맥관벽의 긴장도를 점점 회복하며 맥체도 작아졌는데, 이것은 습사가 현저히 없어졌음을 의미한다. 환자에게 약현맥略弦脈이 나타난 당일 오후, 가족들에게 아마도 한밤중이나 내일 새벽 3시에서 5시게 열이 내리고 깨어날 수도 있을 거라고 당부했다. 다음 날 아침, 병실을 도는데 환자가 깨어나 침대에 앉아 있는 것이 아닌가! 가족들 말에 따르면 환자가 새벽 4시에서 5시 사이에 가족들을 깨우며 배가 고프니 뭘 좀 먹어야겠다고 해서 국순지 뭔지를 좀 끓여 줬다고 했다.

어떻게 하루 전날 언제 열이 내리고 깨어날지 예측할 수 있었을까?

당시 나는 28세였는데, 부친 야오허성 교수가 예전에, 바로『상한론』제195조의 '맥이 긴하면 낫는다[脈緊則愈]'라는 것은 '맥상이 유맥에서 긴맥으로 바뀌면 낫는다'로 해석해야 하며, 이것은 습사가 이미 없어진 것을 의미한다고 설명해 준 적이 있기 때문이었다! 어째서 환자가 새벽 3~5시에 열이 내리고 깨어난다고 예측할 수 있을까?『상한론』제327조에 이르기를, "궐음병이 풀리려는 시간은 축시에서 묘시전이다[厥陰病, 欲解時, 從丑至卯上]"라고 했기 때문이다! 인체의 리듬에 근거하면, 축시에서 인시까지는 궐음경의 경기經氣가 가장 왕성한 시간대로서, 정기가 사기를 이기기에 유리한 시간이므로 병세 또한 호전되기 마련이다. 이 환자는 만성병으로 장기간 '간비울결肝脾郁結'에 '수습이 중초에 정체된[水濕停蓄中焦]'데다 '풍습열이 경맥經脈을 막아 심포로 내함內陷하여' 발열에 정신이 혼미해졌다. 주요한 병소는 족궐음간足厥陰肝과 수궐음심포手厥陰心包로서 궐음병에 속한다. '축지묘상丑至卯上'은 바로 새벽 1~5시이므로, 환자가 확실히 호전될 시간을 감히 예측할 수 있었던 것이다. 이후 환자는 이삼일 동안 중약(시호, 황금, 목통, 저령, 백출, 대복피, 석창포 등)으로만 치료하였는데, 무릎이 거의 다 나았고 복수도 다 빠져서 감사하다고 엎드려 절을 하며 퇴원했다.

위 예를 통해 다음과 같은 사실을 알 수 있다.

첫째, 야오허성 교수가 주장한 '맥이 긴하면 낫는다[脈緊則愈]'라는 말은 '맥상이 유맥에서 긴맥으로 바뀌면 낫는다'로 해석해야 한다는 내용은 정확하다.

둘째, 맥상이 유맥에서 긴맥으로 바뀌는 것을 단순히 맥상으로 증후를 판단하여, 질병의 성질상 습사로 인한 병증이 한사가 위주인 병증으로 전환되는 것으로 여겨서는 안 되며, 반드시 총체적으로 '그 맥과 증후를 살펴서[觀其脈證]', 맥상, 증상, 체증의 움직임과 변화를 관찰하여 다시 변별하고 분석한 다음, 최종적으로 판단하고 예후를 가늠해야 한다.

셋째, 이러한 병증에서 맥상이 유맥에서 현긴맥으로 전환하는 것은 습사가 사라졌음을 의미하며 병증에서 회복될 조짐이다.

넷째, 제195조의 '맥긴즉유脈緊則愈'는 장중경이 최종적으로 '흠뻑 땀이 나며 풀린다[濈然汗出而解]'라고 한 것과 더불어 질병이 호전되거나 완치되는 특징적 증상으로 볼 수 있다. 그뿐만 아니라, 본 증상을 통해 '습사미만濕邪彌漫'성 병증의 예후를 예측할 수도 있다.

이것을 통해 우리는 경전을 배우는 것이 얼마나 중요한지 알 수 있다. 왜냐하면 경전이 가장 믿을 만하며, 임상의 각 과를 인도할 수 있기 때문이다. 동시에 우리는 경전만을 숙독하고 깨우치는 데 머물러서는 안 되며, 저술을 남긴 의가의 저서도 섭렵하여 그들이 평생 세심하게 관찰하여 습득한 임상 경험을 학습해야 하고, 임상적 기술 특히 맥진 기술을 잘 다져야 한다. 그렇지 않으면, 우리의 기술이나 사유가 아무리 뛰어나도 '맥긴즉유脈緊則愈'와 같은 예측과 판단은 내릴 수가 없다. 왜냐하면 '유맥'이나 '긴맥'을 잡지 못하기 때문이다!

여러분들을 포함한 많은 중의 종사자들이 서너 달 전적으로 투자하여 스승을 따라 맥진 기술을 열심히 잘 배운다면 더 많은 환자를 치료할 수 있다고 확신한다.

이상 언급한 내용은 임상에서 흔히 나타나는 몇 가지 맥상의 변화와 형성 원리에 관한 것이다. 확실히 밝혀 둘 것은 맥과 질병의 관계는 매우 복잡하므로, 의사는 반드시 세심하게 갈고 닦으며 진지하게 체험해야 하며, 사진四診을 잘 결부하여 진단해야만 생사의 갈림길에서 표면적인 현상에 미혹되지 않고 변화의 근본을 따라 진료할 수 있다.

중의대를 졸업하고 중국에서 임상을 시작하니 날마다 접하는 병증은 교과서에 나온 것과 유사한데, 문제는 '변증辨證'이었다. 학교에서 배운 각종 변증 방법들을 다 동원해서 변증을 시도하고, 내과학에 나오는 증후證候와 비교해서 처방을 유도하는 방법을 반복했다. 그런데, 복잡해진 요즘 사회에서는 사람들이 환경 오염과 스트레스에 시달리며 예전보다 더욱 다양한 음식을 먹고 사는 만큼 우리 몸도 복잡해져서, 흔히 한열착잡寒熱錯雜, 표리동병表裏同病, 허실협잡虛實挾雜 같은 병증이 복합적으로 나타난다. 이러한 과정에서 늘 해결되지 않는 것이 바로 '맥진脈診'이었다. 고대의 많은 의서들은 설진舌診과 맥진이 인체의 본질을 반영한다고 강조하였으며, 특히 『상한론傷寒論』에는 맥진으로 확진한 실례들이 매우 많다. 그렇다면, 왜 학업을 마쳤는데도 맥진이 힘든 것일까? 이런 문제를 고민하는 도중 이 책을 만났고, 문하에 들어가 연구와 임상 기회도 얻을 수 있었다.

이 책은 맥진의 전반을 아우르는데, 특히 맥진의 조작 방법 및 각 맥상의 임상 예를 통한 이해가 임상에서 매우 유용할 것이다. 각 맥상의 진단 의의는 실제 임상에서 빈출 순서에 따라 정리되어 있으므로, 유사한 맥상을 발견할 경우 자주 확인하면서 익혀 가면 점차 그러한 의의들을 몸소 체득하게 되어 어느새 확진에 자연스럽게 사용할 수 있을 것이다. 특히 한열착잡, 표리동병, 허실협잡 같은 복합적인 병증에서, 한열의 생성 순서와 우열 및 병위病位를 파악하고 표리의 병증에서 치료 순서와 약의 강도를 판단하여, 몸의 정기 손상을 최대한 줄임과 동시에 사기를 빼내거나 보할 수 있게 될 것이다. 그뿐만 아니라, 이렇게 맥진을 통해 확진하고 처방한 다음, 환자에게 약을 복용하게 하거나 침구 등으로 치료 후 다시 맥진을 통해 치료 상태를 검증할 수도 있다.

한편, 전통 의학을 공부한 사람으로서 '손목에 있는 맥을 만진다고 그게 뭐 대단할까?'라고 여기면서 그냥 쓱 만지고 지나치거나 맥진을 무시하는 것은, 양방에서 혈액 검사를 무시하는 것이나 다름없다. 맥은 단순히 국부적으로만 존재하는 것이 아니라, 전체의 일부가 체표 가까이 노출된 것이며 촌구맥이 12경맥과 순환적 관계에 있음을 간과해서는 안 되기 때문이다. 이러한 의미에서 맥진 정보는 단순한 혈압 정보와는 비교할 수 없는 인체의 육경六經, 오장육부, 기·혈·음·양·표·리·허·실 등의 입체적인 내용을 반영하면서 병증의 병인病因, 병기病機, 병위病位에 대한 기본적인 판단의 기준이 되는 정보를 제시한다.

이 책은 사실상 야오메이링姚梅齡 교수가 송대宋代부터 줄곧 의자醫
者의 길을 걸어온 자신의 가문이 이루어 낸 연구 업적을 고스란히 반
영하여 엮은 것이다. 야오메이링 교수는 문화대혁명과 같은 중국 현대
사의 격동기를 거치면서도 야오허성姚荷生, 야오궈메이姚國美 교수의
사상을 잘 전승하였다.

야오메이링 교수의 부친은 야오허성 교수이며, 야오허성 교수의 숙
부는 야오궈메이 교수이다. 야오궈메이 교수는 1932년 중국 최초의 중
의대학 강서전문학교江西專門學校를 설립하였는데, 이후 강서중의학원
江西中醫學院에서 현재 강서중의약대학江西中醫藥大學으로 발전하였다.
그 과정에서 야오허성 교수가 야오궈메이 교수를 도와 중의학 전반에
걸친 교재를 편찬하였으나, 아쉽게도 문화대혁명을 전후로 학술적 주
도권이 북방으로 넘어감에 따라 그 내용이 지방에만 남게 되었다. 그
리하여 2009년 6월 야오허성연구실姚荷生研究室을 설립하여 당시 교재
를 복원하고 연구하는 프로젝트를 현재까지 진행하고 있다. 이 프로젝
트의 입문 과정이 바로 임증 맥학이며, 그 내용은 현대 진단학 교재의
맥진 내용을 확실히 보충하고 있다.

한편, 진단학의 핵심인 증상감별학症狀鑑別學과 증후분류학證候分類

學은 『상한론』의 육경변증을 기조로 한다. 아울러 최근 10년간 야오허성연구실에서는 해마다 10월이면 맥학 교실을 열어 맥학 강의와 더불어 맥진 실습 기회를 제공하는데, 누구나 참여 가능하다(www.yaohesheng.com 참조).

이 책을 번역하고 출판하기까지 많은 도움을 주신 도서출판 르네상스 박종암 대표님과 김태희 편집장님, 그리고 끝없는 인내심으로 원고 교정에 힘써 주신 정일웅 님께 감사 드린다. 만약 번역상의 문제를 발견하거나, 학술적인 문제에 대한 논의를 공유하고자 하는 분들은 이메일(www.makenpo@naver.com)을 이용해 주시길 바란다.

끝으로 외국인을 기꺼이 제자로 받아 주신 야오메이링姚梅齡 은사님과 여든을 넘기신 어머니께 깊은 감사를 올린다.

2018년 6월 중국 선전에서
오현정

임증맥학

초판 1쇄 인쇄 2018년 9월 1일
초판 1쇄 펴냄 2018년 9월 7일

엮은이 야오메이링 | 옮긴이 오현정

펴낸이 박종암 | 책임편집 김태희
펴낸곳 도서출판 르네상스 | 출판등록 제410-30000002006-62호
주소 경기도 고양시 일산서구 중앙로 1455 대우시티프라자 715호
전화 031-916-2751 | 팩스 031-629-5347 | 전자우편 rene411@naver.com
교정교열 정일웅 | 표지디자인 아르떼203
함께하는 곳 이피에스, 두성피엔엘, 월드페이퍼, 도서유통 천리마

ISBN 978-89-90828-82-8-93510

이 도서의 국립중앙도서관 출판예정도서목록(CIP)은 서지정보유통지원시스템 홈페이지(http://seoji.nl.go.kr)와
국가자료공동목록시스템(http://www.nl.go.kr/kolisnet)에서 이용하실 수 있습니다.
(CIP제어번호: CIP2018023285)